암을 이긴
한 그릇 치유 밥상

암을 이긴 한 그릇 치유 밥상

ⓒ김옥경, 2013

초판 1쇄 펴낸날 2013년 1월 10일
초판 12쇄 펴낸날 2024년 7월 25일

지은이 김옥경 펴낸이 조영혜 펴낸곳 동녘라이프

편집 이정신 이지원 김혜윤 홍주은
디자인 김태호
마케팅 임세현 관리 서숙희 이주원

등록 제311-2003-14호 1997년 1월 29일
주소 (10881) 경기도 파주시 회동길 77-26
전화 영업 031-955-3000 편집 031-955-3004 전송 031-955-3009
홈페이지 www.dongnyok.com 전자우편 editor@dongnyok.com

ISBN 978-89-90514-63-9 (13590)

- 잘못 만들어진 책은 바꿔 드립니다.
- 책값은 뒤표지에 쓰여 있습니다.
- 이 도서의 국립중앙도서관 출판시도서목록(CIP)은 e-CIP홈페이지(http://www.nl.go.kr/ecip)와
  국가자료공동목록시스템(http://www.nl.go.kr/kolisnet)에서 이용하실 수 있습니다.
  (CIP제어번호: CIP2013000036)

첩첩산중… 산속에서 희망을 찾다.

수십 년을 살아온 도시생활을 접고 산중으로 들어왔다.
살아야 하기에 운명 같았던 선택.

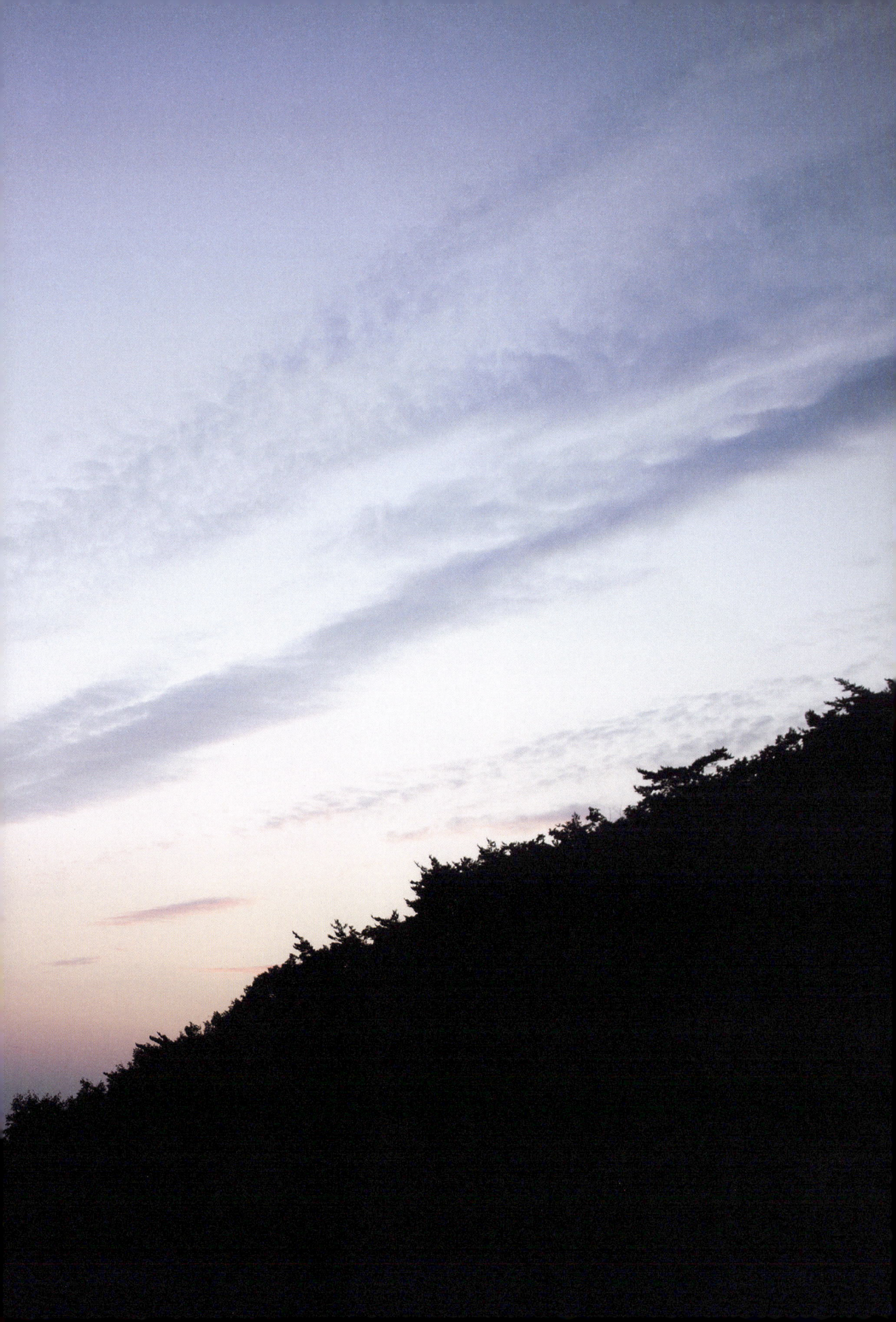

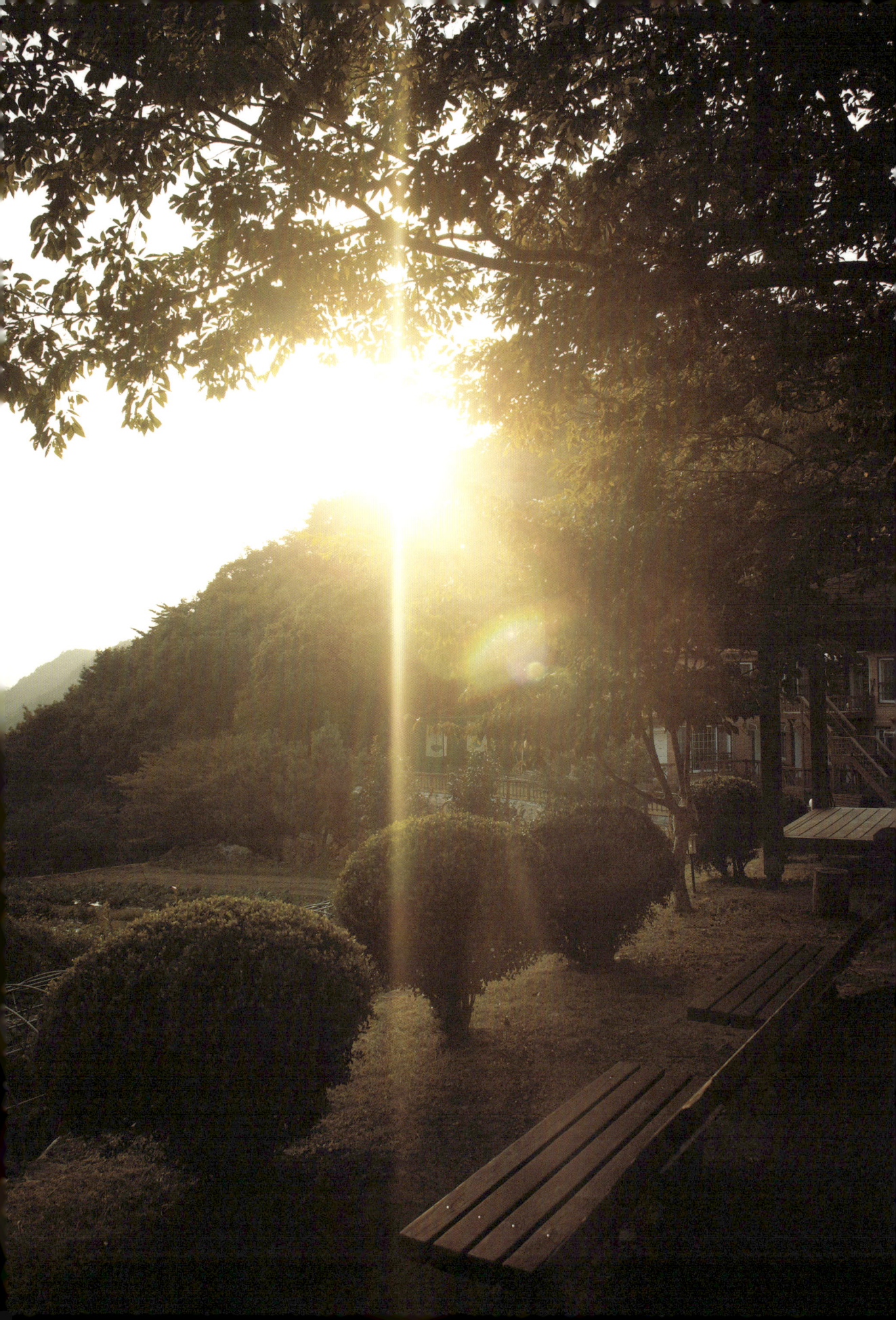

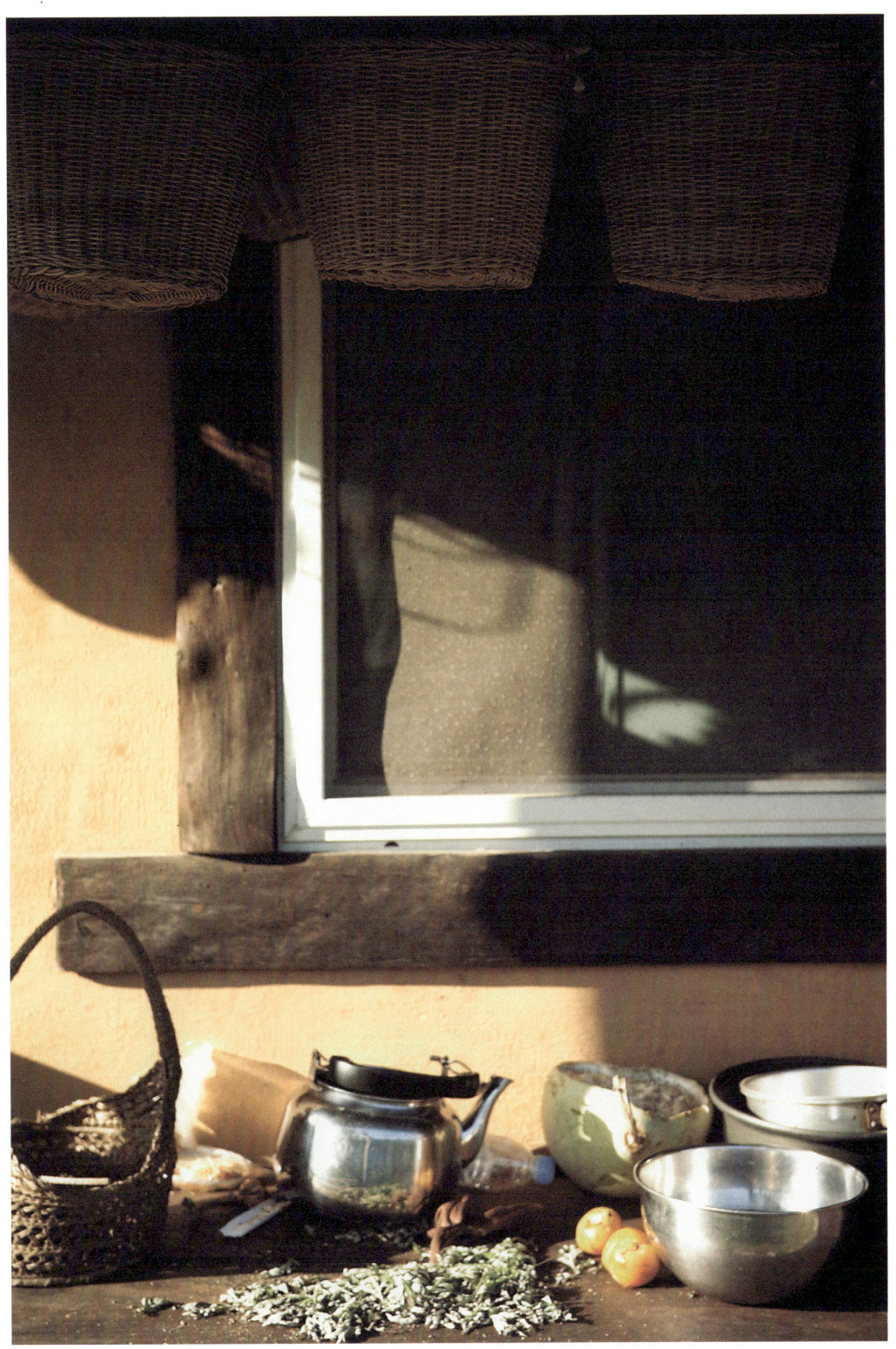

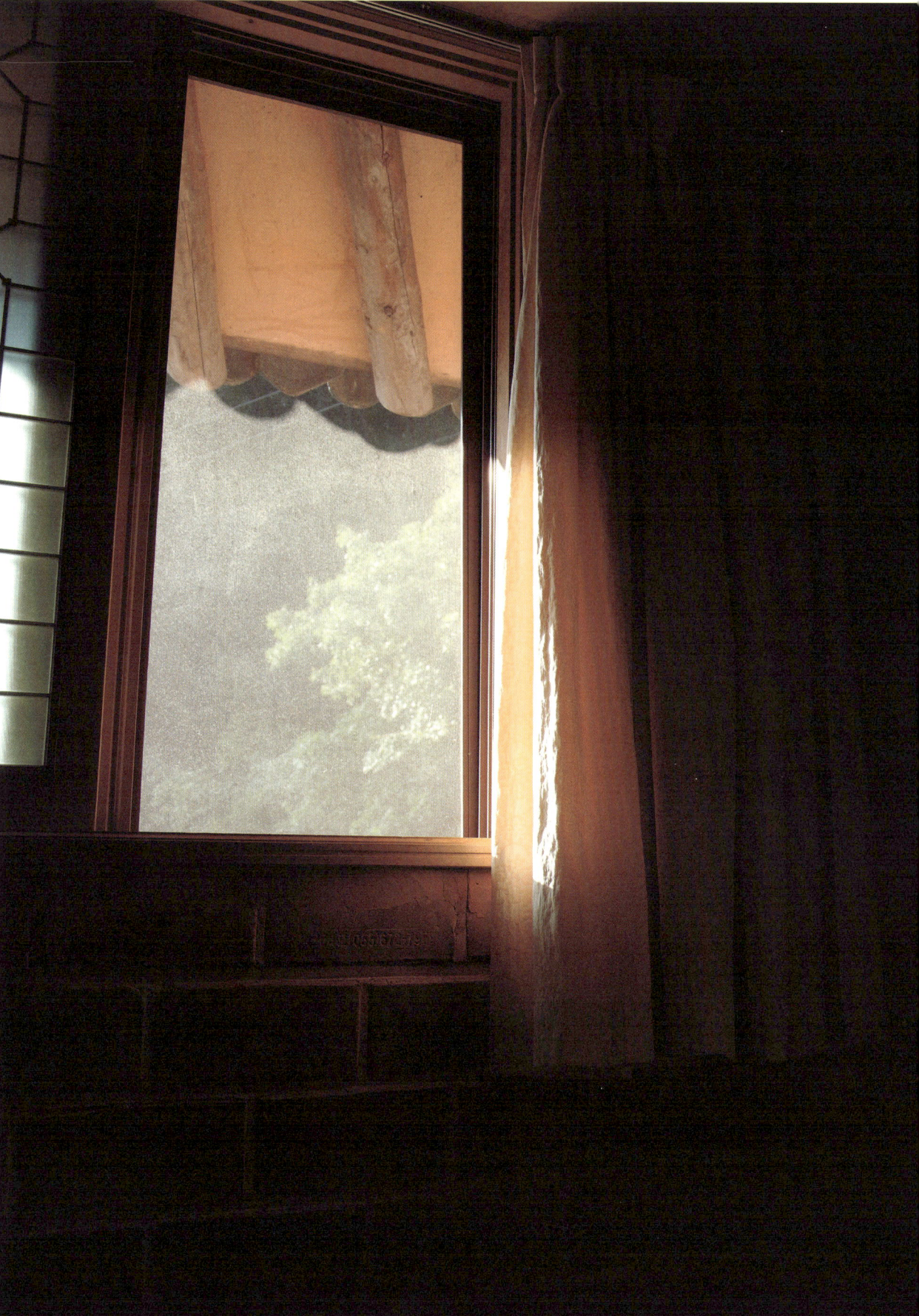

끝날 것 같지 않던 고통스러운 투병생활.
...
그리고 새롭게 시작된 삶.

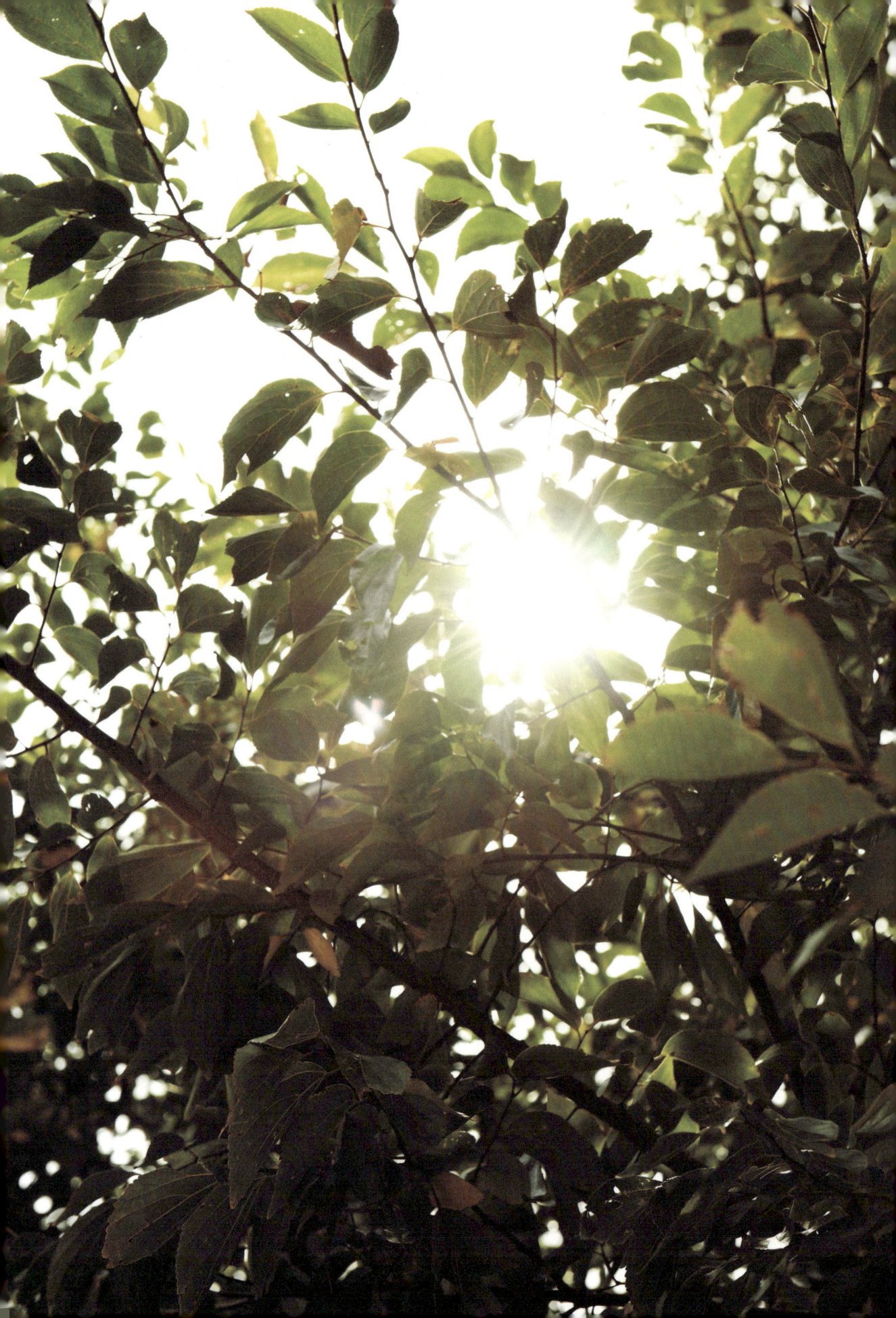

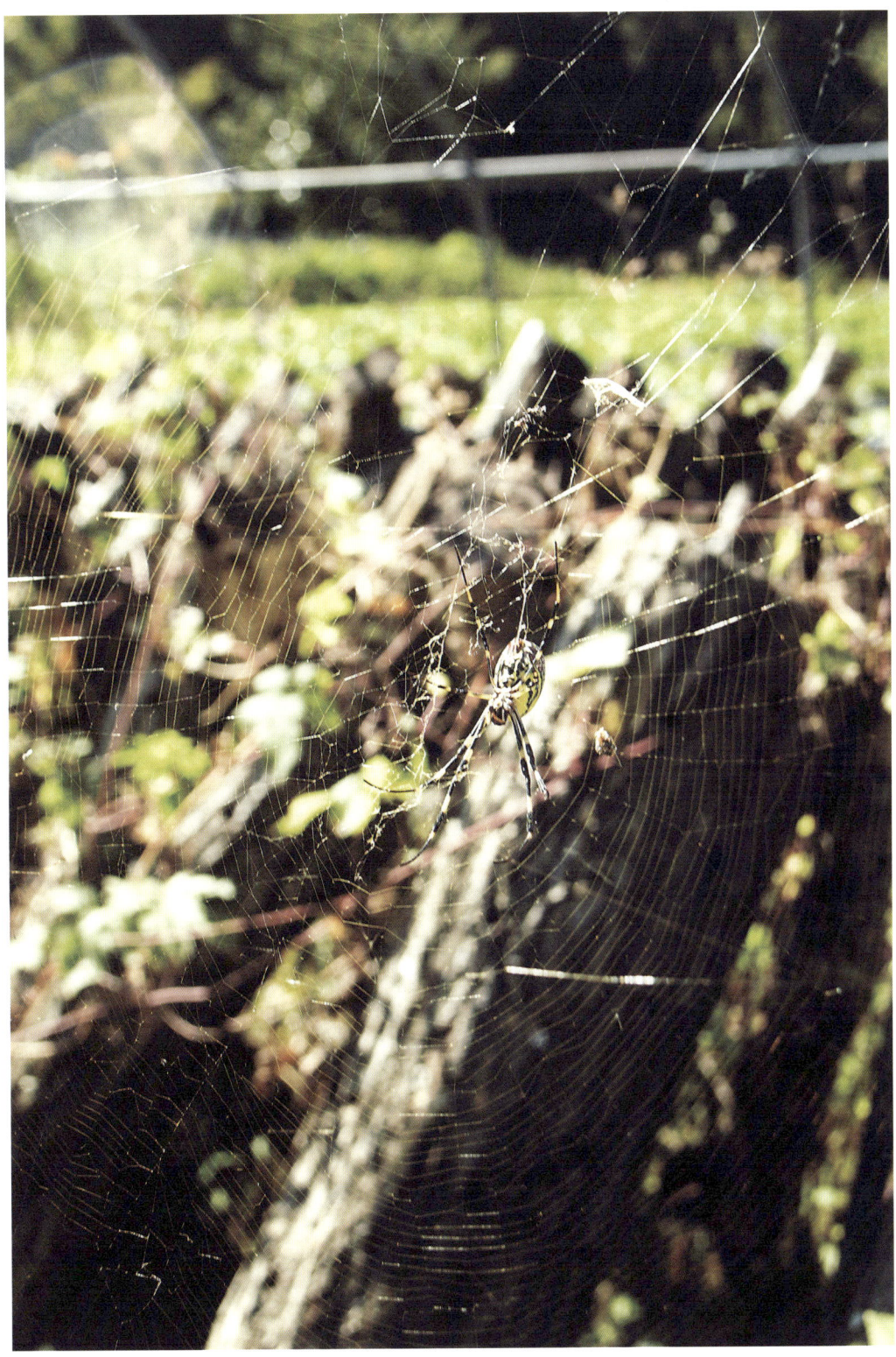

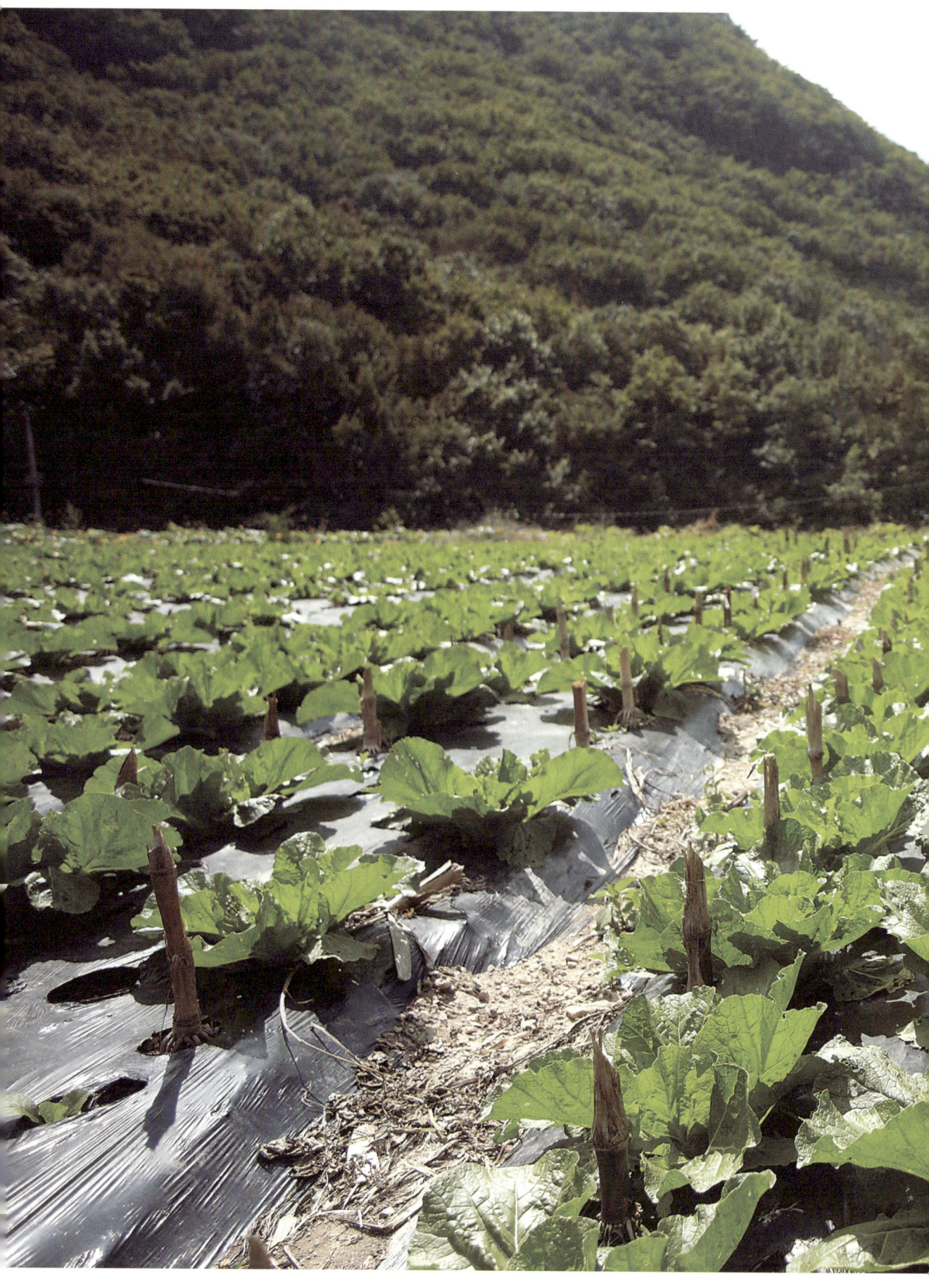

자연에서 얻은, 깨끗한 자연의 맛을 살린 음식.
눈으로 감동하고 코와 입을 즐겁게 해주는 치유 밥상.

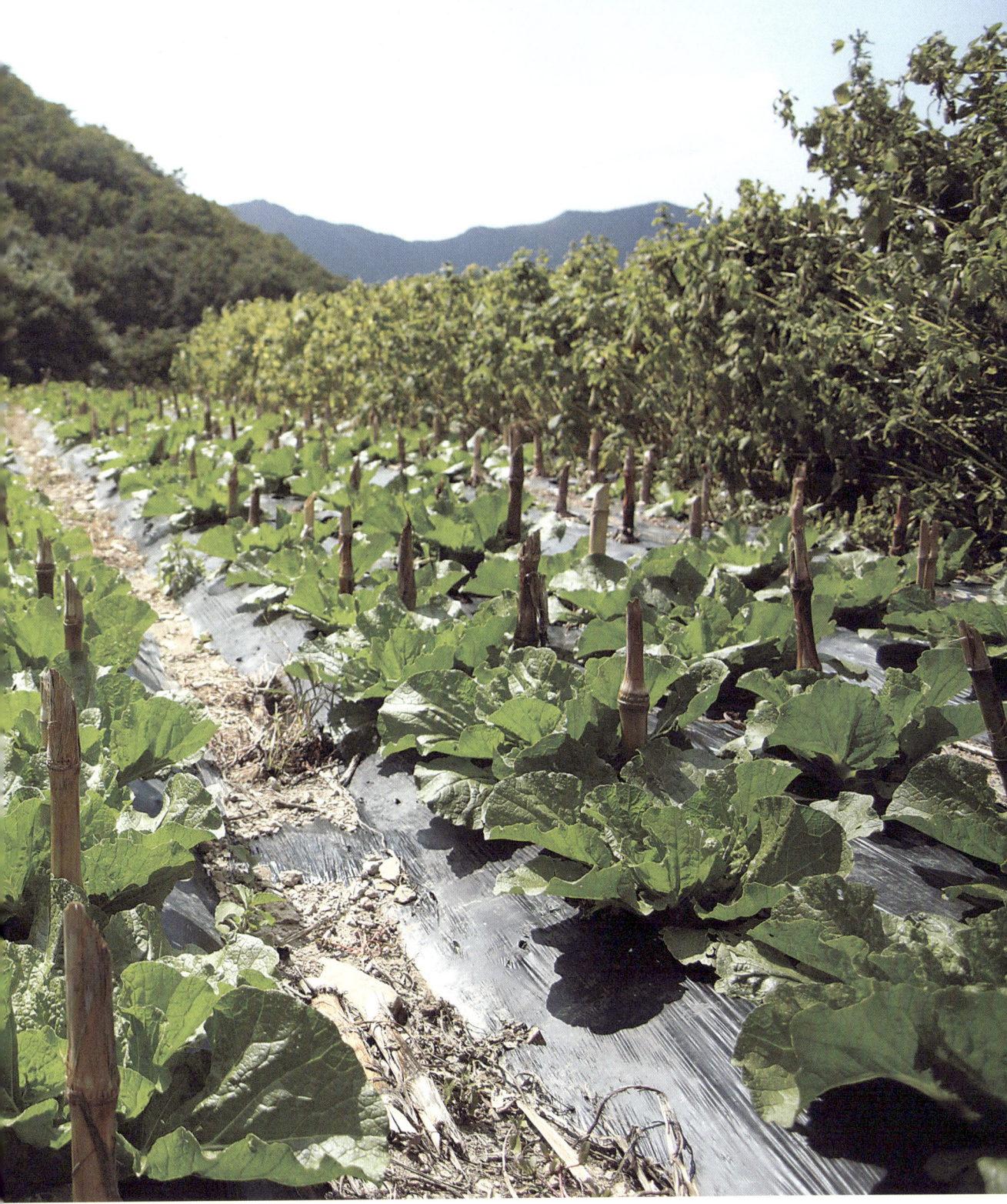

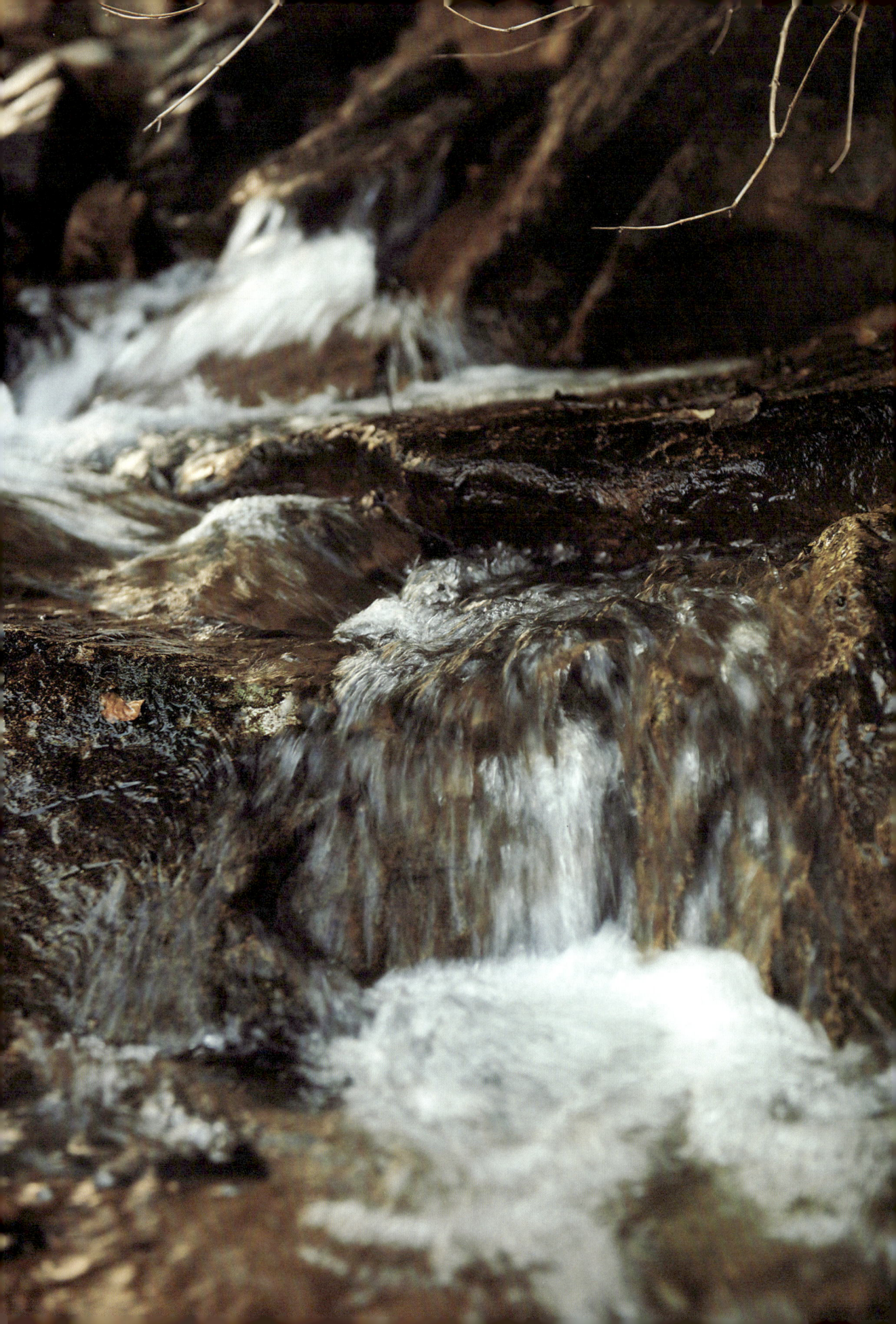

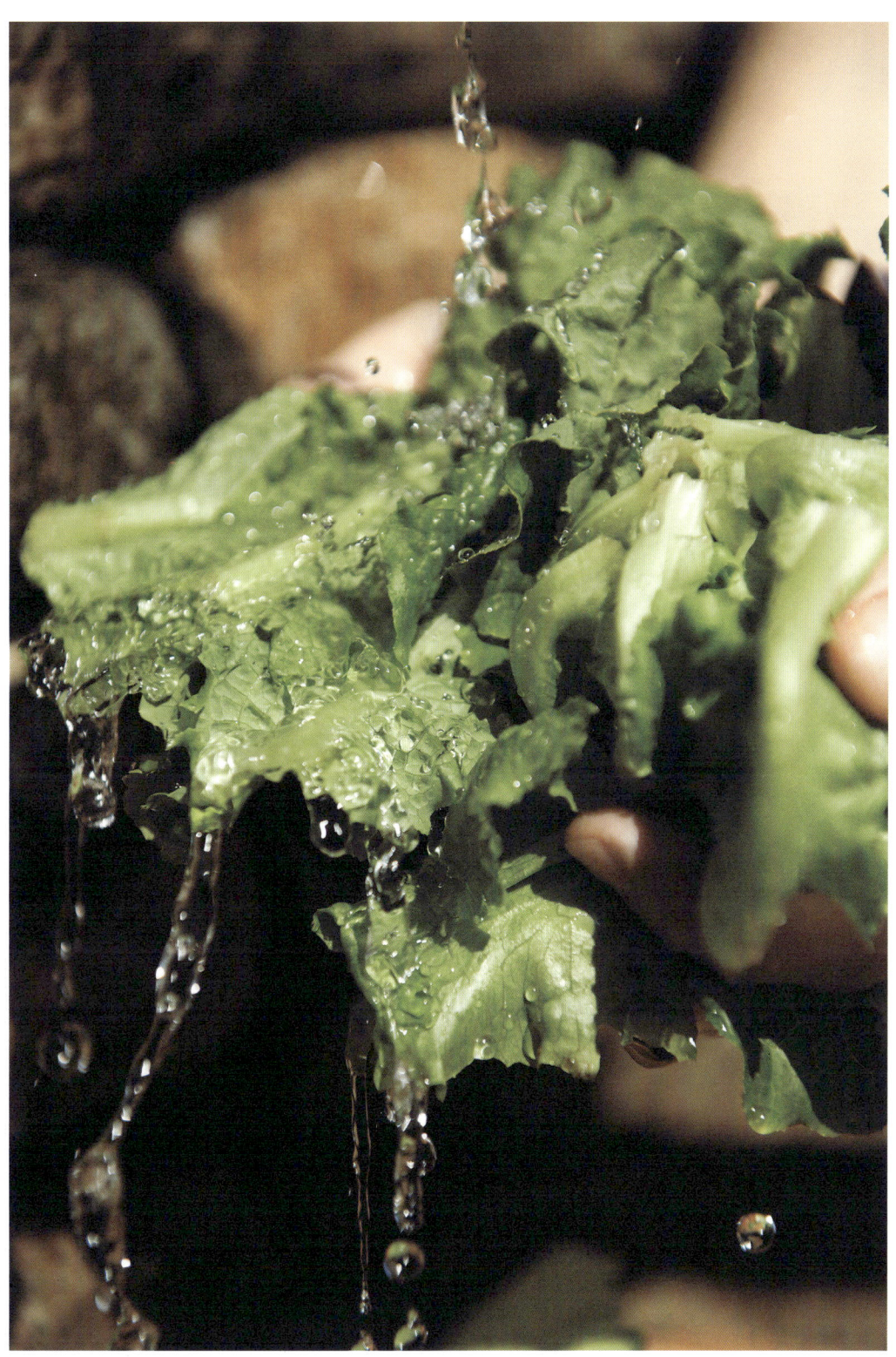

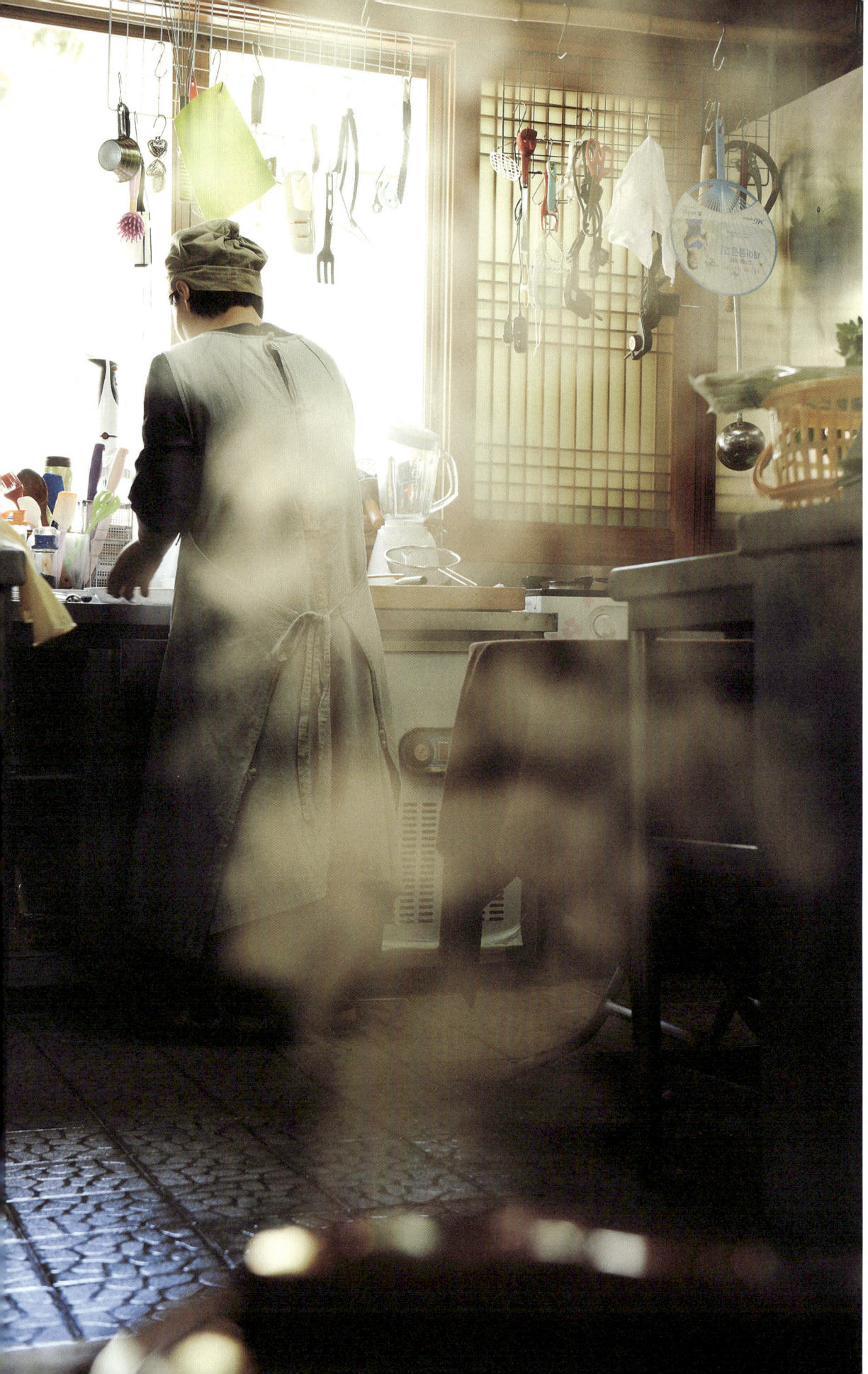

송학운 김옥경의
암을 이긴
한 그릇
치유 밥상

김옥경 지음

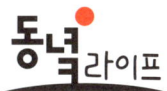

프롤로그

올해도 어김없이 겨울은 찾아와 고요한 산속 푸른 새벽 어스름이 뒤로 밀려 났습니다. 이곳 산속의 다람쥐와 고라니는 언제 겨울 준비를 마쳤는지 복실복실 뽀얀 털로 갈아입고 앞마당을 종종 뛰어다닙니다. 저는 겨울 한 철 먹을 각종 산나물과 채소를 갈무리했습니다. 이걸 찌고, 볶고, 데쳐 환자분들과 겨우내 나눌 생각을 하니 부자가 된 듯 가슴이 뿌듯합니다. 저에게는 밥상에 올리는 음식의 변화가 곧 계절의 순환입니다.

남편이 암 선고를 받은 뒤부터 제 머릿속에는 온통 '암을 물리치는 자연식'이 꽉 들어차 다른 것을 생각할 자리가 없었습니다. 항상 '어떤 음식이 더 몸에 좋을까, 어떤 재료를 사용할까, 어떻게 조리해야 맛있을까'를 고민했고 그 속에서 행복과 보람, 자연의 경이로움을 모두 느꼈습니다. 기존 요리법의 한계를 느끼고 좌절도 하며 수많은 시행착오를 겪기도 했습니다. 남편이 자연식으로 암을 극복하고 완전히 건강을 되찾고 난 후에는 저희 부부가 겪은 소중한 경험을 많은 사람들에게 알리고 나누고자 〈자연생활교육원〉을 운영하며 끼니마다 1백 인분에 가까운 식사를 준비하느라 전쟁 아닌 전쟁을 치르고 있습니다. 하지만 이 모든 것들이 자연식으로 되찾은 건강한 웃음 앞에서 가슴 벅찬 보람으로, 자연에 대한 감사함으로 뒤바뀝니다.

〈자연생활교육원〉을 찾는 환자분들은 저보고 '음식밖에 모르는 바보'라고 합니다. 저의 하루 일과가 주방에서 시작해 주방에서 끝이

나니 그럴 만도 합니다. 새로운 요리를 만들고 남편에게 시식을 부탁하는 일 외에는 별다른 취미도 없습니다. 하지만 그렇게 제가 만든 음식을 많은 이들이 맛있게 먹고, 감사하다고 하니 이보다 더 행복한 바보가 없습니다. 경상도 사나이답게 평생 입에 발린 말은 하지 않는 남편도 "자네가 있어서 내가 산다. 살았다"고 저를 추켜세웁니다. 남편은 저를 '세상에서 제일 강한 여자'라고 이야기합니다. 남편이 암에 걸리고 아무리 힘든 상황에서도 항상 웃음을 잃지 않았기 때문입니다. 저에게는 자연이 선사하는 최고의 선물인 식재료가 만들어 내는 마법에 대한 깊은 믿음이 있었습니다. 어떠한 상황도 이겨내고야 마는 남편에 대한 믿음은 물론이고요. 그렇게 제 믿음을 실천하고, 또 그런 제 믿음을 인정하는 사람들이 주위에 있는 것이 얼마나 행복하고 감사한 일인지 모릅니다.

방송으로, 책으로 사람들의 관심을 받게 되면서 병을 고치거나 요리를 배우러 〈자연생활교육원〉의 문을 두드리는 사람이 많아졌습니다. 그동안 많은 분들께 동물성 재료를 사용하지 않는 자연식 레시피와 생활법에 대해 여러 권의 책으로 알려 드렸습니다. 하지만 여전히 자연식을 실천하는데 어려움이 많다며 전화를 주시는 분들이 많습니다.

남편을 살리기 위해 저는 죽기 살기로 자연식을 배우고 만들었습니다. 하지만 병마와 싸우는 환자도 힘들지만 환자를 간호하는 가족들의 고통도 적지 않습니다. 가족 중 한 사람이 암 선고를 받으면 처음에는 온 가족이 일상을 포기하고 간호에 매달리지만 '오랜 병에 효자 없다'는 말처럼 점점 지쳐갑니다. 사실 완전한 자연식을 실천하려면 환자를 간호하는 사람의 절대적인 희생과 정성이 필요하지요. 독자 분들이 저에게 가장 많이 한 질문은 '음식 가짓수가 너무 많다'였습니다. 몸에 좋은 줄 잘 알지만 1식 3찬을 차리는 일이 쉽지 않다는 하소연이었지요. 더구나 암 수술 후 환자들은 대사 변화와 치료의 부작용으로 식욕을 잃는 것은 물론 냄새도 참지 못하는 상황을 경험하기 때문에 정성껏 음식을 준비해도 마음껏 먹지 못해 헛수고일 때가 많다고요.

《암을 이긴 한 그릇 치유 밥상》에는 암 치료의 핵심이라고 할 수 있는 암 수술 후 1년, 그리고 일반식으로 나아가는 1~5년으로 시기를 나눠 요리를 담았습니다. 특히 음식을 하는 사람이 큰 품을 들이지 않고 쉽게 만들 수 있는 영양 균형을 맞춘 한 그릇 요리로 선별했습니다. 시간과 노고를 줄이고, 건강하고 맛있게 먹을 수 있는 현실 가능한 레시피를 소개하려고 애썼습니다. 암을 경험한 환자는 물론 온 가족이 행복한 밥상을 차릴 수 있게 신경 썼습니다.

자연이 주는 선물로 암을 극복하고 다른 이들을 도울 수 있는 축복을 받았으니 이제 그 축복을 더욱 많은 이들에게 되돌리고 싶습니다.

제 음식을 가장 맛있게, 열심히 먹는 남편, 〈자연생활교육원〉의 각종 실무 업무를 도맡아 하며 새로운 메뉴에 대한 조언을 아끼지 않는 똑소리 나는 딸 현주, 전문적인 영양학 지식으로 돕는 식품영양

학과 이학박사 아들 현승까지…. 소중한 가족이 없었다면 지금의 저도 없을 것입니다.

추석 연휴 동안 고요한 산속이 젊은 이들의 활기로 들썩였습니다. 저에게 요리에 대한 열정을 새삼 느끼게 한 스태프께도 감사를 보냅니다. 촬영 내내 부엌에서 저와 한몸이 되어 같이 땀 흘린 경희, 민지 씨와 음식의 차림새를 멋지게 마무리해 준 푸드스타일리스트 지현, 현희 씨 고맙습니다. 음식이 가장 먹음직스러워 보이는 앵글을 찾아 준 김남용, 이종수 실장님과 자연식에 아이디어를 더한 요리 잘하는 진행자 윤희 씨께도 응원을 보냅니다. 마지막으로 기획부터 마무리까지 옆에서 등불이 되어 준 도서출판 동녘께도 감사의 마음을 전합니다.

2013년 첫눈이 내려앉은 원동의 고요 속에서

김옥경

프롤로그 · 18

암 수술 후
한 그릇

생명의 기운을 불어넣는
자연 치유식 28

일러두기
- 이 책의 한 컵 기준은 200㎖입니다. 재료의 양은 저울에 달아 사용하도록 대부분 그램(g)으로 표기했습니다.
- 모든 재료는 자연에서 얻은 신선한 제철 식품을 기본으로 했습니다.
- 요리에 사용한 소금은 천일염입니다. '소금'으로 표기된 소금은 구운 소금이고 그 외에는 '굵은 소금'으로 별도 표기했습니다.
- '사탕수수설탕'은 미네랄을 제거하지 않은 비정제 설탕입니다. 시중에서 판매하는 마스코바도 설탕이나 오키나와 흑당을 구입하시면 됩니다.
- 자연식 요리에 필요한 가루간장, 글루텐, 통밀면 등의 식재료는 전국의 채식전문재료판매점에서 구입할 수 있습니다. 그 외에 재료구입처는 베지푸드(www.vegefood.co.kr), 삼육유기농자연식품(www.abc3636.com)에서 주문하세요.

매스꺼운 속 가라앉히는 요리

콩나물무냉국 · 34
청각오이냉국 · 36
과일백김치 · 38
채소화채 · 40
과일셔벗 · 42
과일아이스크림 · · · · · · · · · · · · · · · · · · 44
자연식냉면 · 46

기운차리는 죽

대두죽 · 50
콩나물죽 · 52
잣죽 · 54
감자캐슈너트죽 · · · · · · · · · · · · · · · · · · 56
오트밀죽 · 58
기장죽 · 60
통녹두죽 · 62
흑미죽 · 64
늙은호박죽 · 66
무청시래기죽 · 68
단호박견과죽 · 70
팥죽 · 72
삼계맛죽 · 74
토마토스튜 · 76

차례

보약 되는 한 그릇

순두부탕·················· 80
무국밥··················· 82
배추된장국밥··············· 84
콩나물밥·················· 86
두부양파덮밥··············· 88
중화풍덮밥················ 90
김치국밥·················· 92
토마토밥·················· 94
애호박국수················ 96
양배추롤·················· 98

입맛 돋우는 매일 반찬

고구마줄기김치············· 102
상추물김치················ 104
아삭이고추김치············· 106
청경채김치················ 108
새송이버섯장아찌············ 110
오이장아찌················ 112
깻잎장아찌················ 114
밤겉절이················· 116
도토리묵부침··············· 118
방울토마토절임············· 120
뿌리채소정과··············· 122
모듬피클·················· 124

영양 가득한 자연식 음료

흑임자두유················ 128
현미검정콩두유············· 130
바나나두유슬러시··········· 131
단호박두유················ 132
고구마두유················ 133
삶은 과일주스·············· 134
삶은 채소주스·············· 136
과일탕··················· 137
홍시주스·················· 138
복분자·매실·오디주스········· 139
밤·단호박식혜·············· 140

손맛 깃든 별미

현미떡구이················ 144
오트밀그래놀라············· 146
들깨강정················· 148
현미찰떡말이·············· 150
말린과일················· 152
무화과컴포트·············· 154
견과 올린 수수부꾸미········ 156
통밀쿠키················· 158
견과류와플················ 160
공갈빵··················· 162

암 수술 1년 후 한 그릇

암과 마주하지 않는
자연식 한 상차림 168

한 끼 샐러드

감자구이샐러드 · · · · · · · · · · · · · · · · 174
우엉샐러드 · 176
포항초샐러드 · · · · · · · · · · · · · · · · · · 178
콩샐러드 · 180
약선샐러드 · 182
버섯샐러드 · 184
연근칩샐러드 · · · · · · · · · · · · · · · · · · 186
고구마범벅 · 188
낫또샐러드 · 190
곤약샐러드 · 192
누들샐러드 · 194
강낭콩마카로니범벅 · · · · · · · · · · · · · 196
양배추떡샐러드 · · · · · · · · · · · · · · · · 198

뱃심 살리는 한 그릇 밥

된장덮밥 · 202
영양찰밥 · 204
누들밥 · 206
숙주대파볶음밥 · · · · · · · · · · · · · · · · 208
삼색초밥 · 210
크림 소스 채소덮밥 · · · · · · · · · · · · · 212
자연식잡채밥 · · · · · · · · · · · · · · · · · · 214
과일카레밥 · 216
돌자반후리가케 · · · · · · · · · · · · · · · · 218
묵은나물비빔밥 · · · · · · · · · · · · · · · · 220
곤약지라시스시 · · · · · · · · · · · · · · · · 222
버섯우엉주먹밥 · · · · · · · · · · · · · · · · 224

후루룩 한 그릇 국수

유부국수·····················228
현미떡국·····················230
클로렐라볶음면···············232
들깨칼국수···················234
비빔냉면·····················236
김치수제비···················238
검정콩짜장면·················240
로제파스타···················242
도토리물국수·················244

온 가족이 행복해지는 일품 요리

버섯잡채·····················248
배추말이만두·················250
수삼단호박탕수···············252
삼색메밀전···················254
유부버섯전골·················256
버섯들깨찜···················258
두부스테이크·················260
능이버섯샥스핀···············262
파인애플월남쌈···············264
시금치커리와 공갈빵·········266
채소밭피자···················268
감자라자냐···················270

든든한 밀고기

소고기맛 밀고기 반죽··············274
밀고기새싹말이···············276
밀불고기·····················278
밀고기덮밥···················280

닭고기맛 밀고기 반죽··············282
닭강정·······················284
닭봉구이·····················286
밀고기샐러드·················288

떡갈비맛 밀고기 반죽··············290
토마토 소스 떡갈비···········292
언양불고기···················294
동그랑땡·····················296

장어맛 밀고기 반죽················298
간장장어구이·················300
고추장장어구이···············302
장어초밥·····················304

부록 자연식 양념

채소국물·····················308
자연식 고추장················309
자연식 마요네즈··············310
자연식 된장··················311

암 수술 후
한 그릇

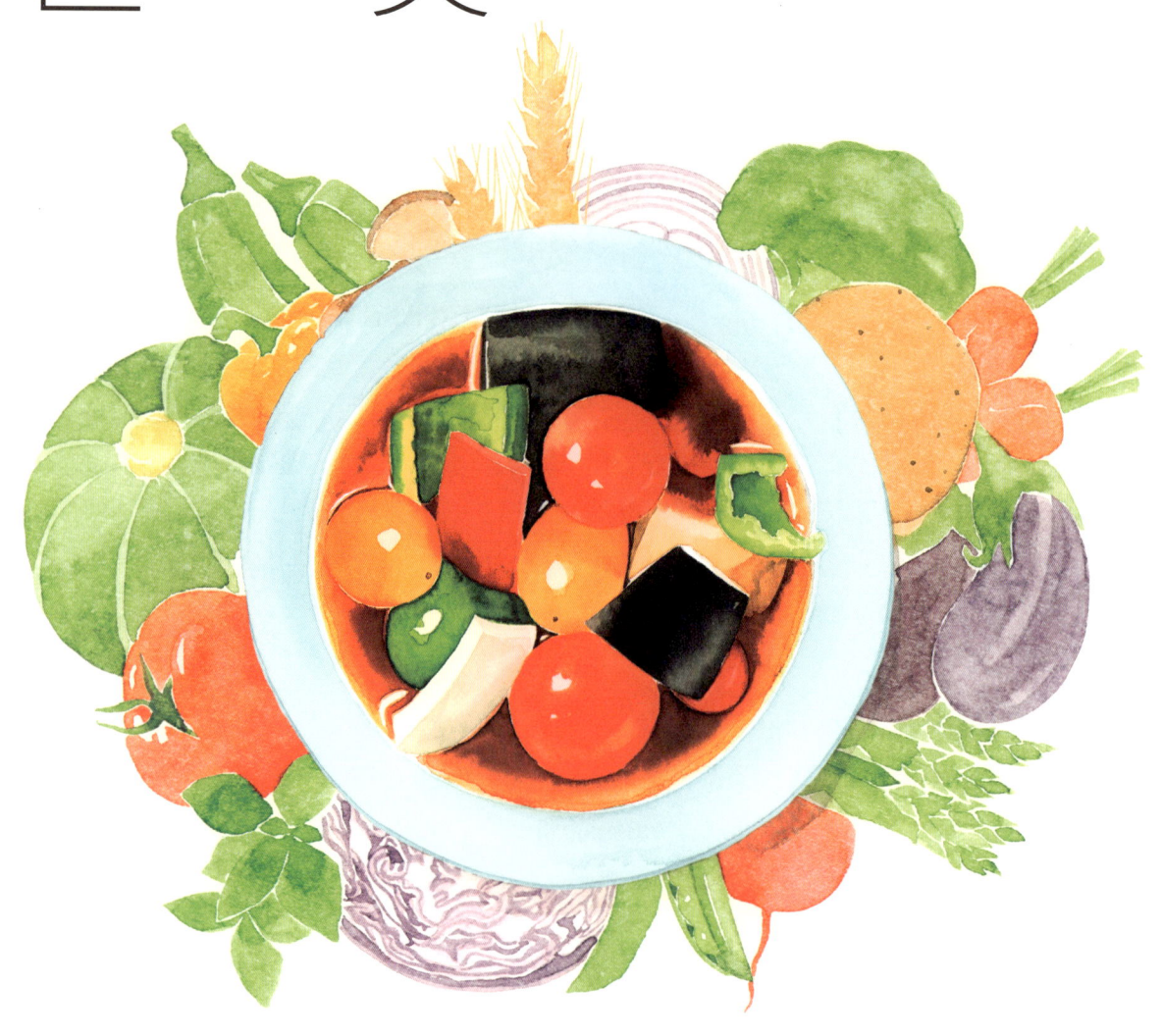

'암 환자는 암으로 죽기 전에 굶어서 죽는다' 라는 말이 있습니다.
많은 암 환자들이 암 진단과 수술 이후 음식을 섭취하는 것에 큰
두려움을 느끼지요. 〈자연생활교육원〉에 오신 분들께 가장 많이 듣는
질문은 '무엇을 먹어야 하는지'와 '어떤 식품을 먹지 말아야 하는지'에
관한 것입니다. 대부분의 환자들은 그동안의 잘못된 식습관으로 암에
걸렸다는 생각을 하므로 채식 위주의 식생활로 바꾸는 결심을 합니다.
하지만 예전 식습관을 거부하다 보니 치료 과정 중에 충분한 음식을
섭취하지 못해 더 큰 위험에 빠지기도 합니다.
이렇듯 먹는 것조차 힘든 암 수술 후 환자에게 무조건 잘 먹어야 한다고
평소와 같은 음식을 강요하면 고통스럽기만 합니다. 암 수술 후에는
거부감이 들지 않는 음식을 서서히 섭취하면서 입맛과 영양의 균형을
찾는 것이 중요합니다. 오심이 심할 때는 상큼한 과일로 입맛을 돋우고
죽 한 그릇을 쑬 때도 여러 가지 재료를 활용해 우선 먹는 즐거움을
느끼는 과정이 필요하지요. 암 환자는 물론 환자를 돌보는 가족도 꼭
알아야 할 항암 치료 시 회복식을 제안합니다.

생명의 기운을 불어넣는
자연 치유식

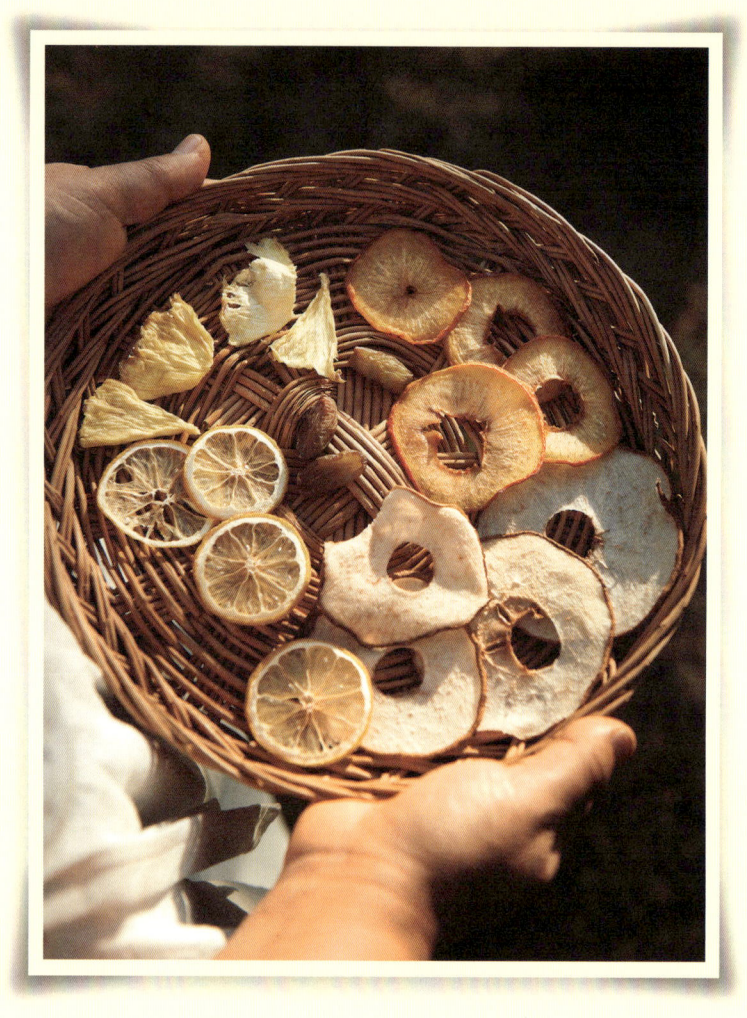

〈자연생활교육원〉에 온 환자들이 가장 기뻐하는 것은 특별한 게 아닙니다. 밥을 즐겁게 먹게 되었다고 행복해합니다. 음식 냄새만 맡아도 부대껴 하던 이들이 "선생님 다음에는 이런 것도 만들어 주세요"라고 말합니다.

먹을 수 있다는 것은 축복입니다. 일상을 뒤흔드는 병마를 마주하는 순간 지극히 당연하게 생각하던 것들이 더는 당연하지 않은, 절박한 바람으로 다가옵니다. 암 환자들에게는 먹는 행위가 바로 그렇습니다. 암 환자나 가족들은 암 치료에 좋다는 음식을 수소문하며 두려움과 불안감을 조금이라도 없애려 합니다. 하지만 정작 많은 환자들이 항암 치료에 따르는 오심과 구토로 평소 가장 좋아하던 음식조차 한 입 삼키기를 힘들어합니다. '건강에 제일 좋은 것'을 먹고 싶지만 정작 '먹는 것' 자체가 어려워집니다. 그러다 보니 먹는 즐거움이 의무와 고통으로 변해갑니다. 먹는 축복이 사라진 일상에서 살아갈 기운을 얻는 것은 매우 힘든 일입니다.

음식은 곧 생명입니다. 한 알의 곡식과 과일에는 모두 저마다의 생명이 담겨 있습니다. 그래서 좋은 음식을 먹고 나면 생명의 기운, 즉 생기가 흐릅니다. 처음 〈자연생활교육원〉을 찾아온 이들의 얼굴에서는 생기를 찾기 힘듭니다. 암세포를 죽이는 항암세포는 사람의 기운을 빼앗기 마련입니다. 암세포를 없애는 그 치열한 과정 끝에 만신창이가 된 몸에 다시 한 번 생의 힘을 불어넣는 것은 바로 자연의 선물, 생명이 담긴 한 그릇의 음식입니다.

그러나 먹는 축복이 때로는 자신을 해치는 일이 되기도 합니다. 각종 착색료와 화학조미료로 뒤덮인 가공식품에는 생명의 기운을 찾을 수 없습니다. 자극적인 맛으로 혀의 감각을 잃어 그 속에 무엇이 들어있는지, 우리 몸에 어떤 영향을 주는지를 간과하게 됩니다. 누구보다 건강을 확신하던 남편은 병에 걸리기 전, 일주일에도 몇 번씩 삼겹살 회식을 가졌습니다. 점심과 저녁도 온통 자극적인 음식 일색이었습니다. 각종 인스턴트식품과 많은 양의 고기, 술을 쏟아부으니 결국 몸이 견뎌내지 못했습니다. 암 수술 후 남편은 건강을 회복하기 위해 100% 생식 식사에 도전하였습니다. 아무런 열을 가하지 않은, 익히지조차 않은 날 곡식을 씹어먹으니 무슨 맛이 있겠냐만은 굳건한 의지로 몇 달을 버텼지요. 대장암 수술을 해 가뜩이나 소화 능력이 떨어지는 남편은 날 것을 소화시키지 못했습니다. 생식이 끝났을 때 남편의 몸무게는 건강했을 때보다 30kg 이나 더 줄어 해골 같았습니다. 먹는 즐거움을 모두 포기한 채 도전한 결과는 참담했지요. 그래서 그때부터 저는 건강하면서 소화도 잘 되고 맛있기까지 한 자연식 메뉴를 개발하기 시작하였습니다.

〈자연생활교육원〉에서 먹는 음식, 이 책에 소개하는 음식은 자연과 가까운 음식입니다. 제철에 나는 채소와 과일을 이용해 생명의 기운을 그대로 살려 만드는 음식입니다. 건강한 재료로 만들기 때문에 양념이나 조미료를 범벅해 재료의 맛을 숨기지 않습니다. 그저 재료 자체가 가지고 있는 맛과 영양을 어떻게 하면 더 끌어낼 수 있을까 고민 끝에 나온 음식입니다. 그리고 무엇보다 맛있습니다. 음식이 맛있어야 밥상머리가 행복해집니다. 삶의 의지와 희망이 크게 꺾인 환자들에게 '먹는 행위의 소중함과 즐거움'을 돌려주는 일은 매우 중요합니다. 과일 한 조각을 맛보며 느끼는 미각의 즐거움이 작은 행복을 이끌어냅니다. 생명의 고마움을 깨닫게 합니다.

'암'은 참 힘든 병입니다. 아무리 현대의학이 발전했다고 하더라도 그것을 이겨내는 시간은 당사자에게도, 가족들에게도 크나큰 고통을 안겨줍니다. 좌절도 하고 방황도 하고 원망도 하게 됩니다. 그 힘든 시간을 생명이 담긴 음식 한 그릇이 포근하게 감싸줄 수 있다면, 다시 한 번 삶에 대한 의지를 가질 수 있게 해 준다면 좋겠습니다. 몸과 마음을 모두 행복해 하는 음식을 지금부터 소개합니다.

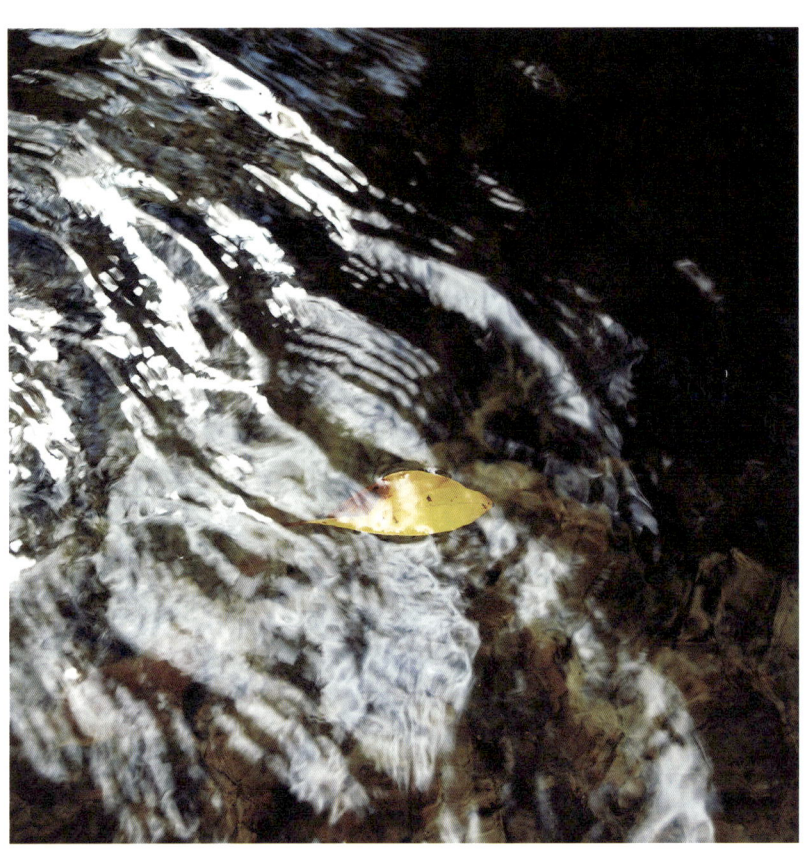

매스꺼운 속 가라앉히는 요리

오심과 구토 증상은 항암 치료의 가장 큰 부작용입니다. 힘든 항암 치료를 이겨내려면 체력이 받쳐줘야 하는데 속이 매스껍고 헛구역질이 나와 식사를 제대로 못합니다. 구역질을 참으며 억지로 음식을 먹으면 비위만 상하고 다시 게워 올리기 일쑤입니다. 이럴 때에는 속을 자연스럽게 가라앉히는 별미를 조금씩 맛보며 입맛이 돌아오기를 기다리는 것이 좋습니다. 영양을 보충해야 한다는 생각에 이 재료 저 재료 넣어 요리하기보다, 먹을 수 있는 몸 상태를 만들기 위한 단계라는 느긋함으로 입맛을 돋우는데 주력해 보세요.

기름진 음식보다는 담백한 음식이, 맵고 짠 음식보다는 새콤하고 산뜻한 음식이 좋습니다. 버섯이나 참깨 등 향이 진한 재료는 피합니다. 평소 좋아하는 과일이나 채소가 있다면 화채로 만들어도 좋습니다. 매스꺼운 속을 가라앉히는데 도움이 됩니다. 과일을 얼려 셔벗이나 아이스크림 등으로 차갑게 만들어 먹으면 자연스럽게 입맛이 돕니다. 허브나 레몬을 곁들여 입 안을 산뜻하고 개운하게 하는 것도 방법입니다. 예쁘고 산뜻한 모양의 음식은 먹는 것에 대한 심리적인 부담감을 줄일 수 있습니다. 음식을 먹어야 한다는 압박과 조급함에서 벗어나 청량한 음식으로 속을 달래며 기분전환을 하면 오심, 구토 증상도 자연스럽게 줄어듭니다.

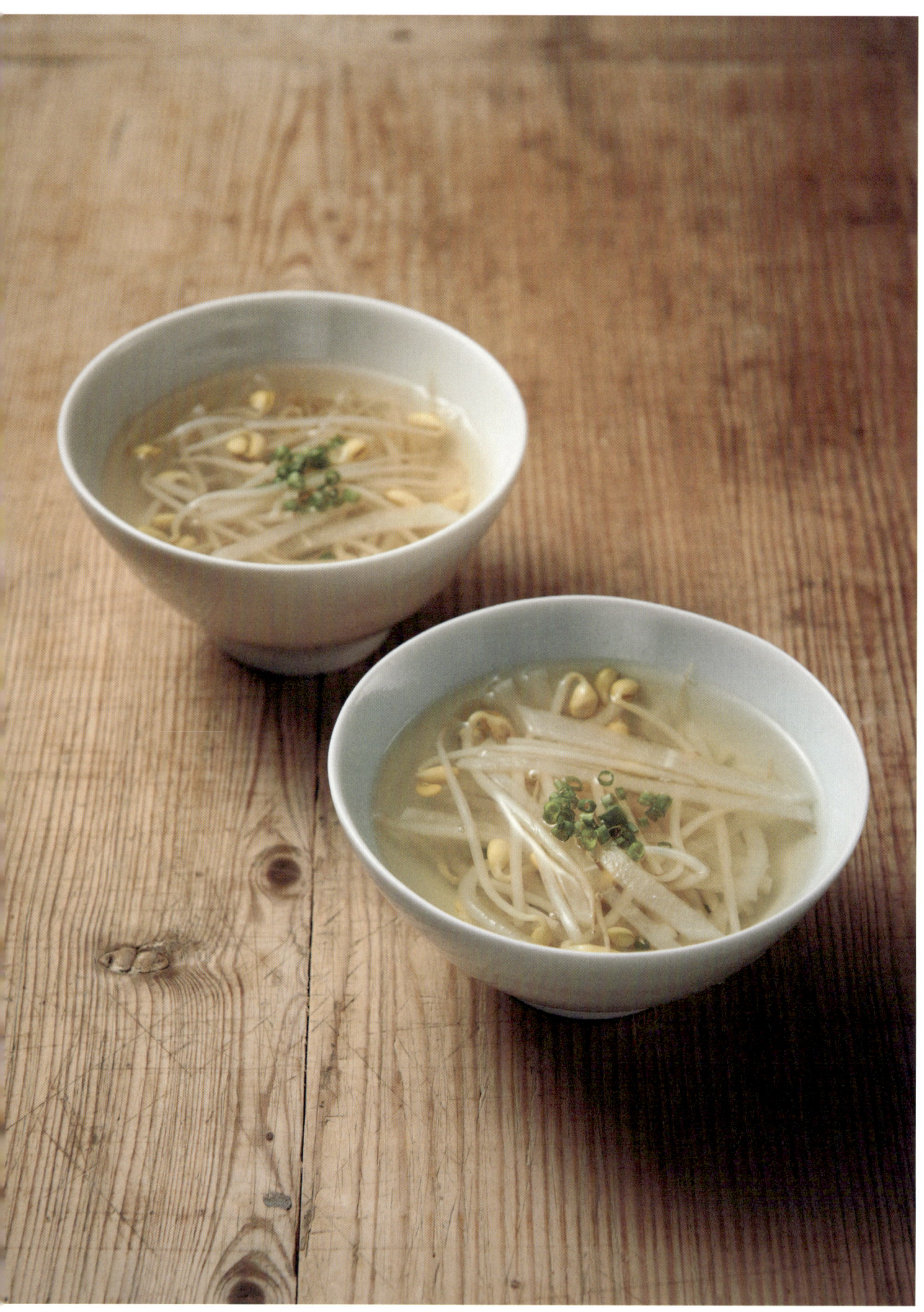

콩나물무냉국

콩나물과 무의 맛이 개운한 냉국입니다. 소화효소 중 하나인 디아스타아제가 풍부한 무는 소화 촉진 효과가 탁월해 '천연 위장약'이라고 불립니다. 아삭한 콩나물이 씹는 맛을 더하지만 속이 심하게 부대끼는 환자라면 국물 맛만 내고 건더기는 먹지 않아도 괜찮습니다.

재료 1인분

콩나물·무 50g씩, 채소국물 1컵, 소금 1/4작은술
다진 마늘·다진 실파·깨소금 약간씩

만들기

1. 콩나물은 씻어 다듬고 무는 얇게 채 썬다.

2. 냄비에 콩나물과 무, 다진 마늘을 담고 채소국물을 부어 뚜껑을 덮고 끓인다.

3. 무가 익으면 소금으로 간한 뒤 밀폐용기에 옮겨 담아 냉장고에서 차갑게 보관한다. 먹기 직전 다진 파와 깨소금을 올린다.

밀폐용기에 담아 차갑게 보관하면 속이 더부룩할 때 시원하게 먹을 수 있어요.

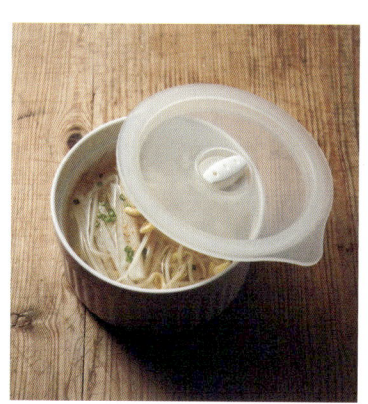

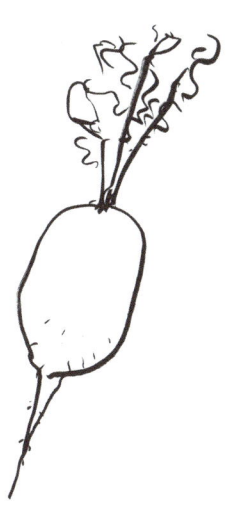

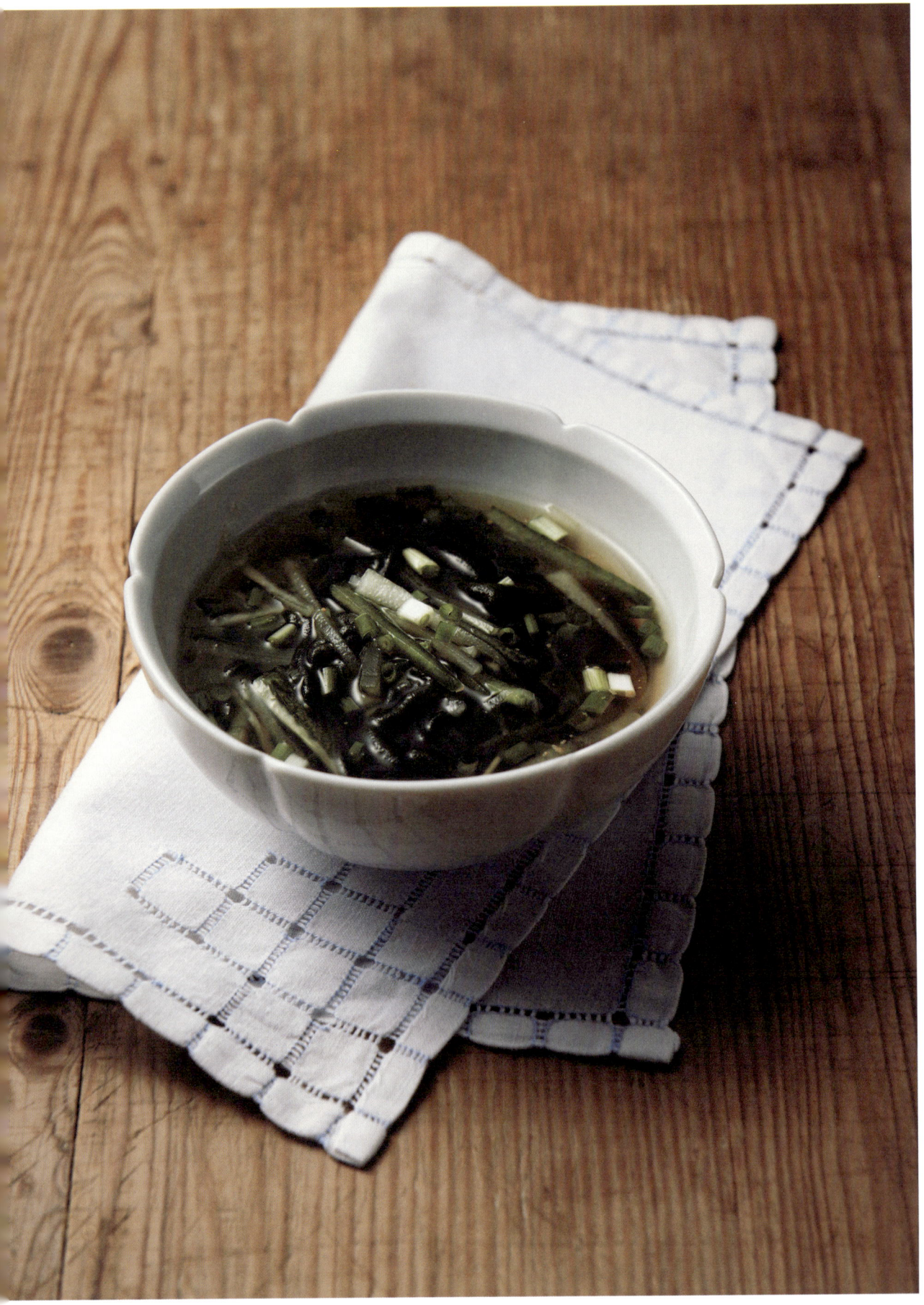

청각오이냉국

매스꺼운 속을 가라앉히는데 도움을 주는 오이와 뒷맛이 개운한 청각을 넣어 입과 속이 산뜻해지는 요리입니다. 밥을 제대로 먹지 못해 화장실 가는 일이 힘든 분에게 도움을 줍니다.

재료 1인분

청각·오이 50g씩, 물 1컵, 레몬즙 1작은술, 가루간장·깨소금 1/4작은술씩, 다진 실파 적당량, 다진 마늘 약간

만들기

1. 청각은 잡티를 제거하며 흐르는 물에 깨끗이 씻는다.
2. 끓는 물에 청각을 넣고 푸른색이 돌 때까지 데친 후 찬물에 헹군다.
3. 데친 청각은 먹기 좋은 길이로 썰고 오이는 얇게 채 썬다.
4. 물에 레몬즙과 가루간장, 깨소금, 다진 실파, 다진 마늘을 넣고 섞는다.
5. ④에 청각과 오이를 넣고 밀폐용기에 담아 냉장고에 차갑게 두었다 먹는다.

청각을 끓는 물에 데친 뒤 바로 찬물에 헹구거나 담가 놓아야 식감이 탱글합니다.

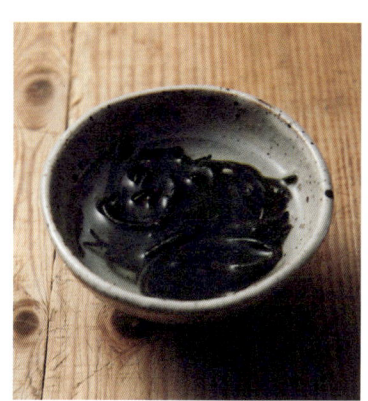

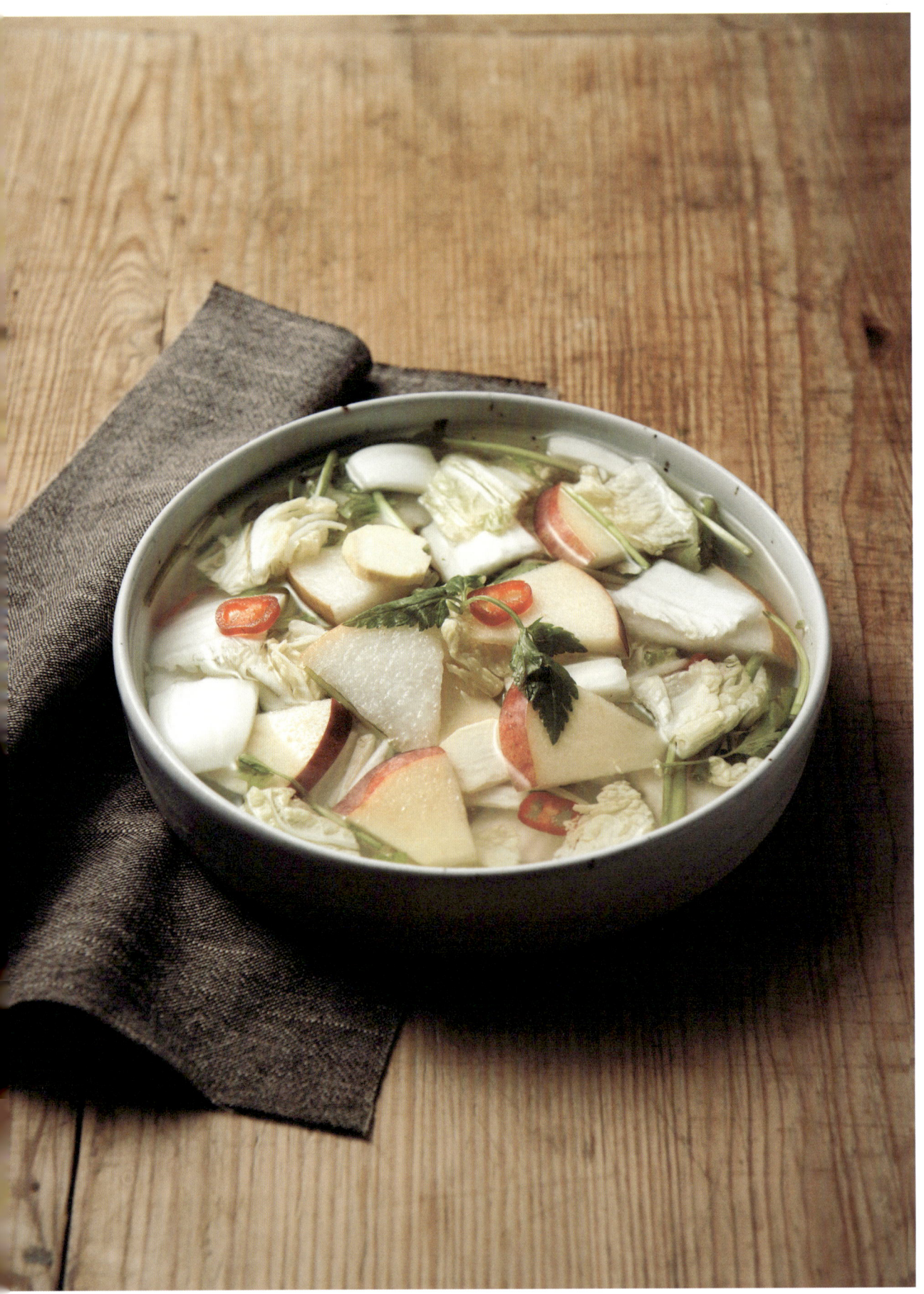

과일백김치

속이 매스꺼울 때면 시원한 백김치 생각이 납니다. 젓갈과 고춧가루를 넣지 않고 과일로 만들어 한결 산뜻합니다. 부드럽고 연한 한재 미나리를 넣으면 향긋한 풍미가 더해져 입맛이 돌아옵니다.

재료 2인분

배추 120g, 배 100g, 사과 50g, 미나리 30g
밤 2톨, 레몬 1개, 마늘 1쪽, 홍고추 1/2개
소금 1큰술, 물 2컵

만들기

1. 배추와 미나리는 씻어 먹기 좋은 크기로 썰고 배와 사과는 껍질째 씻어 얇게 썰어 3등분한다. 밤은 속껍질까지 깨끗이 제거해 얇게 썰고 홍고추는 어슷 썬다.

2. 마늘은 다져 볼에 담고 레몬즙을 꼭 짜 섞는다.

3. 큰 볼에 손질한 모든 재료를 담고 ②를 베보자기에 꼭 짜 거른 즙을 뿌린다.

4. ③에 물을 부어 잘 섞는다. 소금으로 간해 밀폐용기에 담아 냉장 보관한다.

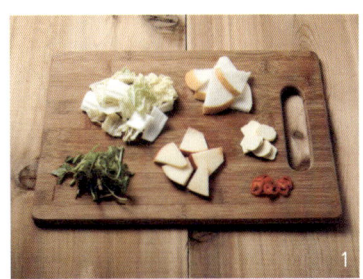
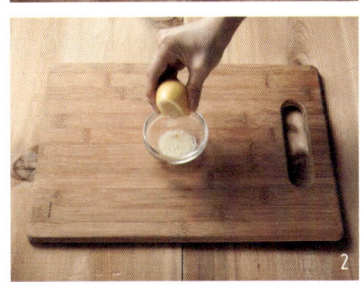
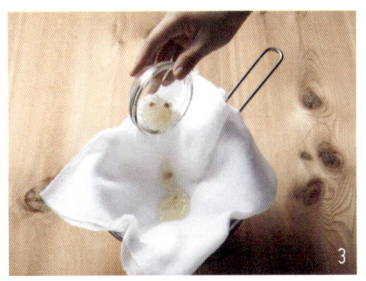
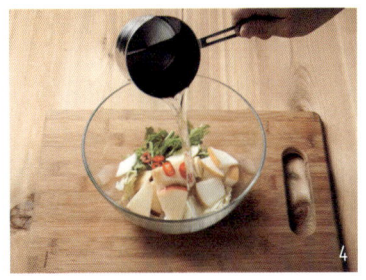

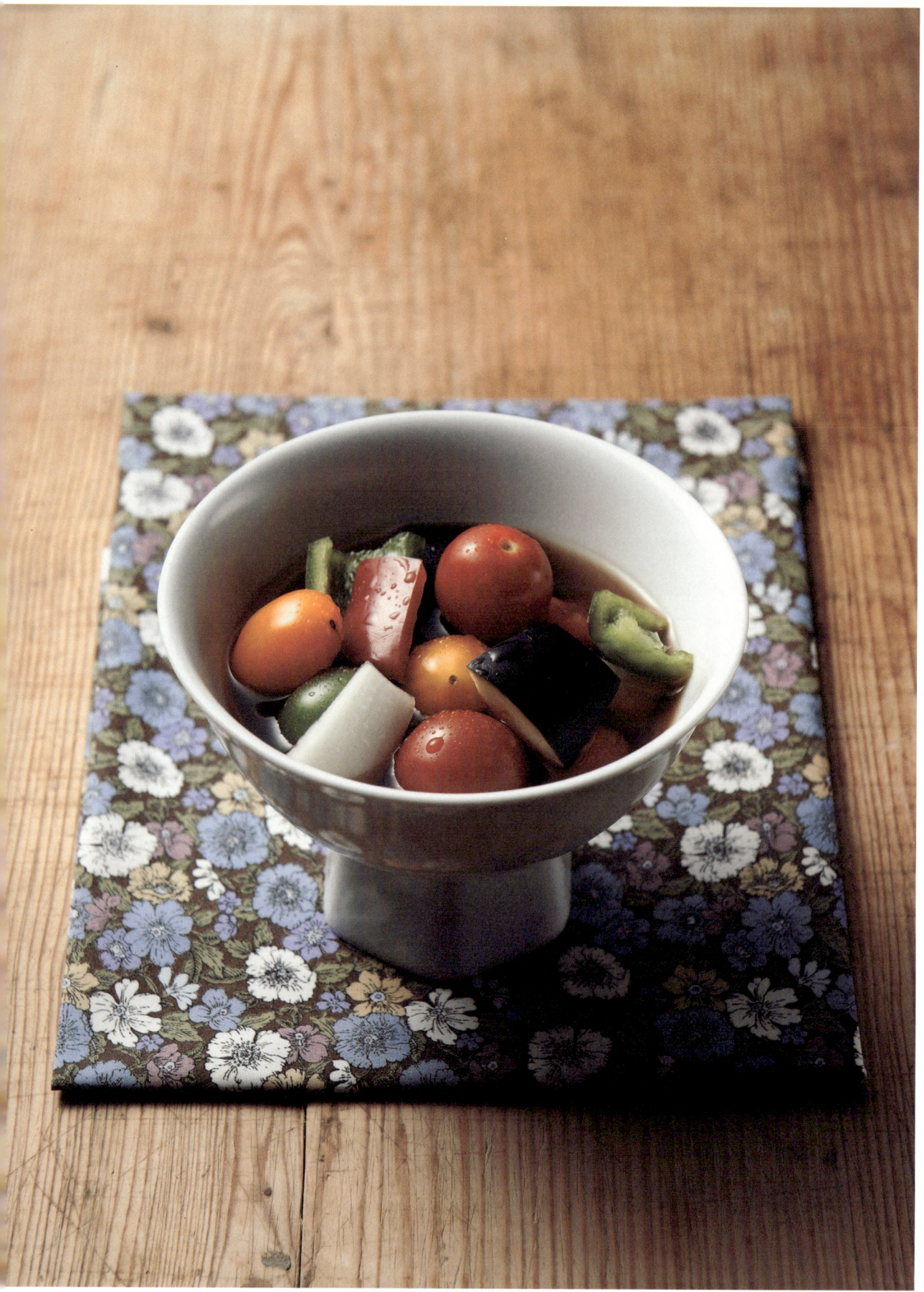

채소화채

새콤달콤한 맛의 오디주스로 보기에도 예쁜 화채를 만들었습니다.
오디는 자양강장 기능이 뛰어나 원기를 보충시키고 배고픔을 잊게 하는
효과가 있습니다. 빈혈 예방에도 효과가 있어 오랜 기간 식사를 못해
기력이 떨어지고 어지러움을 느끼는 환자에게 좋습니다.

재료 1인분

방울토마토 5개, 가지·오이 30g씩
파프리카·피망·양파 10g씩, 물 1/2컵, 오디청 1/4컵

만들기

1. 물과 오디청을 잘 섞어 오디주스를 만든다.

2. 방울토마토는 꼭지를 떼고 씻는다. 가지와 오이는 먹기 좋은 크기로 썰고 피망과 양파는 사방 1cm 크기로 썬다.

3. ①에 손질한 채소를 넣고 밀폐용기에 담아 냉장고에 보관한다.

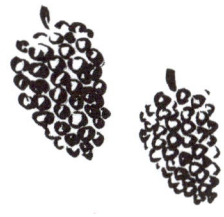

오이는 씨가 적은 것을 골라야
아삭아삭한 맛이 납니다. 오심 증상이
심하다면 오이와 피망만 넣고 만드세요.

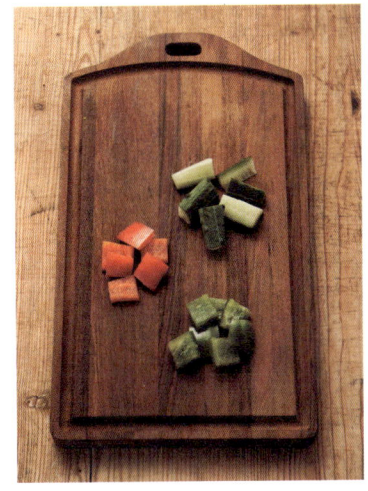

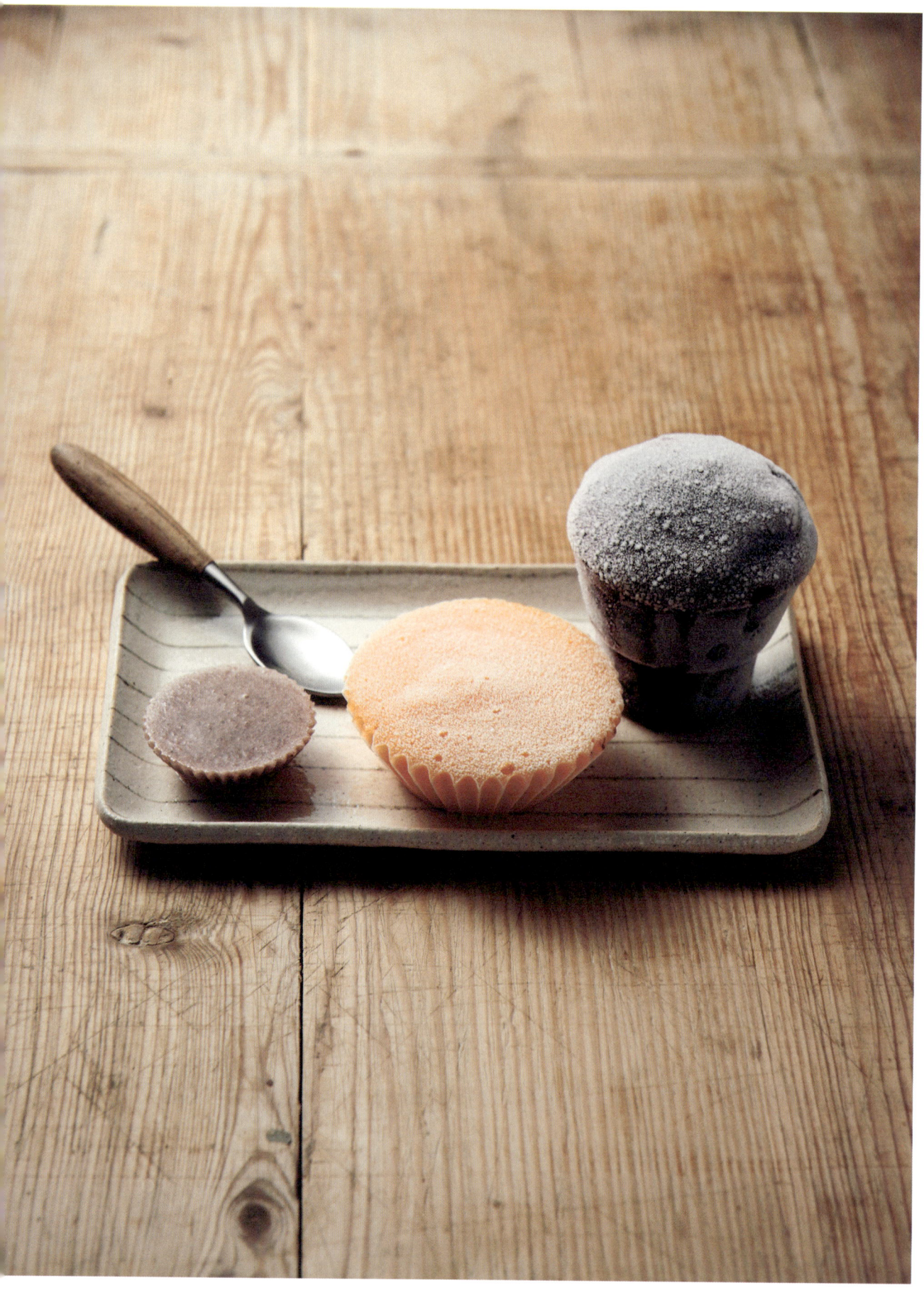

과일 셔벗

생 과일을 통째로 갈아 얼리기만 하면 사각사각한 식감의 홈메이드 셔벗을 즐길 수 있습니다. 입자가 고운 셔벗을 먹고 싶다면 용기에 담아 얼린 뒤 포크로 긁고 섞은 뒤 다시 얼리는 것을 2~3번 반복하세요.

재료 1인분

홍시 1개, 블루베리·복분자 100g씩

만들기

1. 홍시는 껍질을 벗기고 씨를 제거해 속살만 떠 믹서에 곱게 간다.

2. 블루베리와 복분자는 깨끗이 씻어 각각 믹서에 곱게 간다.

3. 실리콘 용기나 얼음틀에 과일 간 것을 각각 담아 냉동실에서 2시간 이상 얼린다.

홍시의 하얀 실 부분이 변비를 유발할 수 있으니 속살만 떠서 사용하세요.

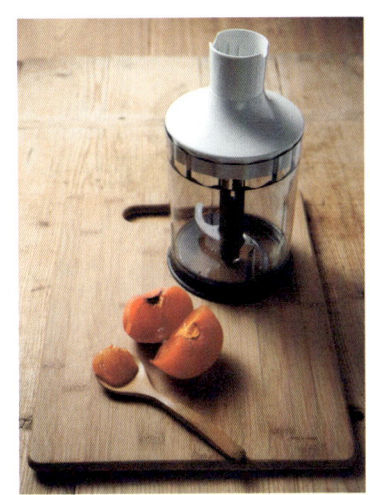

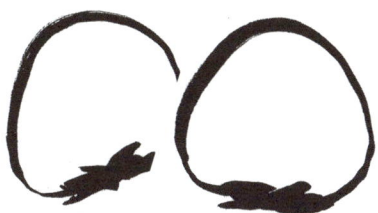

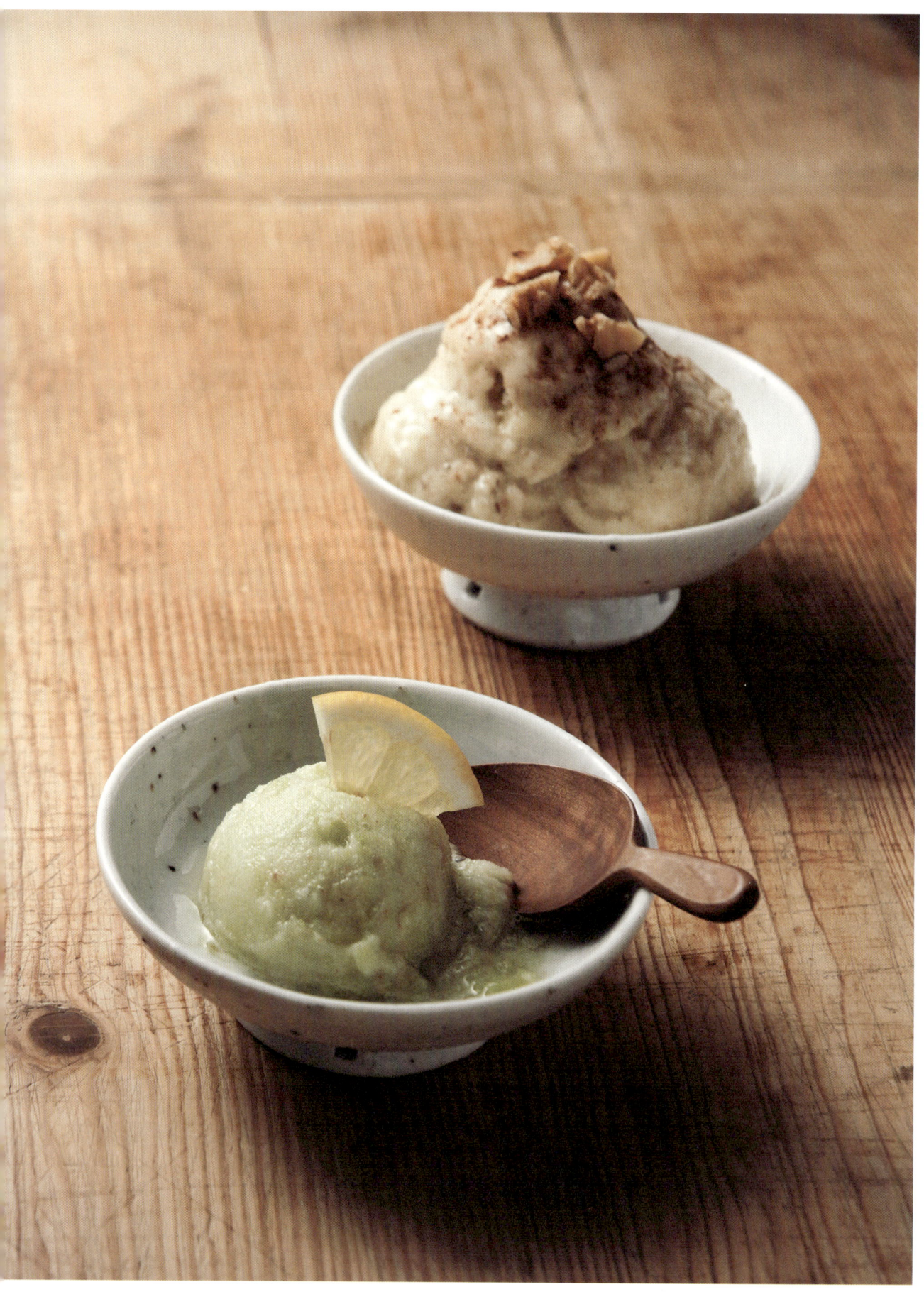

과일아이스크림

과일을 얼린 뒤 믹서에 곱게 갈면 별다른 것을 넣지 않아도 부드러운 질감의 천연 아이스크림이 됩니다. 수분이 적은 과일은 꿀을 넣고 갈아 부드럽게 하고, 새콤한 맛을 더하고 싶으면 레몬즙을 넣고 갑니다. 견과류나 계핏가루, 허브 잎 등을 토핑해 먹어도 색다릅니다.

재료 2인분

바나나 1개, 청포도(씨 없는 것) 20알, 민트 잎 1장
다진 견과류(호두·땅콩·캐슈너트)·꿀 적당량씩

만들기

1. 바나나는 껍질을 벗기고 청포도는 깨끗이 씻어 냉동실에서 3시간 이상 얼린다.

2. 얼린 바나나와 청포도를 각각 믹서에서 곱게 간다. 중간 중간 꿀을 첨가해 농도를 맞춘다.

3. 각각 그릇에 담아 다진 견과류와 민트 잎을 올린다.

무른 과일이 있다면 냉동실에 넣고 얼리세요. 언제든 믹서에 갈아 아이스크림이나 주스로 즐길 수 있어요.

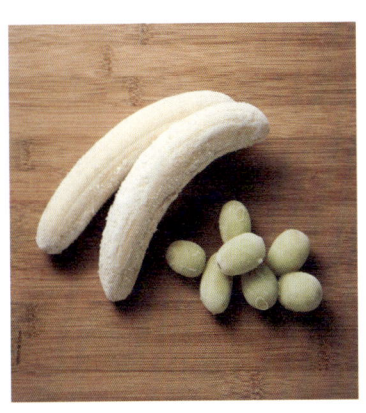

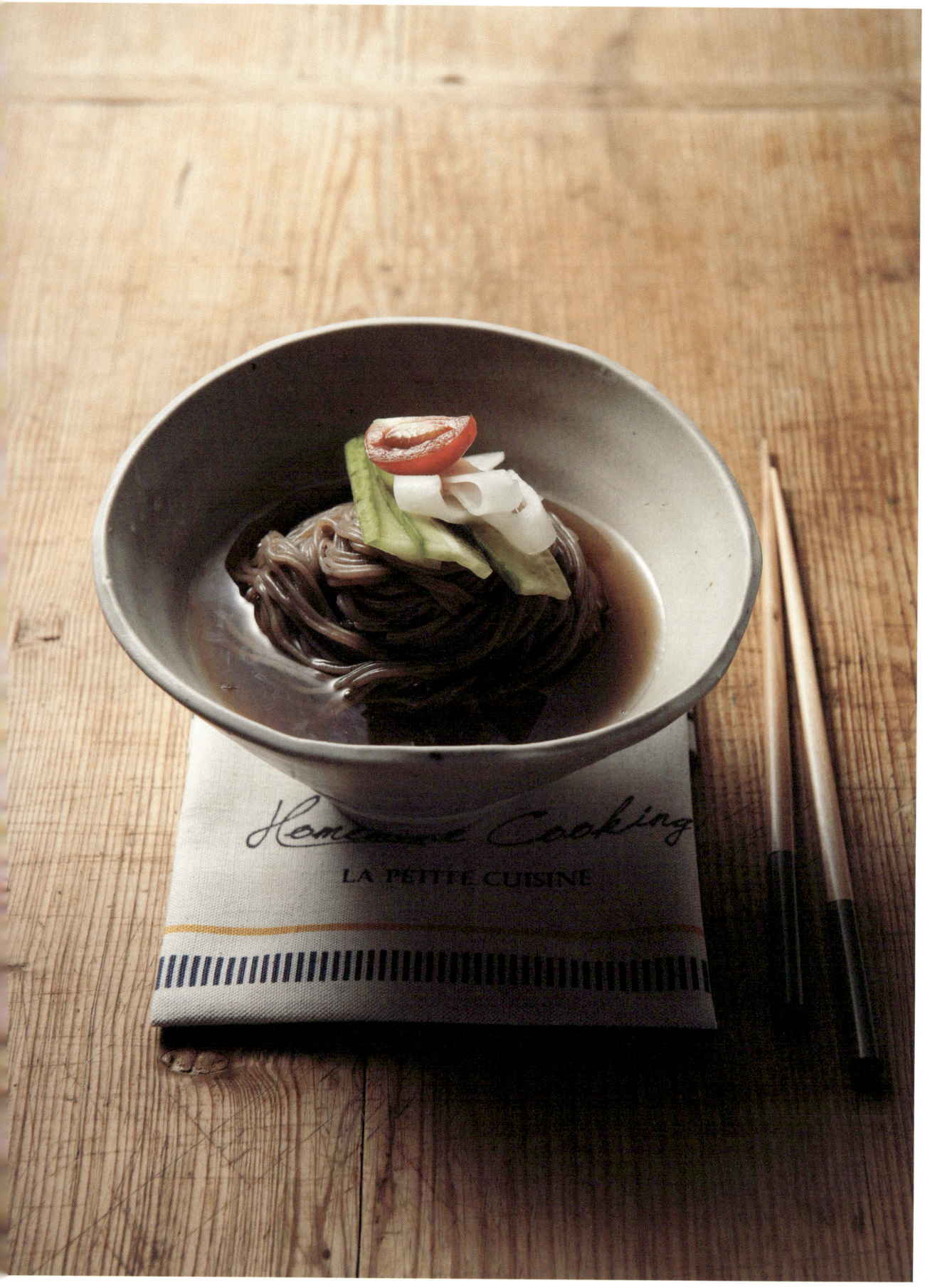

자연식냉면

속이 어느 정도 가라앉았지만 죽 이외의 다른 음식을 먹기 두려워하는 환자도 맛있게 한 그릇 뚝딱 비우는 요리입니다. 레몬과 매실청을 넣어 산뜻하고 깊은 맛이 납니다. 절인 무를 올리면 면의 소화를 돕습니다.

재료 1인분

냉면 140g, 채소국물 1과 1/2컵
레몬즙·매실청 1큰술씩, 가루간장 1작은술
김치 무·오이 20g씩, 굵은 소금·레몬즙·꿀
약간씩

만들기

1. 무와 오이는 5cm 길이로 얇게 저며 굵은 소금, 레몬즙, 꿀을 뿌려 15분간 잰다.

2. 끓는 물을 볼에 옮겨 담고 냉면을 넣는다. 뚜껑을 덮어 3~5분간 불린 후 찬물에 헹군다.

3. 채소국물에 레몬즙과 매실청, 가루간장을 넣고 고루 섞어 육수를 만든다.

4. 그릇에 냉면을 담고 절인 무와 오이를 물기를 꼭 짜 올린 뒤 육수를 붓는다.

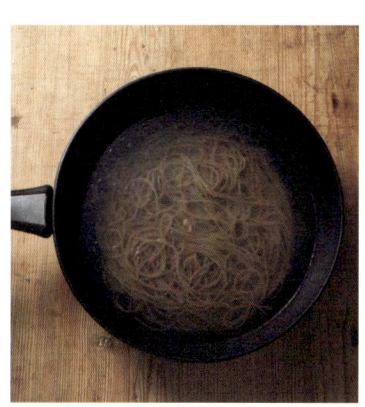

냉면은 끓는 물에 삶는 대신 뜨거운 물에 넣고 불리면 더 부드럽게 익어 소화가 잘 됩니다.

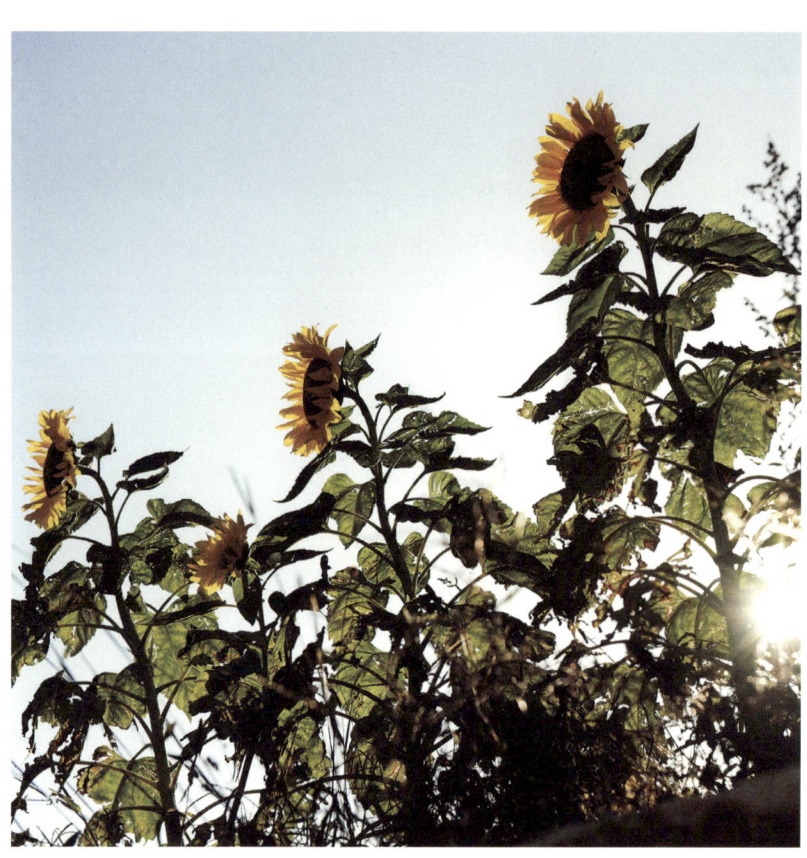

기운차리는 죽

암 수술을 받은 환자는 음식을 많이 먹지 못하고, 먹더라도 소화력이 크게 떨어집니다. 이때 죽 한 그릇은 만신창이가 된 몸을 보하고 기력을 찾아주는 힘이 있지요.

수술 후 방귀가 나오면 물부터 시작해서 미음, 죽으로 먹는 양을 늘려갑니다. 많은 환자들이 항암 치료 과정에서 식욕을 잃습니다. 식욕이 떨어지면 자연스럽게 체중이 줄기 때문에 이때는 조금씩 자주 먹는 것이 중요합니다. 점차 소화 기능을 회복하고 입맛이 살아난 이후에는 환자의 적응 속도에 맞춰 균형 있는 식사를 해야 하지요.

유동식 요리도 이때부터는 변화가 필요합니다. 자극적이지 않으면서 음식물을 원활하게 넘어가도록 돕는 죽의 고유의 기능에 영양과 맛을 불어 넣어야 합니다. 현미, 흑미 등 식재료 고유의 맛과 영양을 살리는 지혜가 필요합니다. 기본 현미죽에 김치, 콩나물 등 자극 없는 식재료를 첨가해 맛을 돋우고 토마토, 팥으로 쑨 별미 죽을 적절히 안배해 먹는 즐거움을 찾아주세요. 재료의 맛이 녹아든 부드러운 죽을 한술 두술 뜨다 보면 잃었던 기력과 입맛이 서서히 살아나는 것을 느끼게 될 겁니다.

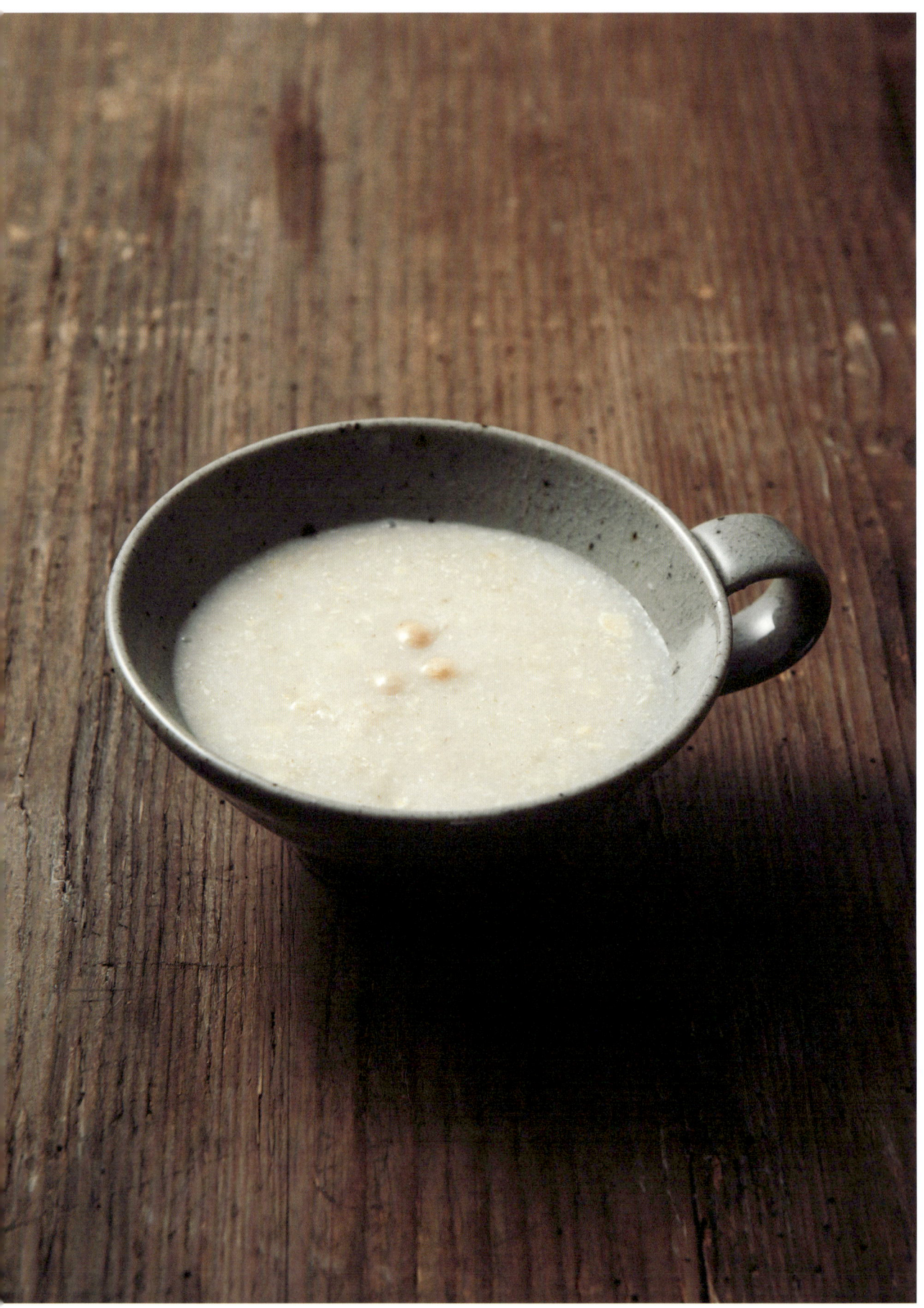

대두죽

고소하고 담백한 맛으로 부담 없이 먹을 수 있는 죽입니다. 흰죽 대신 수술 직후 환자의 영양 보충식으로 좋습니다. 단 대장암 수술 직후 환자는 단백질을 잘 소화하지 못하므로 대두의 양을 조절하세요.

재료 1인분

현미 30g, 대두 10g, 물 2컵, 굵은 소금 적당량

만들기

1. 현미와 대두는 물에 담가 1시간 불린다.

2. 믹서에 불린 현미와 대두, 물 1컵을 넣어 쌀알은 30%, 대두는 50%가 남을 정도로 간다.

3. 냄비에 ②를 담고 남은 물을 부어 중불에서 잘 저어가며 끓이다 쌀알이 푹 퍼지면 굵은 소금으로 간한다.

4. 불을 끄고 냄비 뚜껑을 덮어 5~10분간 뜸을 들인 뒤 그릇에 담는다.

현미와 대두는 완전히 갈지 않고 건더기를 남기세요. 씹을 때 분비되는 침 속의 소화효소가 소화 활동에 도움을 줍니다.

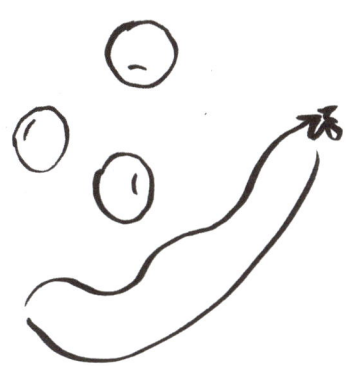

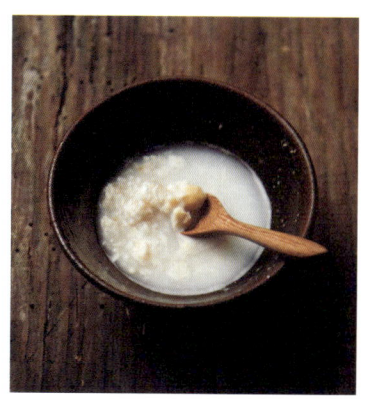

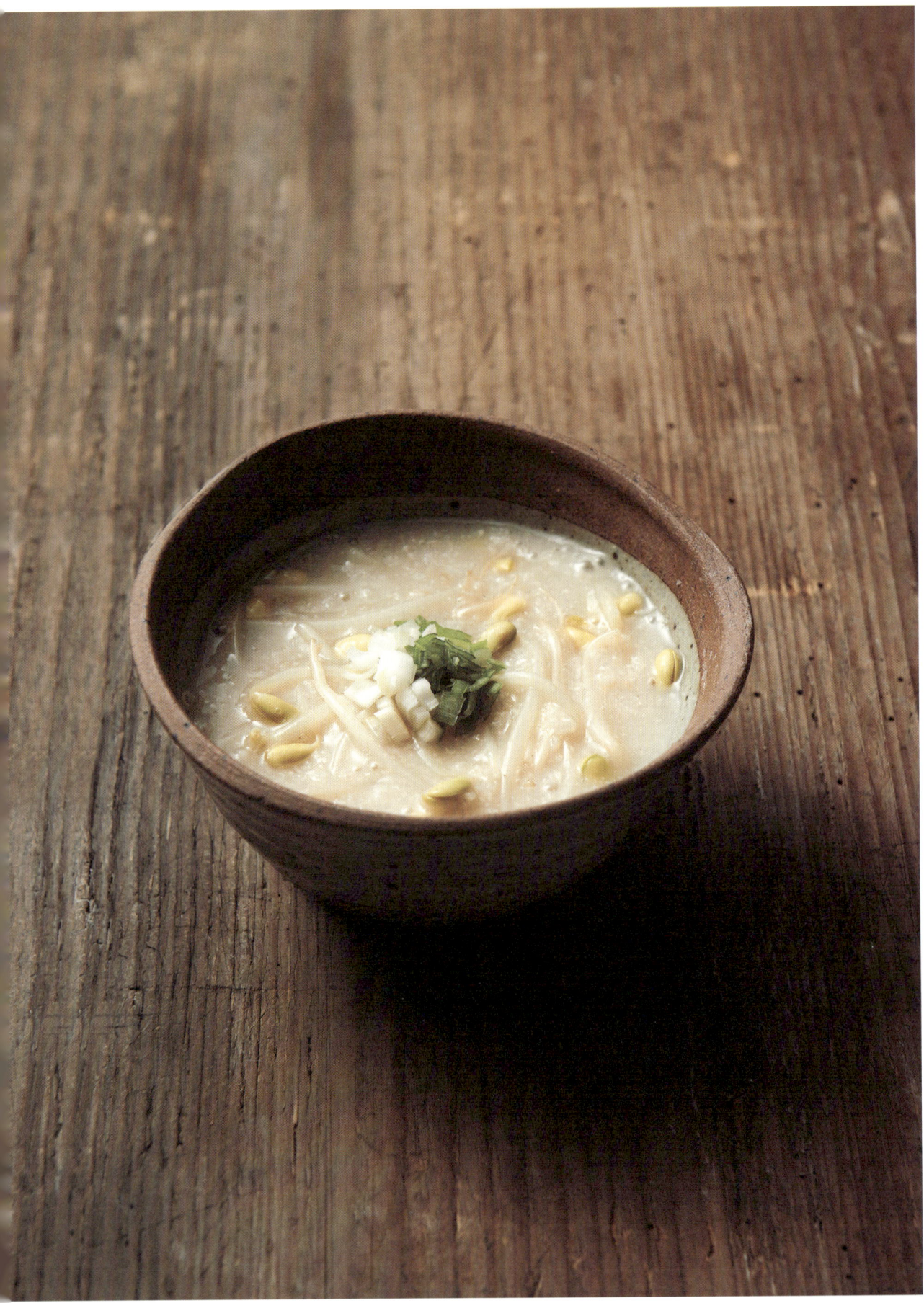

콩나물죽

〈자연생활교육원〉에서 가장 인기 있는 죽 중 하나입니다. 콩나물의 시원한 맛이 전해져 속이 매스꺼운 환자도 개운하게 먹을 수 있는 맑은 죽입니다. 김치를 송송 썰어 넣고 칼칼하게 즐겨도 좋아요.

재료 1인분

콩나물 50g, 현미 30g, 채소국물 2컵
대파·굵은 소금 적당량씩

만들기

1. 현미는 물에 담가 1시간 불린다. 콩나물은 깨끗이 씻고 대파는 곱게 다진다.

2. 믹서에 불린 현미와 채소국물 1컵을 넣어 곱게 간다.

3. 냄비에 ②와 남은 채소국물을 붓는다. 콩나물을 넣고 뚜껑을 덮어 중불에서 끓인다.

4. 쌀알이 푹 퍼지면 굵은 소금으로 간한 뒤 그릇에 담고 다진 대파를 올린다.

콩나물을 익힐 때 뚜껑을 자주 열면 풋내가 날 수 있어요. 굵은 소금으로 간해야 맛이 시원해요.

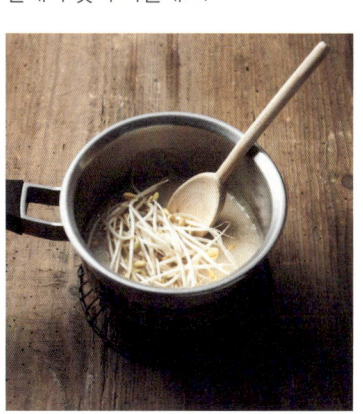

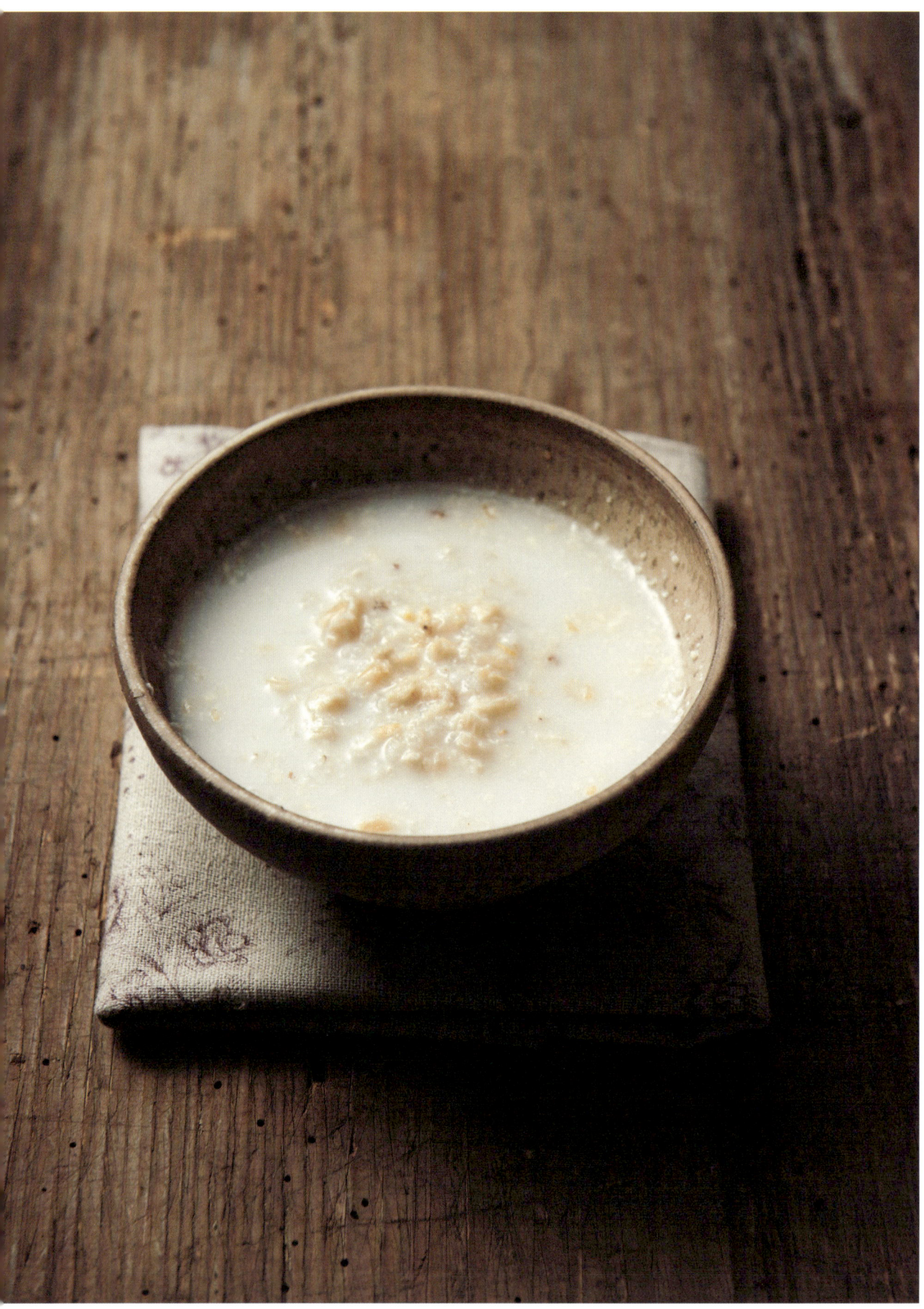

잣죽

잣은 고열량, 자양강장 식품으로 예로부터 급격히 체중을 손실한 환자에게 영양 보충을 위해 잣죽을 쑤어 주었습니다. 목 넘김이 부드럽고 속이 편해 환자식으로 좋지만 과도한 열량을 주의해야 하는 유방암 환자는 잣 양을 줄이세요.

재료 1인분

현미 60g, 잣 20g, 물 3컵, 소금 적당량

만들기

1. 현미는 물에 담가 1시간 불린 뒤 믹서에 넣고 곱게 간다.
2. 잣은 절구에 넣고 알맹이가 반 정도 남도록 빻는다.
3. ①을 냄비에 담아 물을 붓고 중불에서 쌀알이 푹 퍼질 때까지 끓이다 불을 끈다.
4. 빻은 잣을 붓고 고루 저은 뒤 소금으로 간한다.

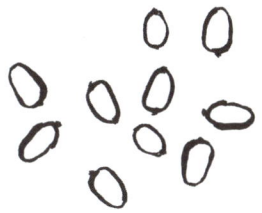

견과류는 처음부터 넣고 끓이면 죽이 삭아 묽어지기 때문에 마지막 단계에 넣으세요.

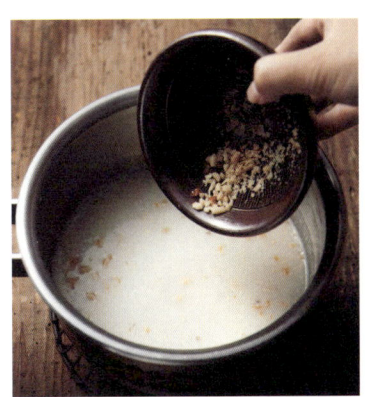

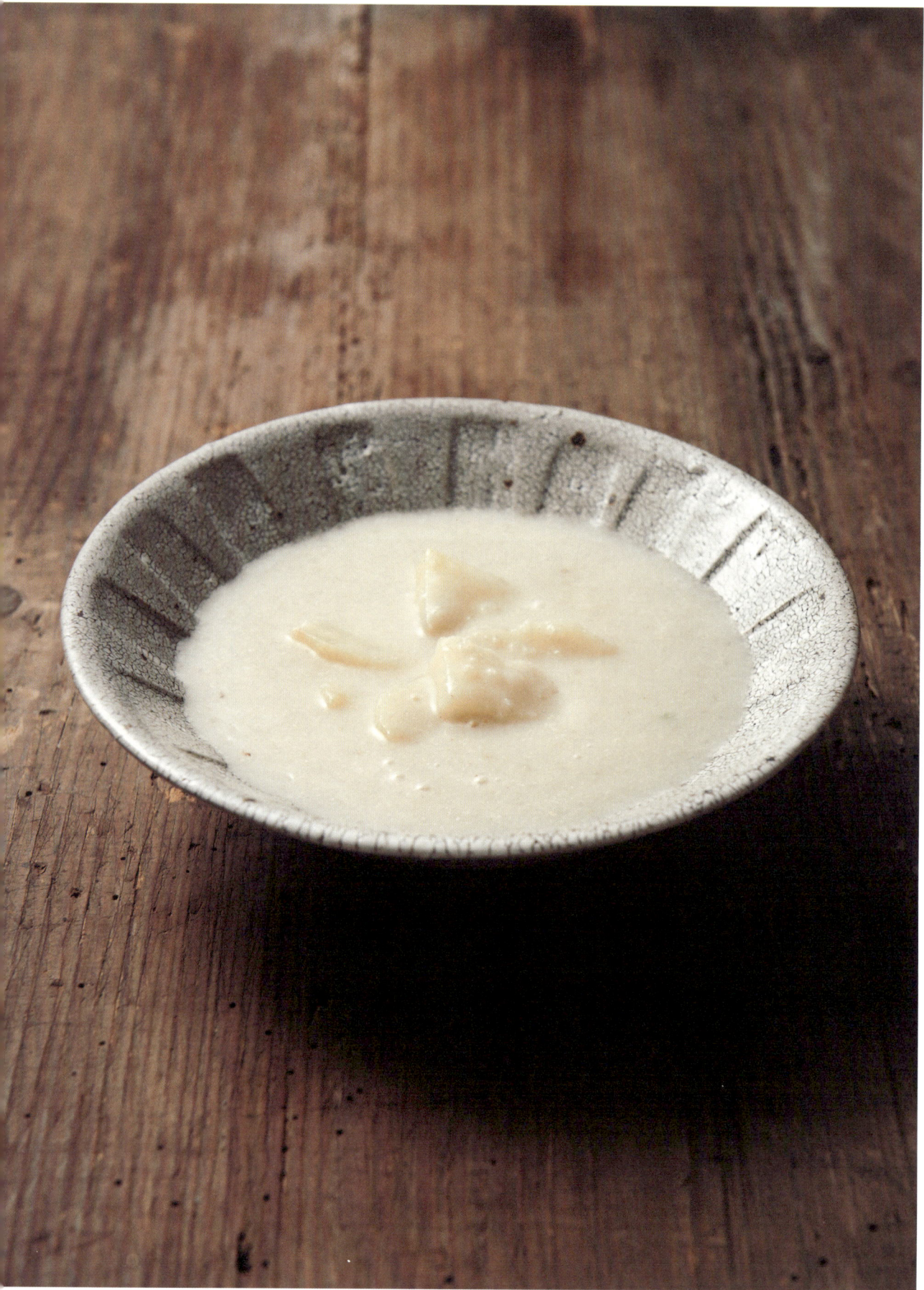

감자캐슈너트죽

크림수프를 연상시키는 크리미한 질감과 고소한 맛이 기분까지
좋아지게 합니다. 특히 양식을 그리워하는 환자 분이 즐겨 드시는 죽입니다.
감자가 들어가 한결 든든해 통밀빵을 곁들여 아침으로 먹어도 그만이에요.

재료 1인분

감자 80g, 채소국물 2컵, 현미 30g, 현미찹쌀가루 20g
캐슈너트 10g 소금·후춧가루·파슬리가루 적당량씩

만들기

1. 현미는 물에 1시간 불리고 감자는 껍질을
   벗겨 나박 썬다.

2. 믹서에 불린 현미와 채소국물 1/2컵을 넣고
   곱게 간다.

3. 믹서에 캐슈너트와 채소국물 1/2컵을 넣고
   곱게 간다.

4. 냄비에 감자와 나머지 채소국물을 넣고
   감자가 익을 때까지 끓인 뒤 ②를 붓는다.

5. 쌀알이 푹 퍼지면 현미찹쌀가루를 넣고 고루
   저으면서 걸쭉해질 때까지 끓인다.

6. 죽에 어느 정도 점성이 생기면 ③을 더해
   한소끔 끓인 뒤 소금, 후춧가루로 간한다.
   그릇에 담고 파슬리가루를 뿌린다.

감자는 뭉개지지 않도록 주의하며
끓여야 건더기가 씹혀 맛이 좋아요.

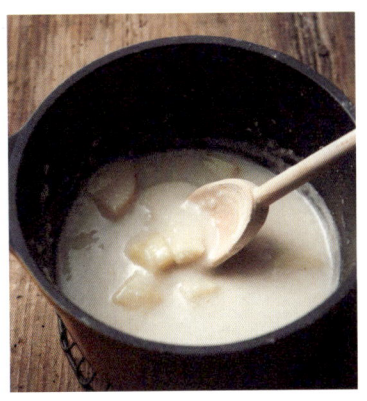

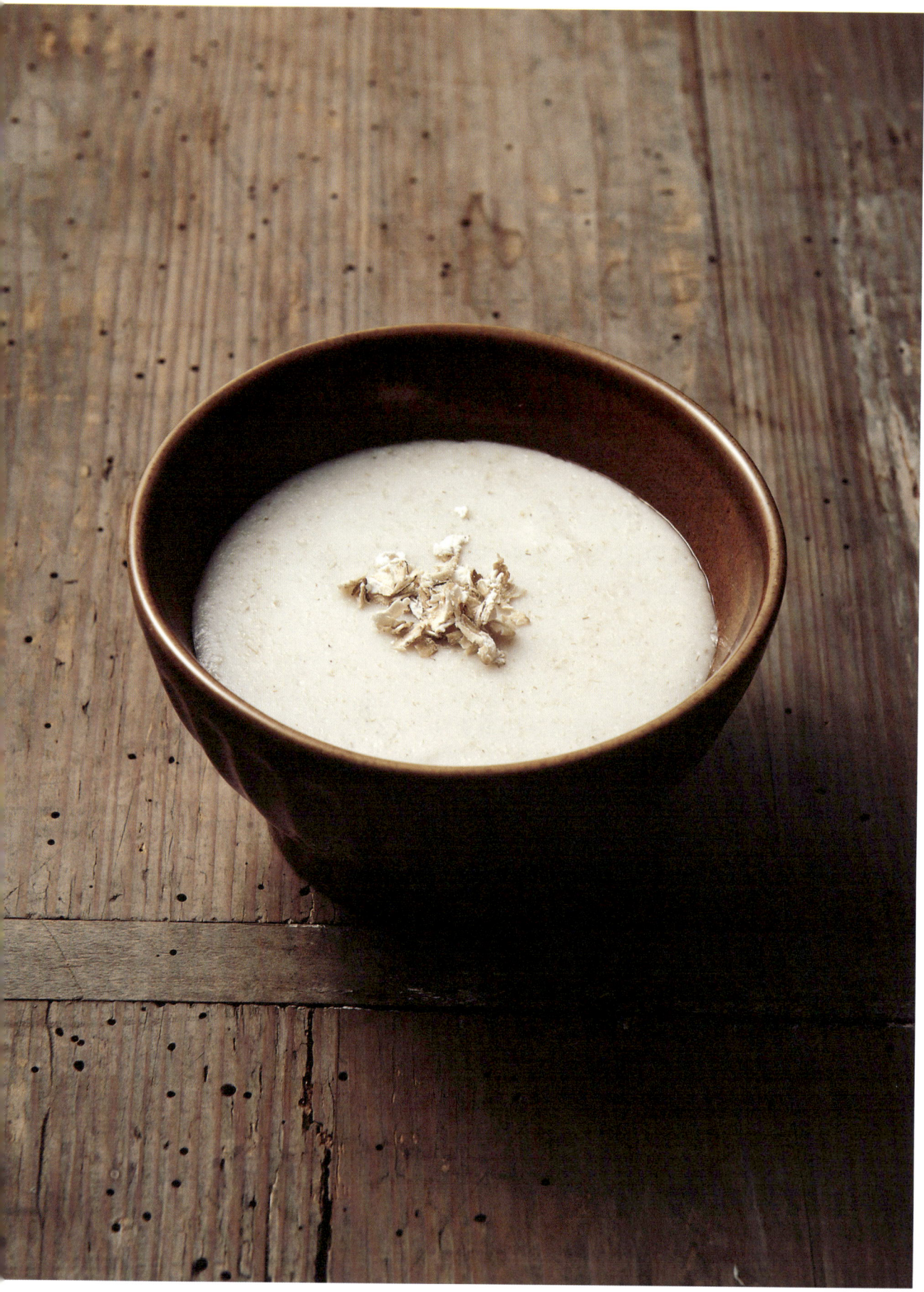

오트밀죽

다소 거친 식감의 오트밀에 캐슈너트를 갈아 넣어 부드럽게 넘길 수 있도록 죽을 쑤었어요. 쌀죽이 질린 환자에게는 오트밀처럼 다소 생소한 재료를 활용한 유동식으로 식욕을 돋우세요.

재료 1인분

오트밀 25g, 캐슈너트 10g, 물 2컵, 소금 적당량

만들기

1. 믹서에 물 1컵과 캐슈너트를 넣고 곱게 간다.

2. 믹서에 물 1컵과 오트밀을 넣어 곱게 간 뒤 냄비에 옮겨 담고 중불에서 잘 저어가며 끓인다.

3. ②에 점성이 생기기 시작하면 약불로 줄여 ①을 넣고 잘 섞어 한소끔 끓인다. 소금으로 간한다.

오트밀은 수분을 흡수하는 성질이 있어 시간이 지나면 죽이 떡처럼 뭉쳐집니다. 바로 먹지 않을 경우 물 양을 늘려 끓이세요.

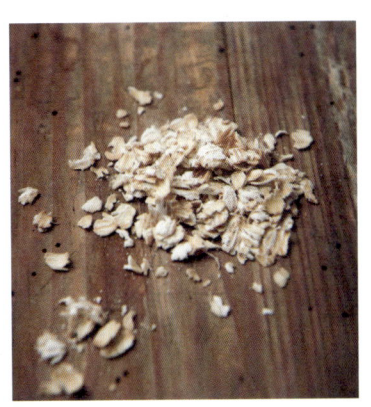

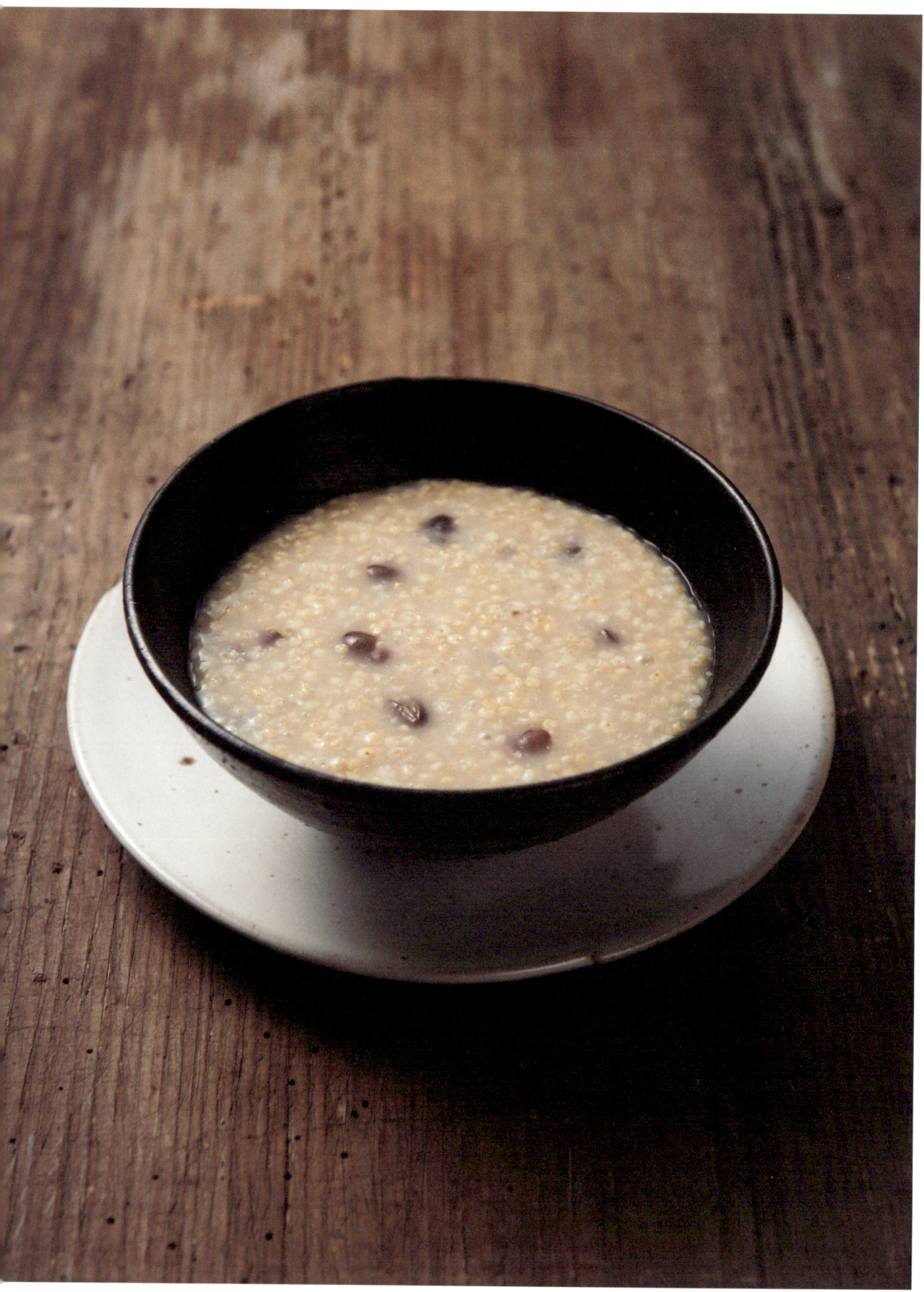

기장죽

기를 보하는 기장은 여름철 더위를 먹어 어지럽고 설사가 심할 때 효과가 좋습니다. 위가 차가워 설사를 자주하는 환자라면 기장죽을 끓여 드세요. 비장과 폐를 보하며 항산화 효과도 탁월합니다.

재료 1인분

기장 30g, 물 2컵, 꿀 2작은술, 팥 5g
소금 적당량

만들기

1. 압력밥솥에 씻은 기장과 팥을 담고 물을 부어 밥을 짓는다.

2. 압력밥솥의 추가 흔들리기 시작하면 불을 약하게 줄인 뒤 3분간 더 끓여 불을 끈다.

3. 김이 다 빠져나갈 때까지 뜸을 들인 뒤 꿀과 소금으로 간해 잘 섞는다.

기장만으로 죽을 지으면 다소 밋밋하므로 팥을 적당량 넣어 맛의 포인트를 주었어요.

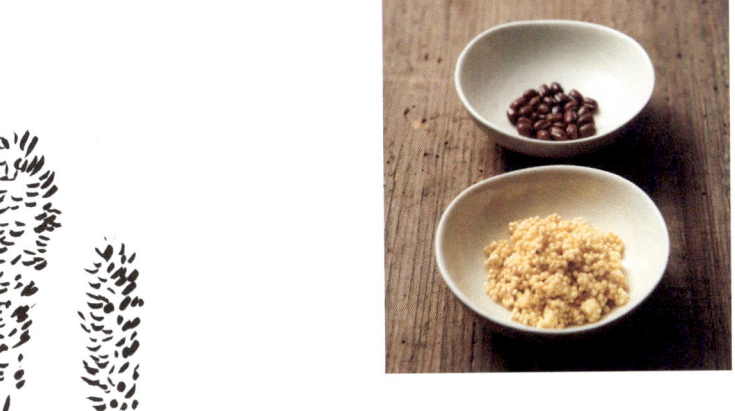

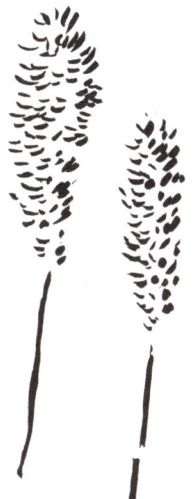

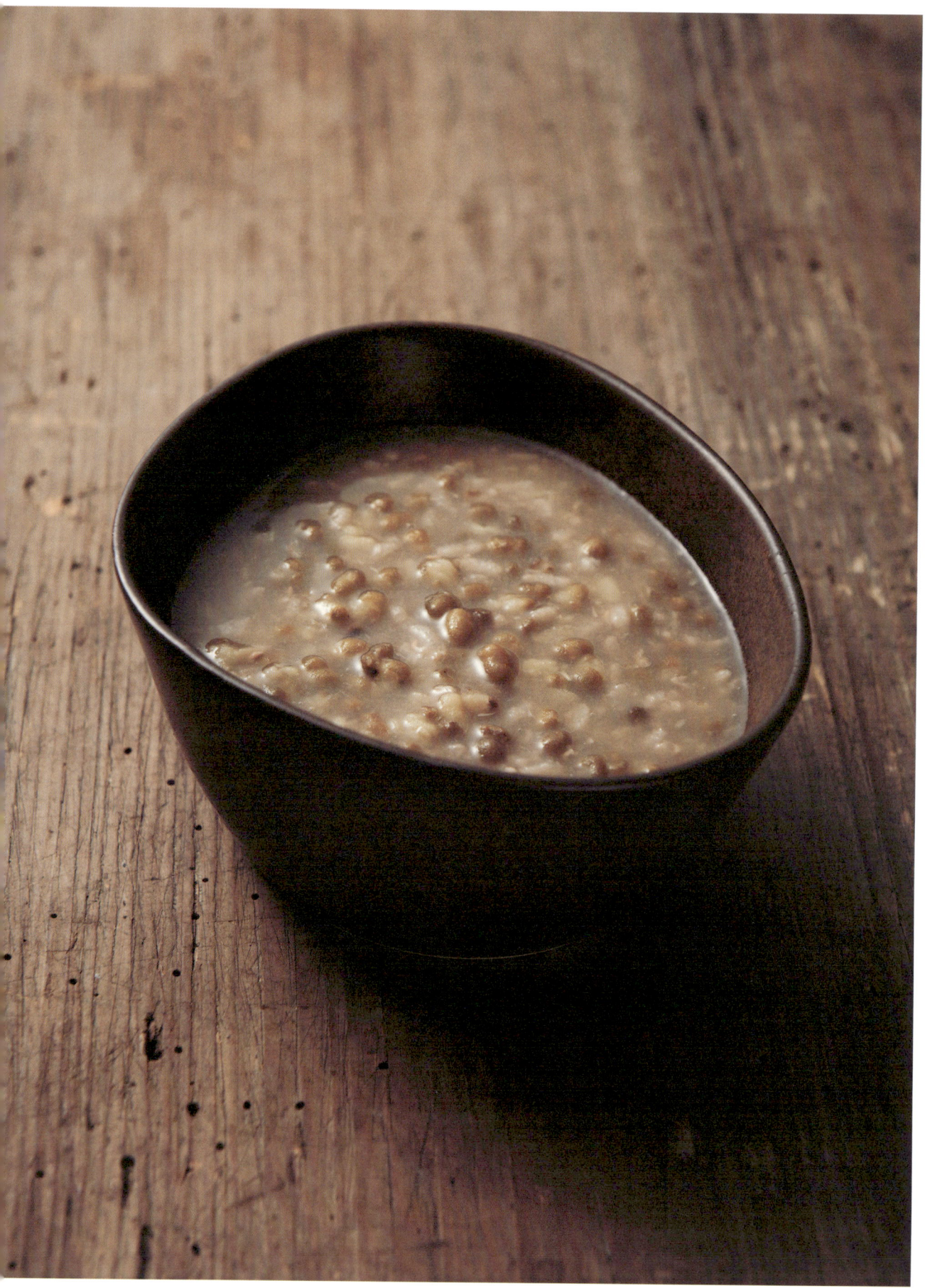

통녹두죽

껍질을 제거하지 않은 통녹두를 사용해 녹두 특유의 진한 풍미와 질감을 그대로 담았습니다. 녹두는 몸 안의 독소를 제거하는 효능이 뛰어난 디톡스 식품입니다. 취향에 따라 가루간장을 곁들이면 감칠맛이 살아납니다.

재료 1인분

통녹두 25g, 쌀 20g, 물 2컵, 소금 적당량

만들기

1. 통녹두와 쌀은 깨끗이 씻는다.
2. 압력밥솥에 통녹두와 쌀, 물을 넣고 밥을 짓는다.
3. 추가 흔들리기 시작하면 약불로 줄이고 3분간 더 끓여 불을 끈 뒤 10분간 뜸을 들인다.
4. 소금으로 간해 그릇에 담는다.

통녹두의 거친 질감을 살린 죽이므로 목 넘김이 힘든 환자는 통녹두와 쌀을 믹서에 갈아서 끓이는 것이 좋아요.

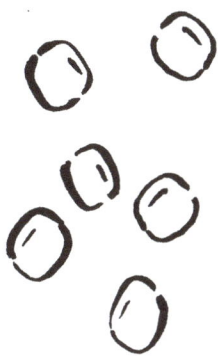
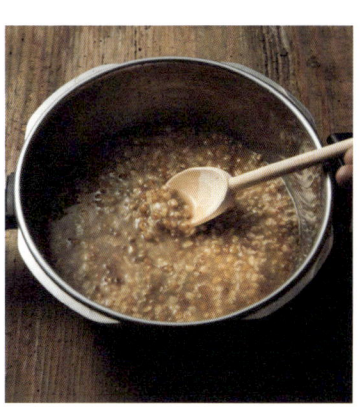

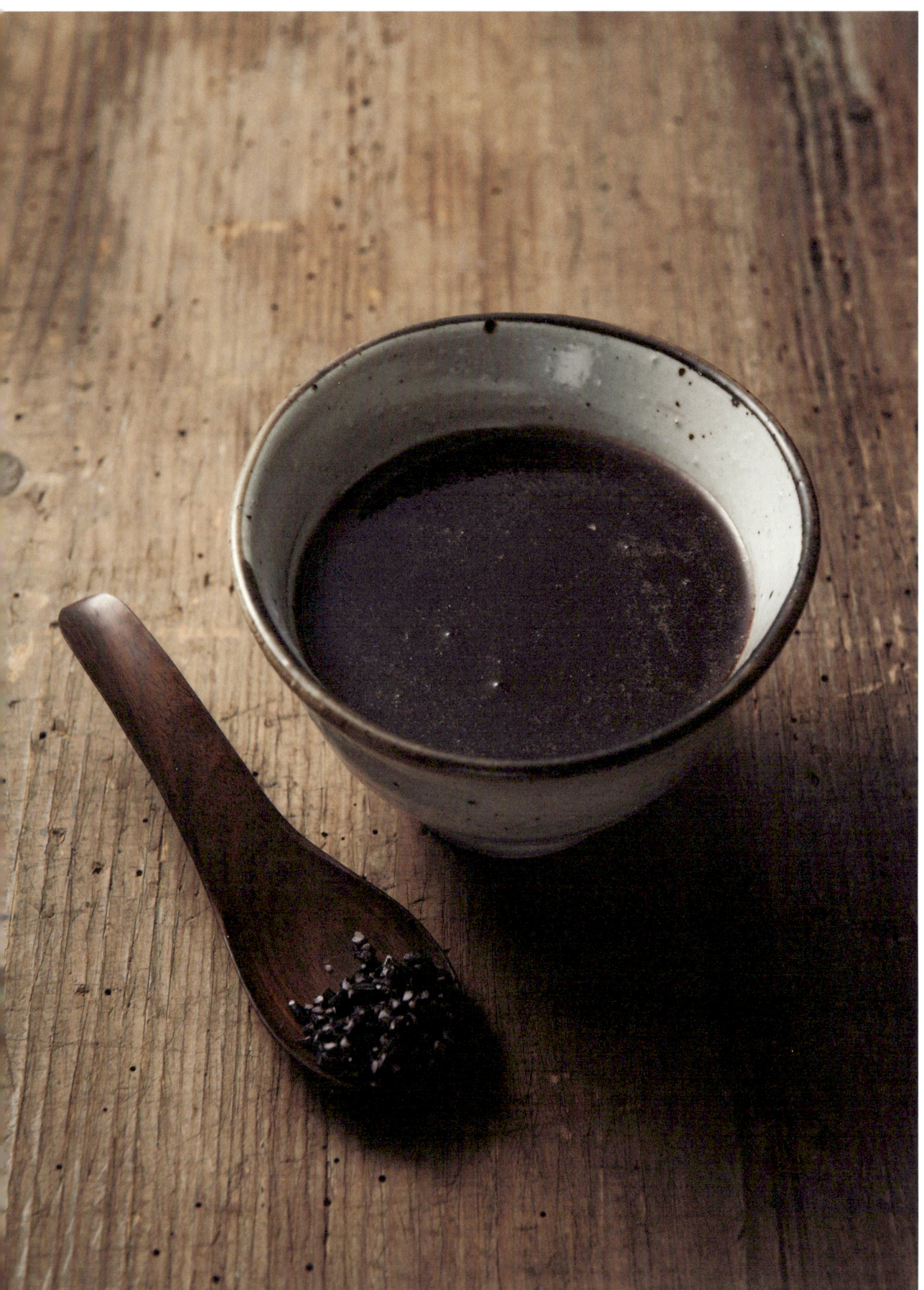

흑미죽

흑미 특유의 구수함이 가득한 죽입니다. 흑미는 비타민 B_1이 풍부해 신체의 대사 효율을 높이고 피로감을 줄여줍니다. 특히 현미보다도 식이섬유 함량이 높아 수술 후 변비에 시달리는 환자에게 좋습니다.

재료 1인분

흑미 30g, 물 1과 1/2컵, 소금 적당량

만들기

1. 흑미는 씻어 물에 담가 1시간 불린다.
2. 믹서에 흑미와 물을 넣어 곱게 간다.
3. ②를 냄비에 담고 쌀알이 푹 퍼질 때까지 잘 저어가며 끓이다 소금으로 간한다.

흑미는 찰기가 많아 냄비 바닥에 쉽게 눌러 붙습니다. 조리하는 동안 계속 주걱으로 저어 주세요.

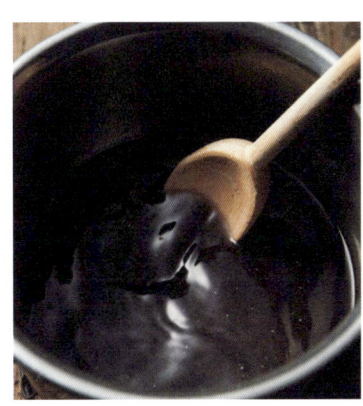

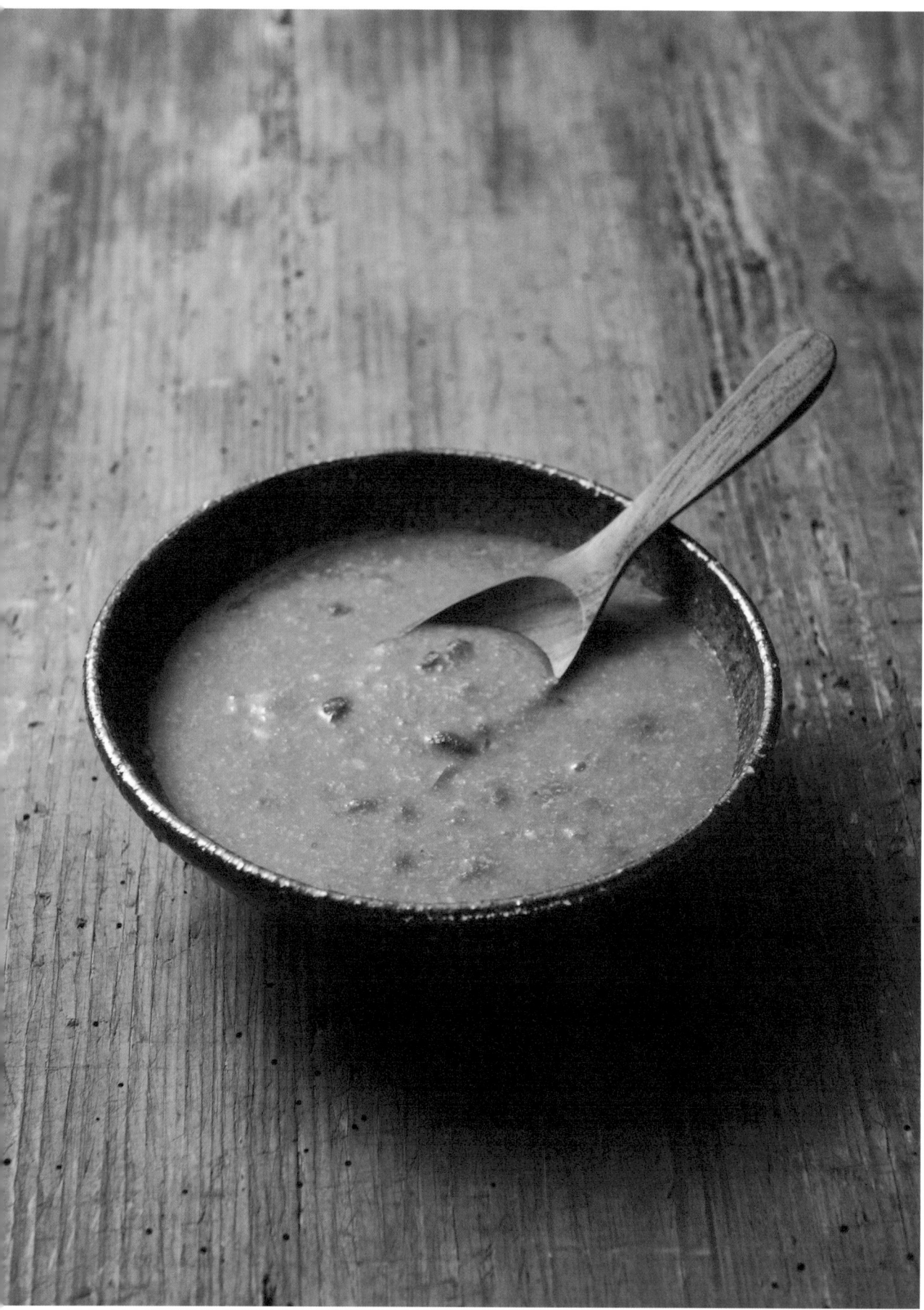

늙은호박죽

팥과 강낭콩, 땅콩을 넣어 씹는 맛과 영양을 더한 삼삼한 별미 죽입니다. 호박은 수술 후 붓기 제거와 이뇨 작용에 도움을 줍니다. 한 번에 많은 양을 만들어 냉동해 두었다가 출출할 때마다 데워 먹으면 좋습니다.

재료 1인분

늙은호박·팥 30g씩, 강낭콩·땅콩(생 것) 5g씩, 물 1과 1/2컵
현미찹쌀가루 1큰술, 꿀 1작은술, 소금 약간

만들기

1. 늙은호박은 속을 파고 껍질을 제거한다.

2. 늙은호박과 팥, 강낭콩, 땅콩을 압력밥솥에 담고 물을 부어 죽을 짓는다. 추가 흔들리기 시작하면 약불로 줄이고 3분간 더 끓여 불을 끈 뒤 5분간 뜸을 들인다.

3. ②를 냄비에 담고 잘 으깨 고루 섞은 뒤 현미찹쌀가루를 넣고 끓인다.

4. 한소끔 끓어 오르면 고루 저어가며 걸쭉해질 때까지 끓인다.

5. 꿀과 소금으로 간해 그릇에 담는다

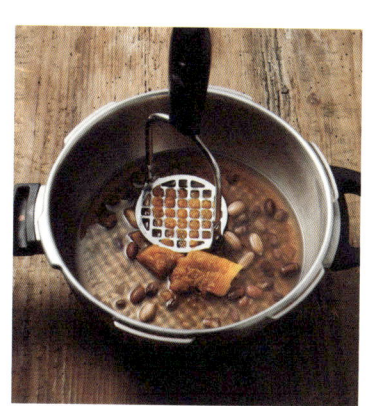

늙은호박과 팥, 강낭콩을 으깰 때는 개인의 기호에 따라 건더기를 남겨 주세요.

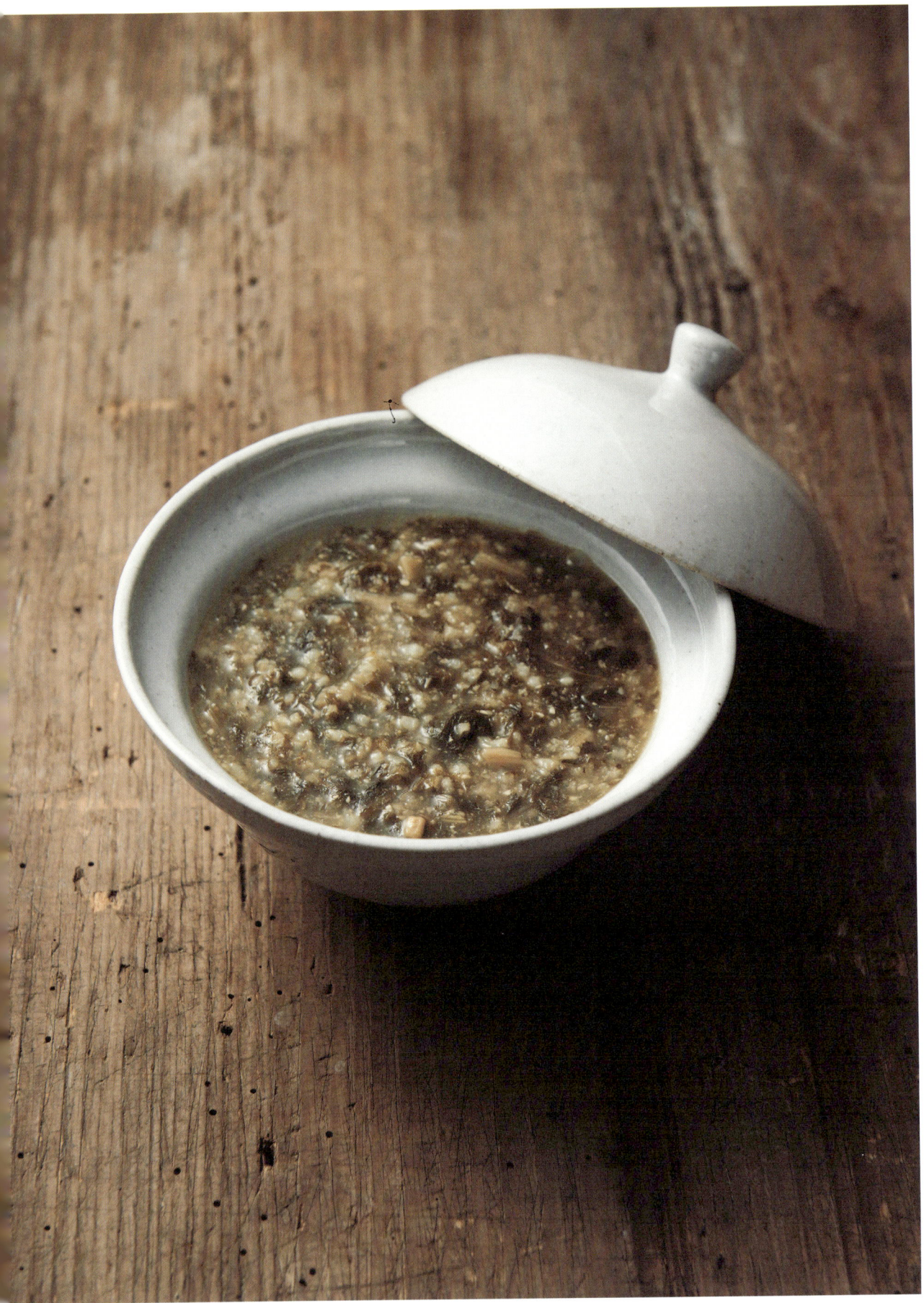

무청시래기죽

무청시래기 특유의 씹히는 식감과 구수한 향이 입맛을 돋우는 별미 죽입니다. 감칠맛이 좋아 밋밋한 맛의 죽을 먹느라 식욕을 잃은 환자에게 권합니다. 식이섬유가 풍부해서 장 활동에 도움을 줍니다.

재료 1인분

무청시래기·현미 30g씩, 채소국물 1컵
자연식 된장 1/4큰술, 가루간장 1/2작은술

만들기

1. 무청시래기는 물에 담가 1시간 불린다.

2. 불린 무청시래기는 송송 썰어 자연식 된장과 가루간장을 넣고 조물조물 무친다.

3. 믹서에 씻은 현미와 채소국물 1/3컵을 넣어 곱게 간 뒤 압력밥솥에 담고 남은 채소국물을 붓는다. ②를 넣고 섞어 밥을 짓는다.

4. 압력밥솥의 추가 흔들리기 시작하면 불을 약하게 줄인 뒤 3분간 더 끓여 불을 끈다. 김이 다 빠져나갈 때까지 뜸을 들인 뒤 뚜껑을 열고 잘 섞는다.

불린 시래기는 된장과 가루간장으로 미리 양념을 해야 간이 배 맛있어요.

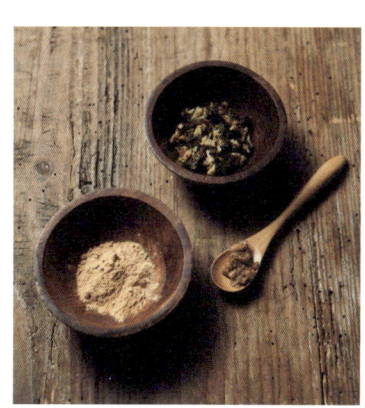

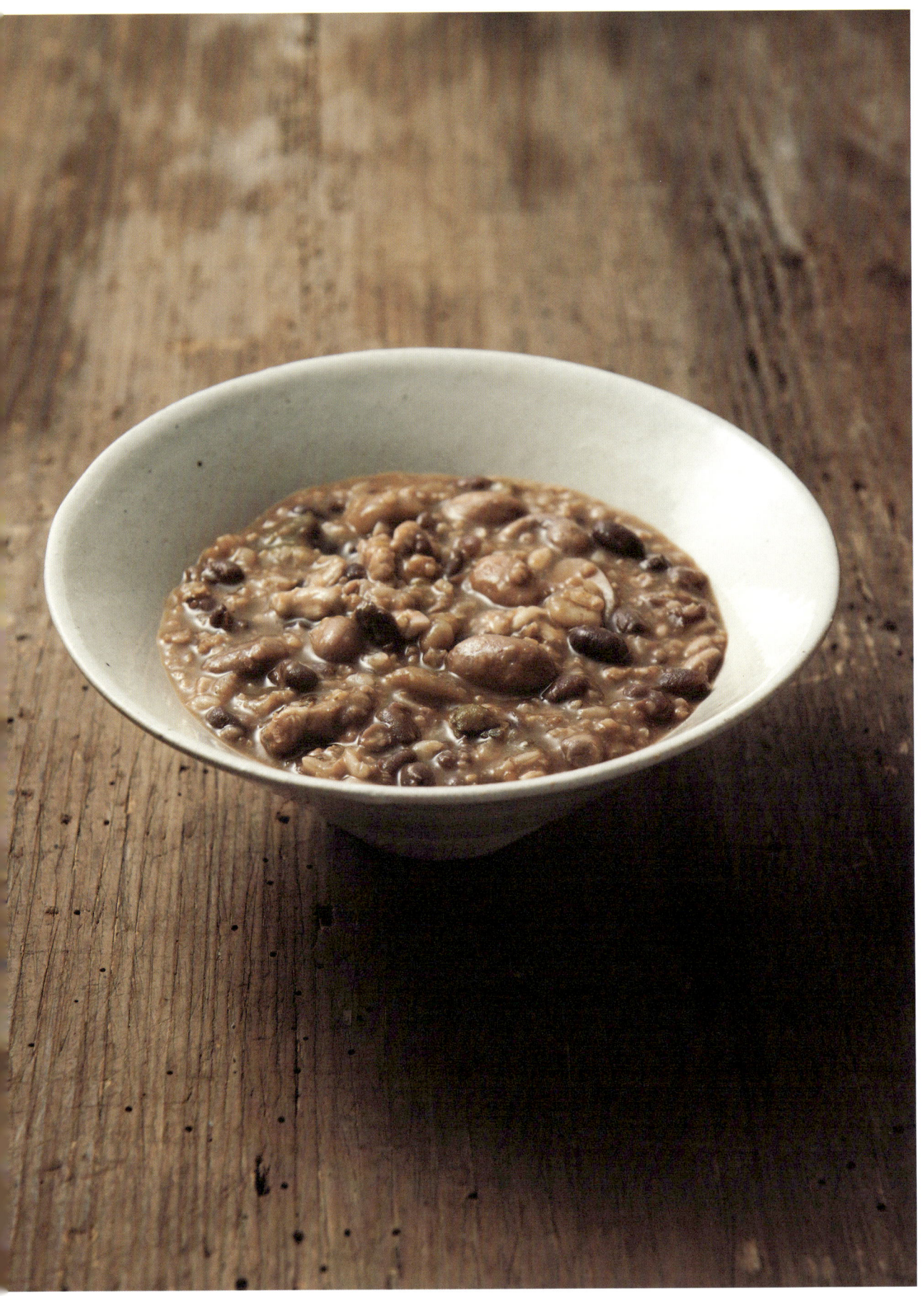

단호박견과죽

누구나 좋아하는 달콤한 단호박죽에 각종 곡식과 견과류를 듬뿍 넣어 영양식으로 만들었습니다. 식재료의 다양한 식감과 풍성한 맛이 미각을 살리는데 도움을 줍니다.

재료 1인분

단호박 50g, 찹쌀 10g, 호두 2개, 밤 1톨
기장·해바라기씨·땅콩(생 것) 5g씩, 물 2큰술
꿀 적당량, 소금 약간

만들기

1. 찹쌀은 물에 씻는다. 단호박은 깨끗이 씻고 씨를 파낸다. 밤은 속껍질까지 제거한다.

2. 전기밥솥에 꿀과 소금을 제외한 모든 재료를 넣고 취사 버튼을 누른다.

3. 취사 버튼이 올라가면 10분간 뜸을 들인 뒤 뚜껑을 열어 고루 섞는다.

4. 꿀과 소금으로 간한다.

전기밥솥에 조리하면 따로 갈거나 으깰 필요 없이 그대로 섞어 먹을 수 있어요.

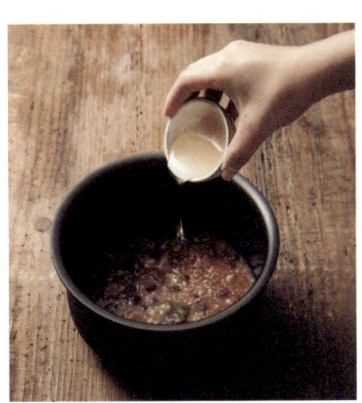

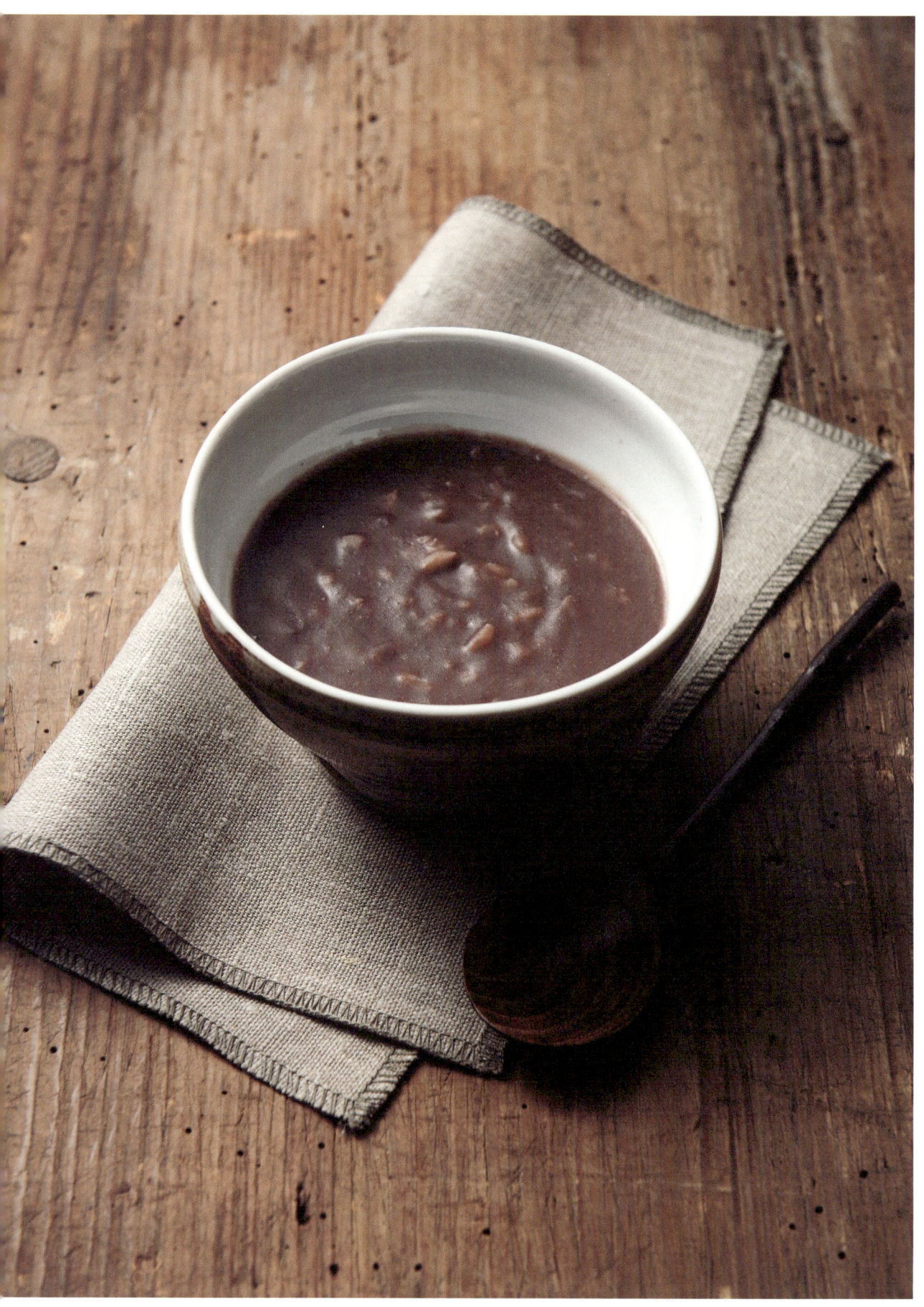

팥죽

은은한 단맛으로 입맛을 돋우는 팥죽에 구수한 현미를 더해
든든하게 쑤었습니다. 입맛을 잃은 환자에게 식사 대용으로 추천합니다.
동치미 국물과 함께 내면 입 안을 개운하게 정리하는 느낌이 들어요.

재료 1인분

팥 20g, 현미 15g, 물 2컵, 소금 적당량

만들기

1. 현미는 물에 담가 1시간 불린다.

2. 압력밥솥에 팥과 물 1컵을 넣고 조리한다. 추가 흔들리기 시작하면 불을 약하게 줄인 뒤 3분간 더 끓이고 불을 끄고 김이 다 빠져나갈 때까지 뜸을 들인다.

3. ②를 한 김 식혀 불린 현미와 함께 믹서에 넣고 곱게 간다.

4. 냄비에 ③을 담고 나머지 물을 부어 중불에서 끓이다 쌀알이 푹 퍼지면 소금으로 간한다.

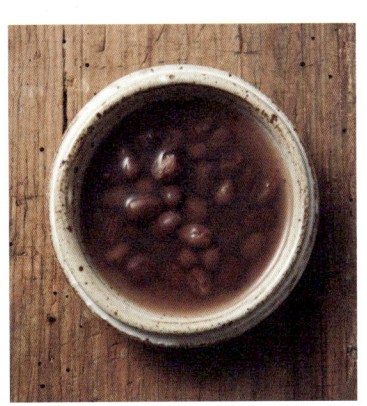

팥은 압력밥솥에 삶아 믹서에 간 뒤 사용하면 미리 불릴 필요가 없어요.

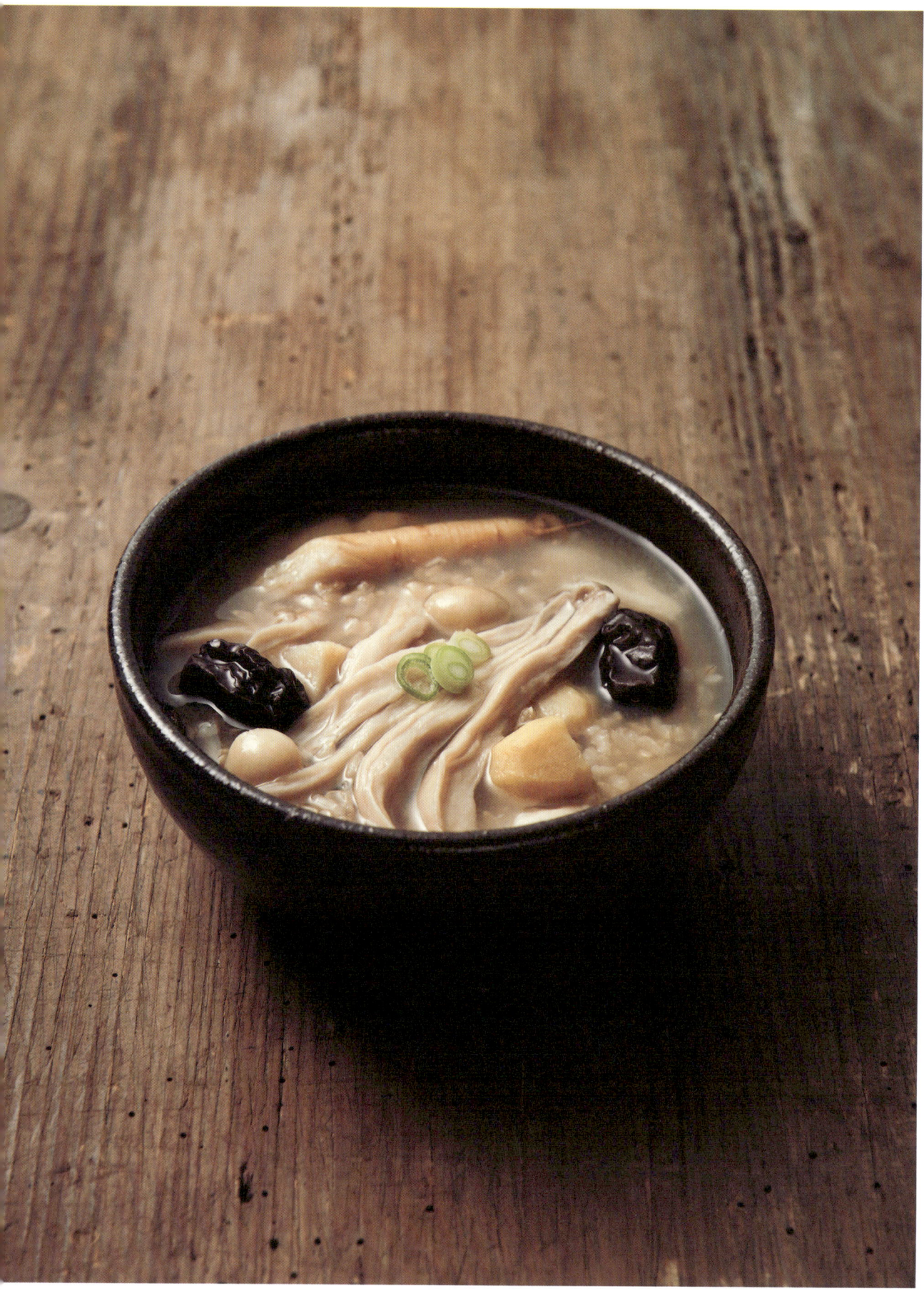

삼계맛죽

삼계탕의 맛과 향이 그대로 나는 삼계맛죽은 수술과 항암 치료로
지친 환자의 원기 회복에 즉효약입니다. 피로 회복과 체력 증진, 마른 기침에
효과가 좋은 수삼 한 뿌리를 통째로 넣은 귀한 보양식입니다.

재료 1인분

현미 50g, 수삼 1뿌리, 새송이버섯 15g, 은행 5개
마늘·대추·밤 2개씩, 채소국물 2컵, 다진 파·소금
적당량씩

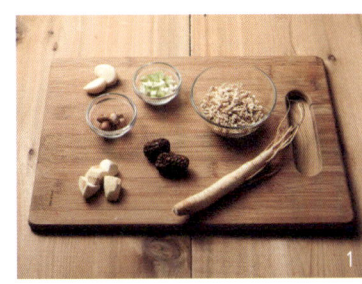

만들기

1. 마늘, 대추, 은행은 깨끗이 손질하고 수삼은
   잔털을 제거해 깨끗이 씻는다. 밤은 껍질을
   벗겨 먹기 좋은 크기로 자른다.

2. 새송이버섯은 닭가슴살처럼 결대로 잘게
   찢는다.

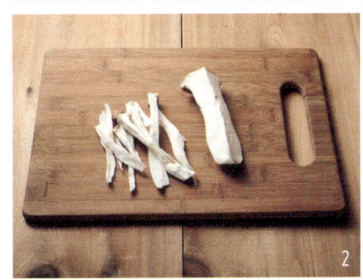

3. 압력밥솥에 불린 현미를 담고 다진 파와
   소금을 제외한 나머지 모든 재료를 빙 둘러
   올린 뒤 채소국물을 부어 죽을 짓는다.

4. 압력밥솥의 추가 흔들리기 시작하면 불을
   약하게 줄인 뒤 3분간 더 끓여 불을 끈다.
   김이 다 빠져나갈 때까지 뜸을 들인다.
   소금으로 간해 그릇에 담고 다진 파를 올린다.

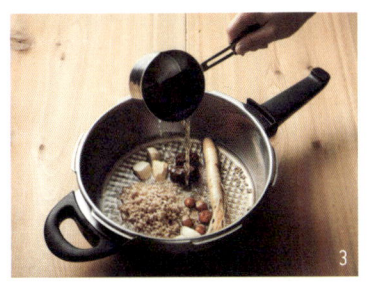

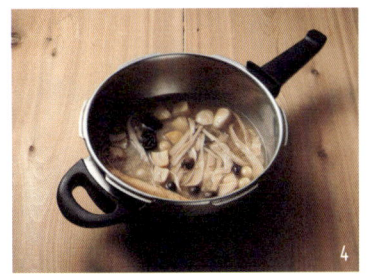

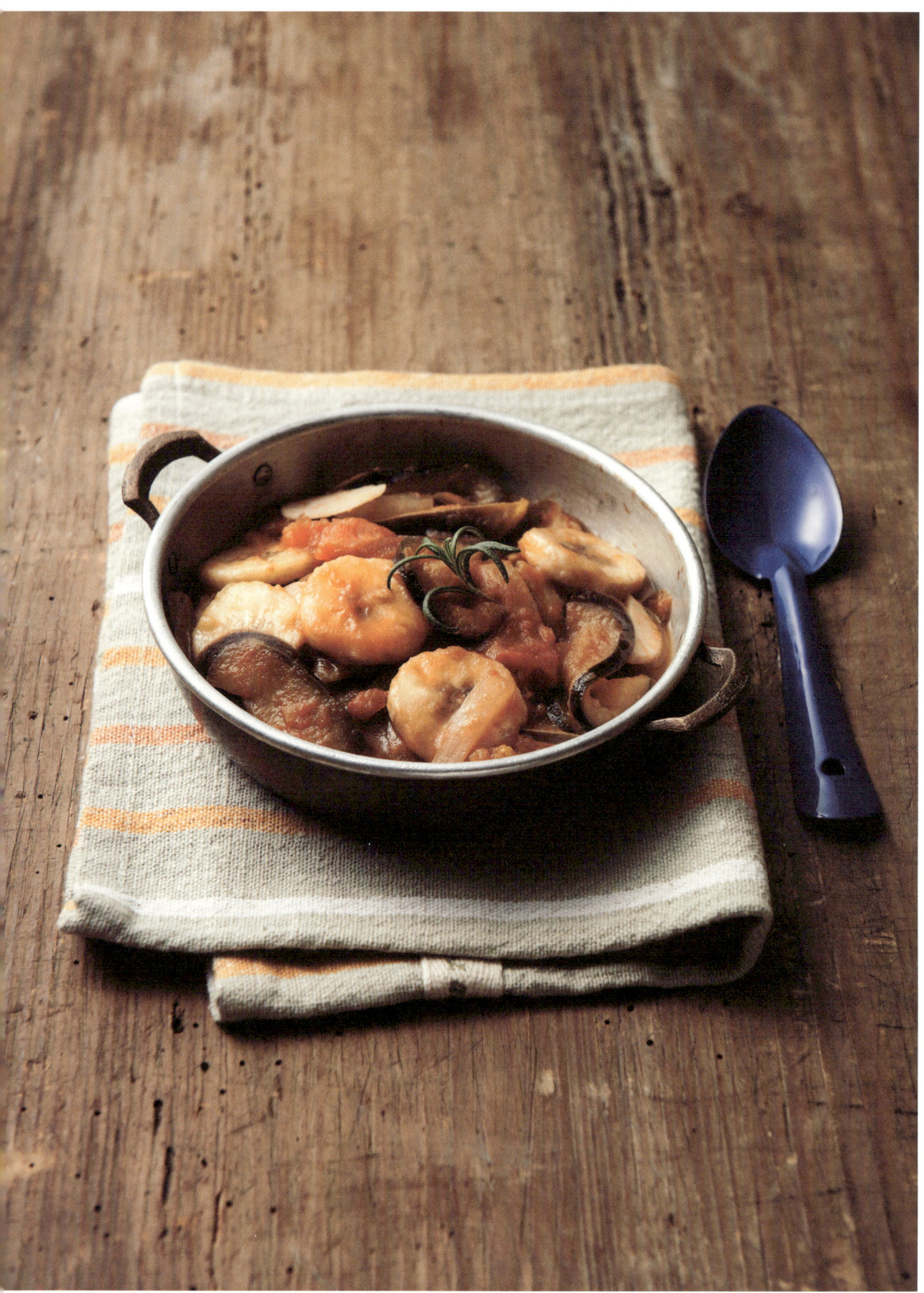

토마토스튜

식탁에 내놓는 즉시 쓱싹 사라질 정도로 맛있는 스튜입니다.
빨간색이 식욕을 돋우며 각종 채소와 바나나가 듬뿍 들어가 영양도 풍부합니다.
맛이 달콤해 현미빵 토스트를 곁들여 먹어도 잘 어울려요.

재료 1인분

토마토 2개, 바나나 1개, 가지 1/2개
셀러리(잎 포함) 40g, 피망·양파 20g씩
마늘 2쪽, 월계수 잎 1장, 꿀 1작은술
가루간장 1/4작은술, 올리브유 적당량
허브 잎(바질, 스피아민트, 로즈마리)·소금 약간씩

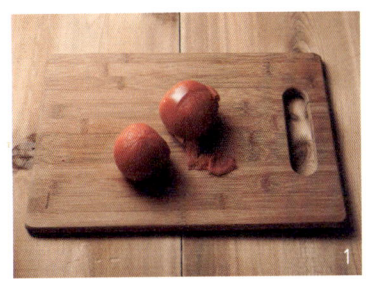

만들기

1. 토마토는 십자로 칼집을 내 끓는 물에 살짝 데쳐 껍질을 제거하고 적당한 크기로 썬다.

2. 바나나와 가지, 셀러리 줄기는 어슷 썰고 피망과 양파는 사방 1cm 크기로 썬다. 셀러리 잎은 먹기 좋은 크기로 자르고 마늘은 편 썬다.

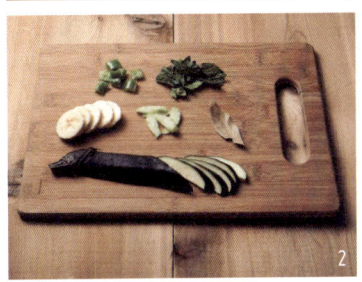

3. 달군 냄비에 올리브유를 두르고 양파와 마늘을 향을 내면서 볶다가 나머지 채소를 모두 넣고 볶는다.

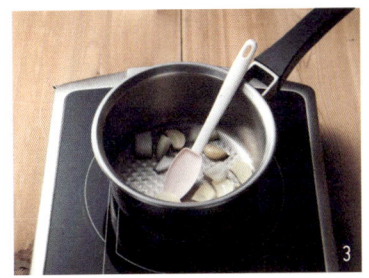

4. 토마토에서 물이 나오면 주걱으로 잘 저어가며 채소가 모두 익고 걸쭉해질 때까지 끓인다. 꿀과 가루간장, 소금으로 간한 뒤 그릇에 담고 허브 잎을 올린다.

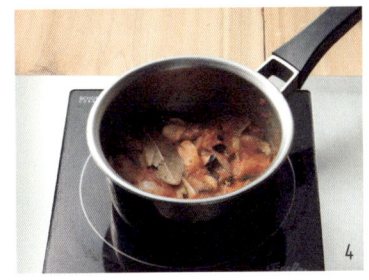

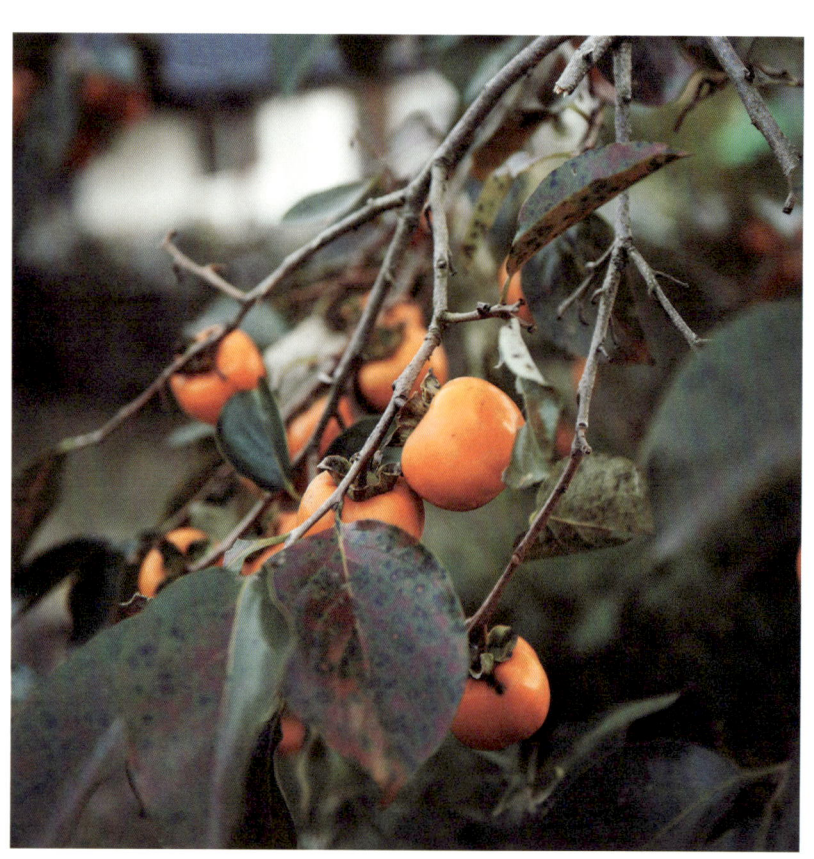

보약 되는 한 그릇

수술 후 기력과 입맛이 돌아왔다면 이제 유동식에서 한 걸음 더 나아가 제대로 된 식사를 시작해야 할 때입니다. '한국인은 밥심'이라는 말이 있듯 쌀을 중심으로 음식을 시작하되 일반식보다는 소화가 쉽도록 준비해야 합니다. 밥, 국, 반찬으로 대표되는 일반식은 먹기 부담스러울 수 있고 준비하는 사람도 매 끼 다른 반찬을 몇 가지씩 차리는 번거로움이 있어 한 그릇 음식을 추천합니다.

한 그릇에 탄수화물, 단백질, 지방 등 필수 영양소를 골고루 넣고 따로 국물을 준비하지 않아도 쉽게 먹을 수 있도록 촉촉하게 조리하는 것이 좋습니다. 가장 편한 방법 중 하나는 국에 밥을 말아 국밥으로 만드는 것인데 일반적으로 국에는 나트륨이 다량 함유되어 있어 저염식으로 무리가 있습니다. 이럴 때는 무작정 간을 심심하게 하기보다는 채소국물의 감칠맛을 활용해 맛을 내는 지혜를 발휘해 보세요.

각종 채소나 두부를 양념해 국물이 자작하게 졸이거나 현미찹쌀가루로 농도를 내 걸쭉하게 볶은 토핑을 얹어 덮밥으로 만들어도 좋습니다. 재료의 맛이 농축된 토핑을 뜨끈한 밥에 슥슥 비벼 먹는 덮밥은 절로 한 그릇을 비워내게 하는 힘이 있습니다. 중화풍, 일식풍 등 다양한 요리를 접목시켜 만든 새로운 덮밥은 만드는 이나 환자 모두에게 즐거움을 선사합니다.

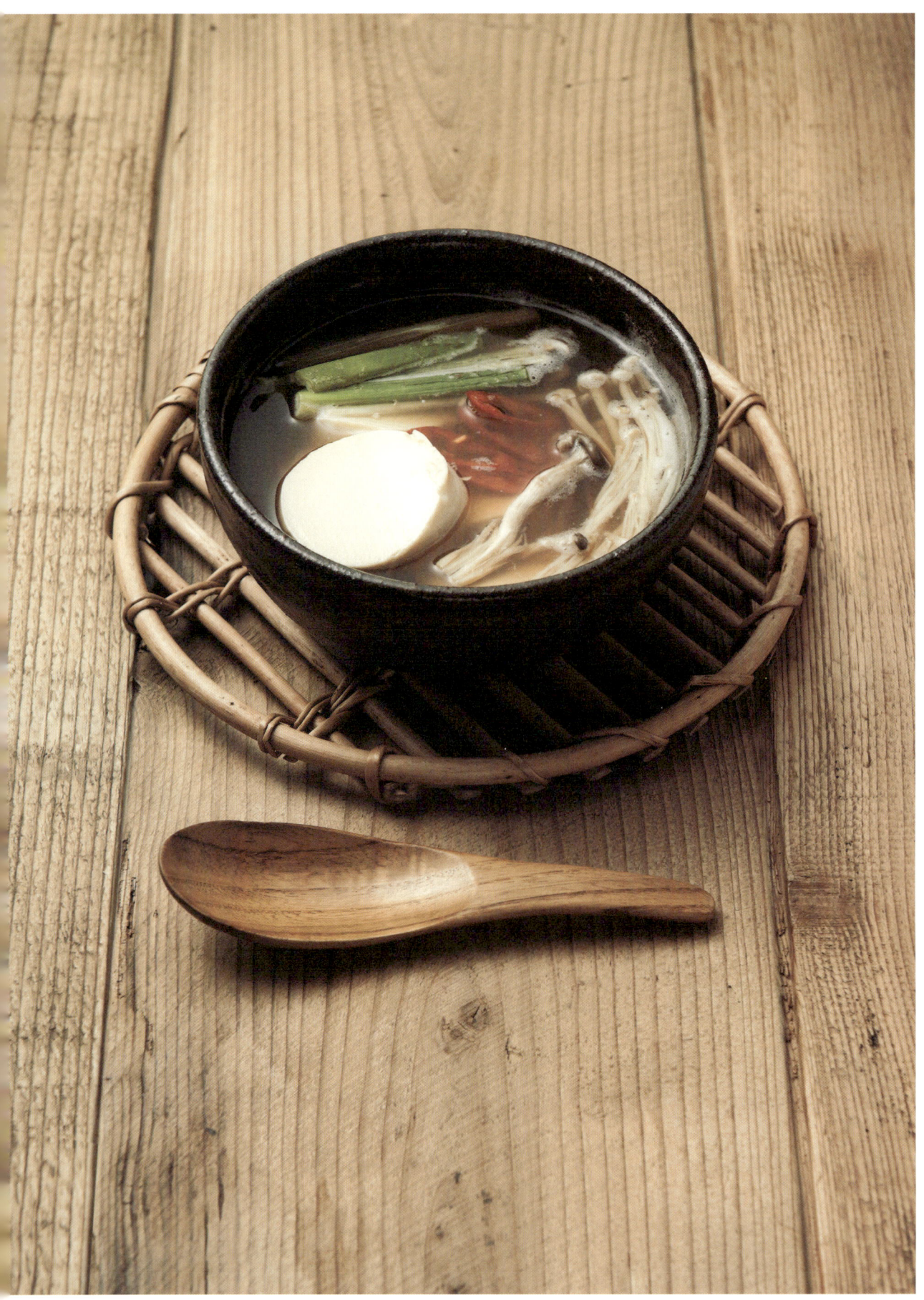

순두부탕

버섯의 진한 향이 배어나는 국물에 부들부들한 순두부가 어우러져 누구나 부담 없이 먹을 수 있는 음식입니다. 순두부는 소화가 잘 되고 장 운동을 원활하게 도와 환자식은 물론 노인 식사에도 단골로 등장하는 식재료입니다. 특히 음식 냄새를 싫어하는 환자에게 인기 만점입니다.

재료 1인분

순두부 150g, 채소국물 1컵
느타리버섯·팽이버섯 20g씩, 대파·홍고추 10g씩
가루간장 1/2작은술, 다진 마늘 약간

만들기

1. 느타리버섯과 팽이버섯은 손질하고 대파와 홍고추는 어슷 썬다.

2. 냄비에 채소국물을 붓고 손질한 느타리버섯과 팽이버섯을 넣어 끓인다.

3. 버섯이 익으면 순두부를 숭덩숭덩 떠 넣고 한소끔 끓인다.

4. 다진 마늘과 대파를 넣고 가루간장으로 간한다.

5. 그릇에 담고 홍고추를 올린다.

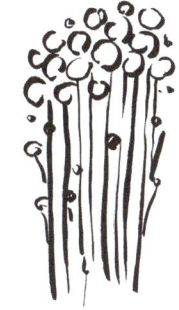

순두부는 숟가락으로 떠 넣으면 먹음직스러운 모양을 낼 수 있어요.

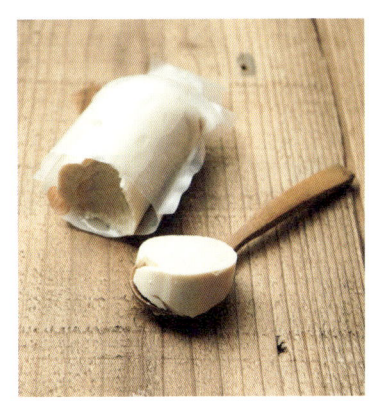

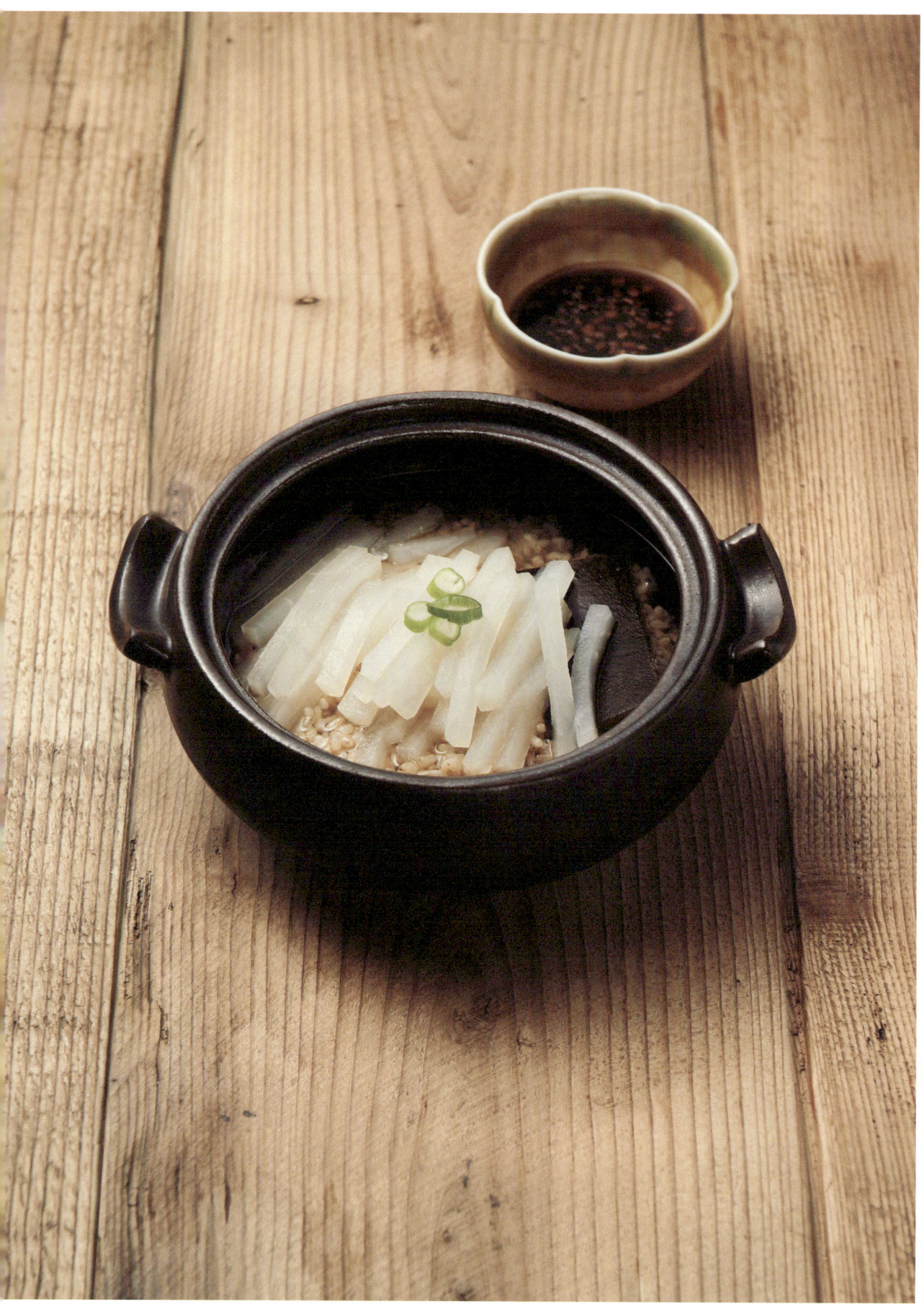

무국밥

삼삼한 국물에 사르르 녹는 무의 식감이 어우러져 누구나 부담 없이 먹을 수 있는 한 그릇 음식입니다. 은은한 단맛을 내는 무는 소화를 도와, 먹고 나면 속이 편안합니다. 홍고추를 넣어 칼칼한 양념장을 곁들여도 좋습니다.

재료 1인분

현미밥 120g, 무 100g, 채소국물 1컵, 굵은 소금 약간
양념장 채소국물 1큰술, 가루간장 1작은술 다진 마늘·다진 홍고추 약간씩

만들기

1. 무는 씹는 맛이 있도록 0.7~0.8cm 굵기로 채 썬다.

2. 냄비에 무를 넣고 채소국물을 부어 무가 익을 때까지 끓인 뒤 굵은 소금으로 간한다.

3. 뚝배기에 현미밥을 담고 ②를 부어 한소끔 끓인다.

4. 분량의 재료를 고루 섞어 양념장을 만들어 곁들인다.

다시마 1장(5×5cm)을 넣고 현미밥을 지으면 감칠맛이 살아납니다.

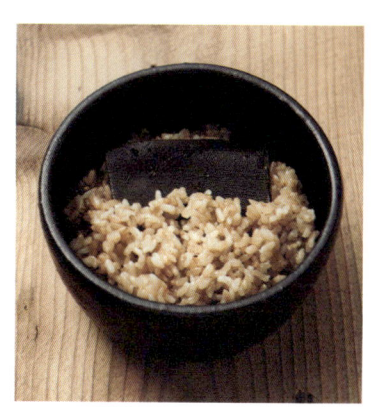

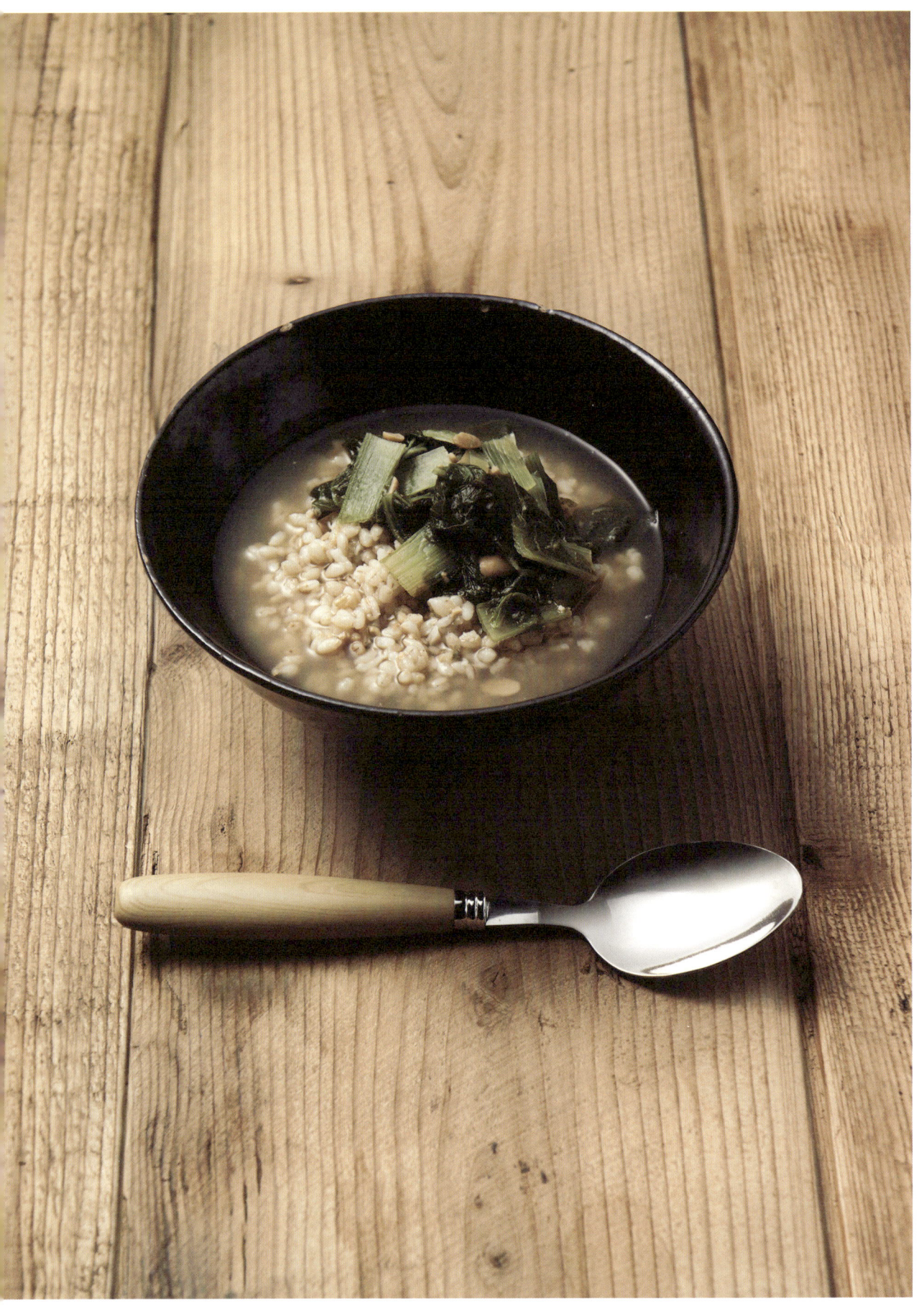

배추된장국밥

구수한 보리밥과 된장국물이 간간하게 어우러져 식욕을 돋우는 음식입니다. 보리에는 쌀의 16배에 달하는 식이섬유가 함유되어 변비로 고생하는 환자들에게 특효약입니다.

재료 1인분

보리밥 120g, 채소국물 1과 1/2컵, 배추 60g
대파 10g, 자연식 된장 1큰술, 다진 마늘 1작은술

만들기

1. 배추는 끓는 물에 살짝 데쳐 물기를 꼭 짠 뒤 먹기 좋은 크기로 썰어 자연식 된장으로 조물조물 무친다. 대파는 어슷 썬다.

2. 냄비에 양념한 배추를 넣고 채소국물을 부어 배추가 푹 퍼질 때까지 끓이다 대파와 다진 마늘을 넣어 한소끔 끓인다.

3. 보리밥 위에 ②를 붓는다.

배추는 미리 된장으로 간해야 양념이 배 맛있어요.

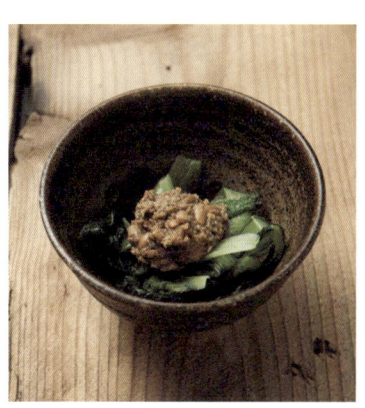

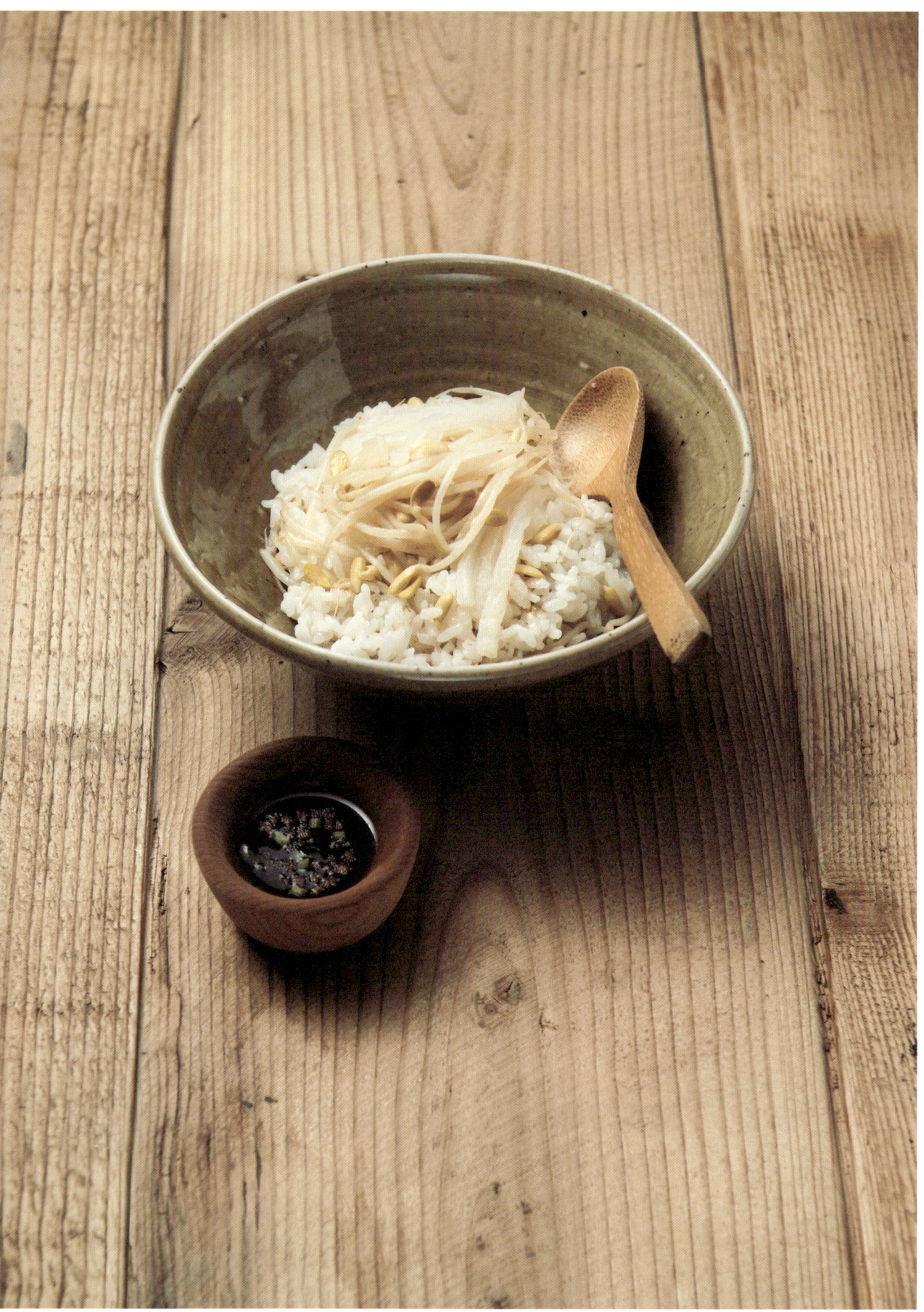

콩나물밥

겨울철 별미인 콩나물밥은 환자식으로도 잘 맞습니다. 눌은듯한 밥의 구수한 향과 아삭하고 고소한 콩나물의 맛이 어우러져 양념장을 약간 곁들여 슥슥 비벼먹기만 해도 별미지요. 비타민 C가 풍부한 콩나물이 듬뿍 들어가 환자의 피로를 회복시키고 감기 예방에도 도움을 줍니다.

재료 1인분

쌀·콩나물 100g씩, 무 50g, 물 1/2컵
양념장 채소국물 1큰술, 가루간장·다진 홍고추 1작은술씩, 다진 마늘 약간

만들기

1. 무는 얇게 채 썰고 콩나물은 뿌리를 제거해 씻는다.

2. 압력밥솥에 씻은 쌀을 담고 콩나물과 무를 순서대로 올린 뒤 물을 부어 밥을 짓는다.

3. 밥솥의 추가 흔들리기 시작하면 약불로 줄이고 3분간 더 끓여 불을 끈 뒤 김이 다 빠져나갈 때까지 뜸을 들인다. 잘 섞어 그릇에 담는다.

4. 분량의 재료를 고루 섞어 양념장을 만들어 콩나물밥에 곁들인다.

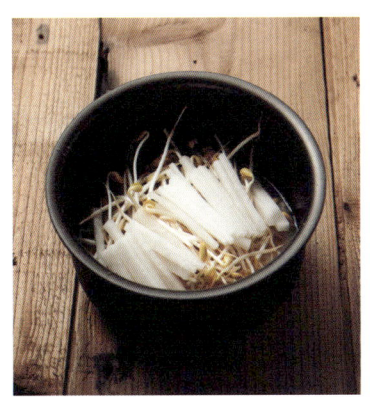

콩나물과 무에서 수분이 나오므로 평소보다 물 양을 줄이세요.

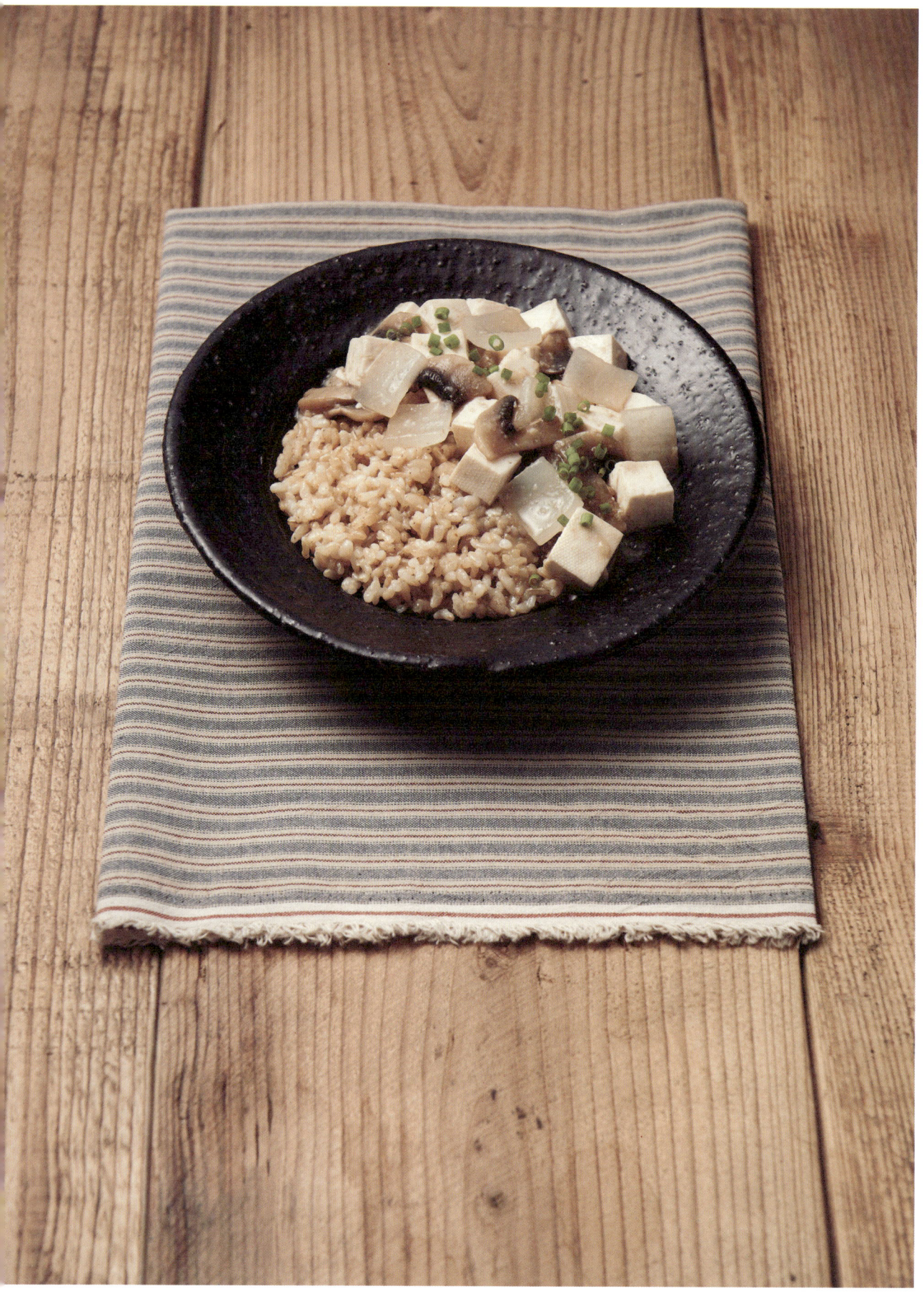

두부양파덮밥

부드러운 두부와 양파가 어우러진 영양식입니다. 양파는 복부 팽만 등의 소화불량 증상에도 효과가 있을 뿐 아니라 심신을 안정시켜 우울 증상을 보이는 환자에게 추천합니다. 단맛과 촉촉한 식감이 어우러져 목 넘김이 편합니다.

재료 1인분

현미밥 120g, 채소국물 1컵, 두부 40g, 양파 30g
양송이버섯 1개, 현미찹쌀가루 2큰술, 가루간장
1/2큰술, 실파·마늘·굵은 소금 약간씩

만들기

1. 두부와 양파는 사방 1.5cm 크기로 썬다. 양송이버섯은 슬라이스하고 실파는 송송 썬다. 마늘은 다진다.

2. 달군 팬에 채소국물 1큰술을 붓고 다진 마늘과 양파, 양송이버섯을 순서대로 넣어 볶다가 양파가 투명해지면 두부를 넣고 나머지 채소국물을 붓는다.

3. 한소끔 끓으면 현미찹쌀가루를 넣어 농도를 내고 가루간장과 굵은 소금으로 간을 맞춘다.

4. 현미밥 위에 ③을 붓고 송송 썬 실파를 얹는다.

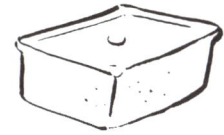

깍뚝 썬 두부를 키친타월에 올려 물기를 빼면 모양이 쉽게 으스러지지 않아요.

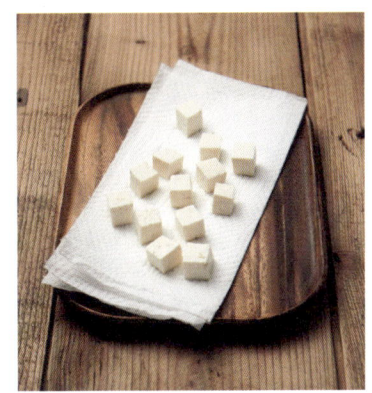

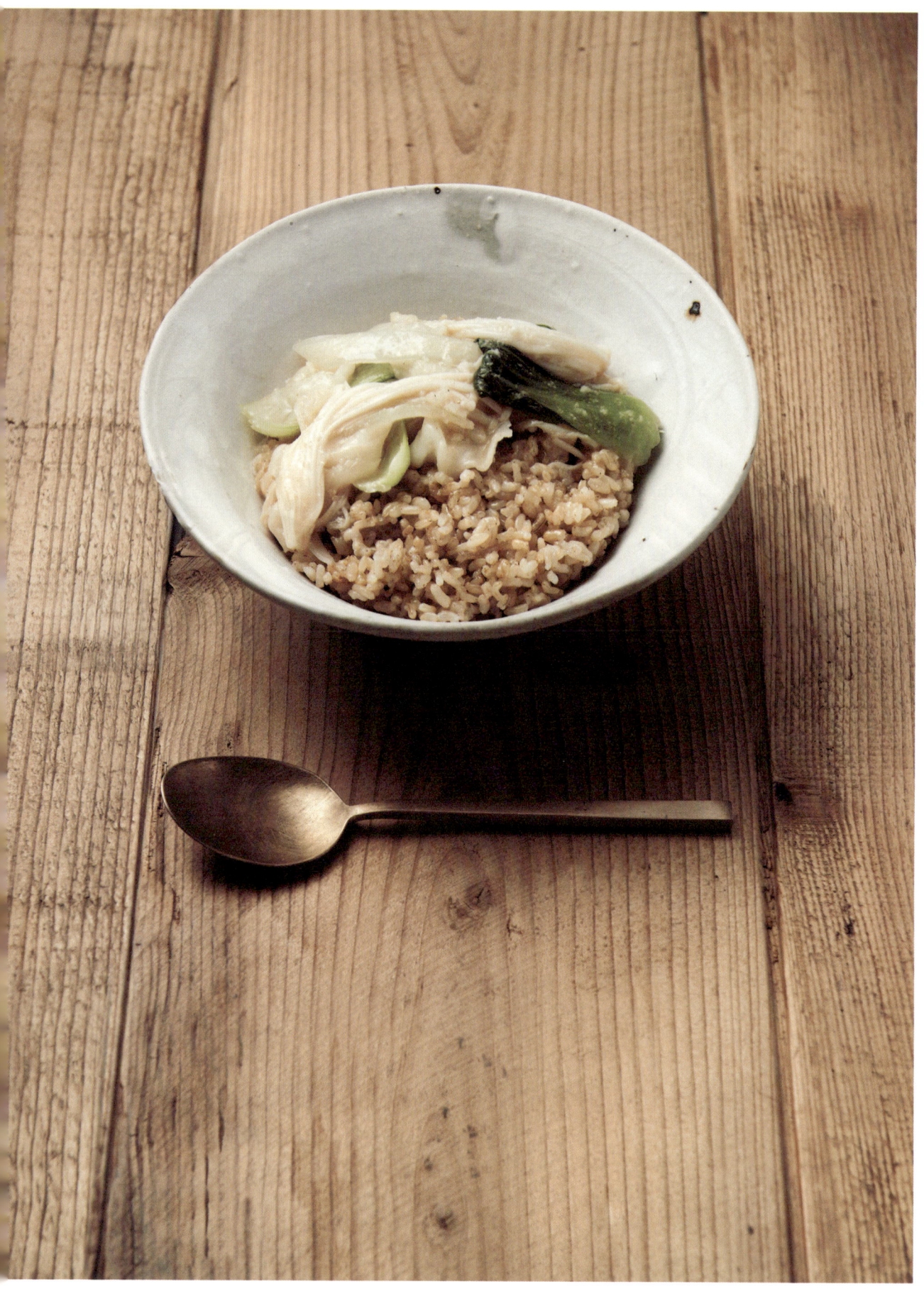

중화풍덮밥

현미찹쌀가루를 이용해 팽이버섯과 채소국물을 걸쭉하게 졸인 중식 스타일의 덮밥입니다. 자연식에서 버섯은 쫄깃한 느낌과 특유의 향으로 고기를 대체하는 역할을 합니다. 식욕이 떨어진 환자의 깔깔한 입맛을 돋우는데 도움을 줍니다.

재료 1인분

현미밥 150g, 채소국물 1컵
팽이버섯·양파·양배추 30g씩
청경채·현미찹쌀가루 20g씩, 물 2큰술, 가루간장 1/4작은술, 생강즙·굵은 소금·다진 마늘 약간씩

만들기

1. 팽이버섯은 밑동을 제거하고 양파와 양배추는 사방 3cm 크기로 썬다. 현미찹쌀가루는 물과 잘 섞는다.

2. 냄비에 채소국물 1큰술을 붓고 생강즙과 다진 마늘, 양파를 넣고 볶는다.

3. 양파가 투명해지면 양배추를 넣어 볶은 뒤 나머지 채소국물을 모두 붓는다.

4. 국물이 끓어 오르면 팽이버섯을 넣어 한소끔 끓이고 현미찹쌀가루물로 걸쭉하게 농도를 낸다.

5. 가루간장과 굵은 소금으로 간하고 마지막으로 청경채를 넣어 가볍게 섞은 후 현미밥 위에 얹는다.

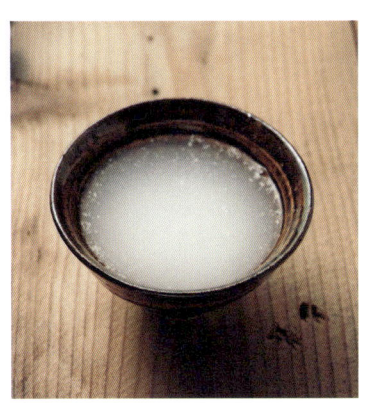

현미찹쌀가루도 녹말가루처럼 물에 녹여 사용하면 가루가 뭉칠 걱정 없어요. 단 밑에 가라앉는 가루까지 함께 넣어 주세요.

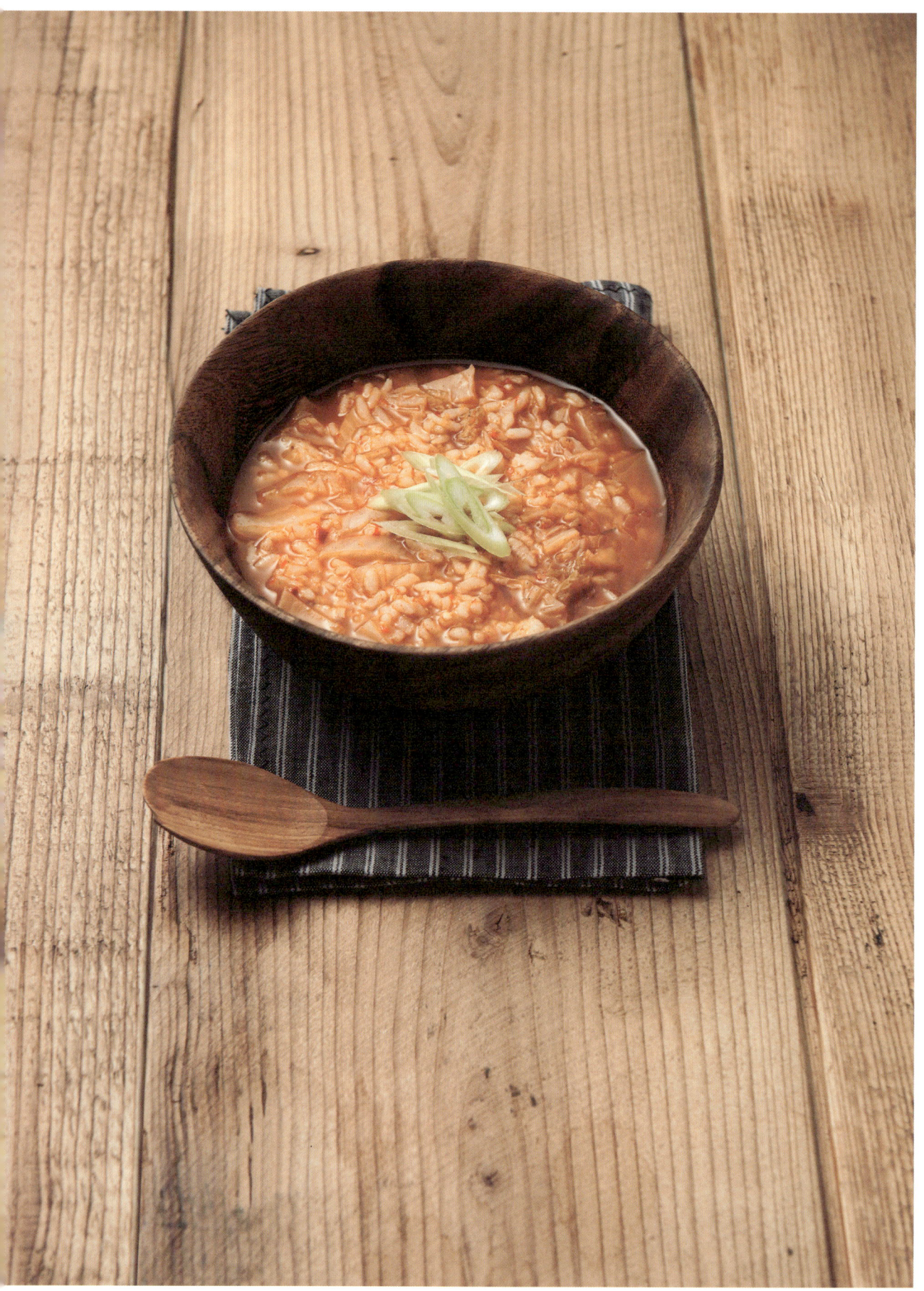

김치국밥

얼큰하고 칼칼한 맛으로 연달아 숟가락을 뜨게 만드는 별미입니다. 배추는 소화 기능을 회복시키고 갈증을 해소시키는 효과가 있어 속이 답답하고 소화가 잘 되지 않는 환자들에게 좋습니다. 단 젓갈을 많이 넣은 김치는 오히려 환자의 비위를 상하게 할 수 있으니 주의하세요.

재료 1인분

배추김치 150g, 밥 70g, 채소국물 2컵
배추김치국물 1/2컵, 대파 약간

만들기

1. 김치는 양념을 털어 송송 썬다. 대파는 어슷 썬다.

2. 냄비에 채소국물과 김치국물, 송송 썬 김치를 담고 뚜껑을 덮어 푹 끓인다.

3. 김치가 충분히 익어 부드러워지면 약불로 줄이고 밥을 넣어 푹 퍼질 때까지 끓인다. 그릇에 담아 대파를 올린다.

간이 심심할 때는 굵은 소금으로 간을 맞추면 시원한 맛이 유지됩니다.

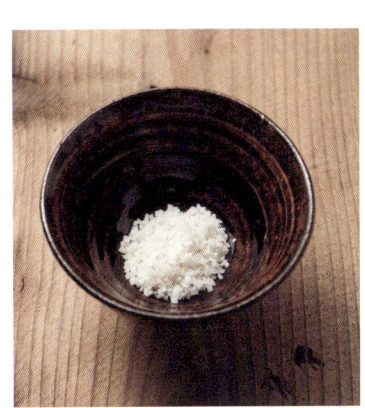

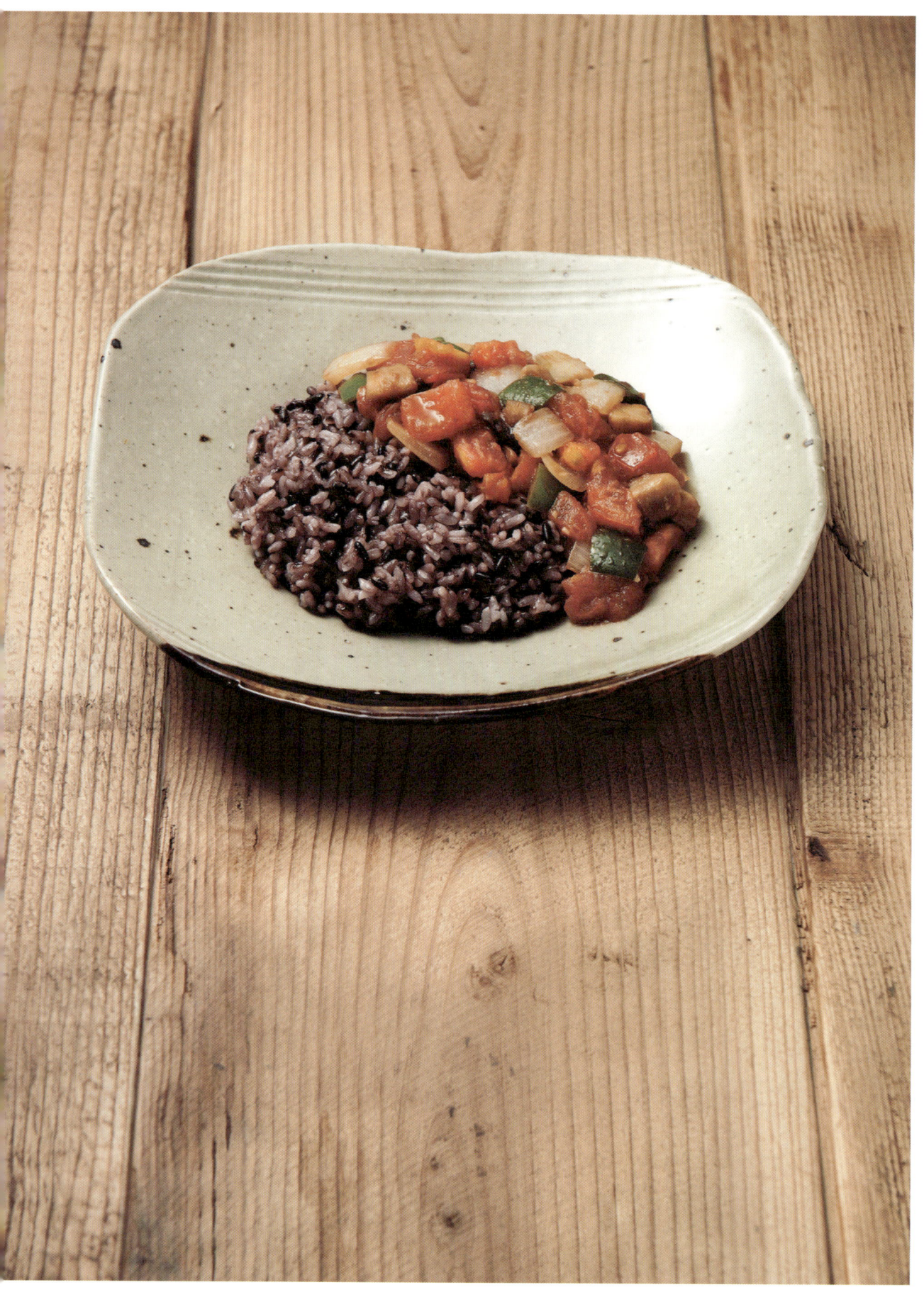

토마토밥

토마토와 각종 채소를 올리브유에 볶아 밥에 얹어 먹는 영양식입니다.
붉은 토마토, 피망 등 다채로운 색깔이 식욕을 돋우고 감칠맛이 좋아 맛있어요.
토마토에 다량 함유된 라이코펜은 항암 효과가 뛰어나고, 기름에 가열해 먹을
경우 생으로 먹는 것에 비해 9배 높은 체내 흡수 효과를 냅니다.

재료 1인분

토마토 250g, 흑미밥 120g, 양파 100g
피망 70g, 양송이버섯 1개, 가루간장 1작은술
다진 마늘·올리브유 약간씩

만들기

1. 토마토는 적당한 크기로 썰고 양파와 피망은 사방 1.5cm 크기로 썬다. 양송이버섯은 얇게 슬라이스한다.

2. 달군 팬에 올리브유를 두르고 다진 마늘을 볶다가 향이 나면 양파를 넣고 투명해질 때까지 볶는다. 양송이버섯을 넣어 가볍게 볶은 뒤 약불로 줄인다.

3. ③에 피망과 토마토를 넣고 볶다가 모든 재료가 다 익고 걸쭉해지면 가루간장으로 간해 흑미밥 위에 얹는다.

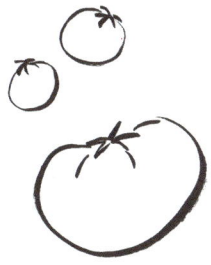

흑미와 쌀을 섞은 흑미밥은 새콤한 토마토의 맛과 향을 중화시켜 줍니다.

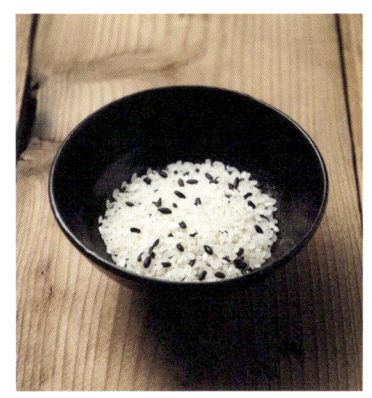

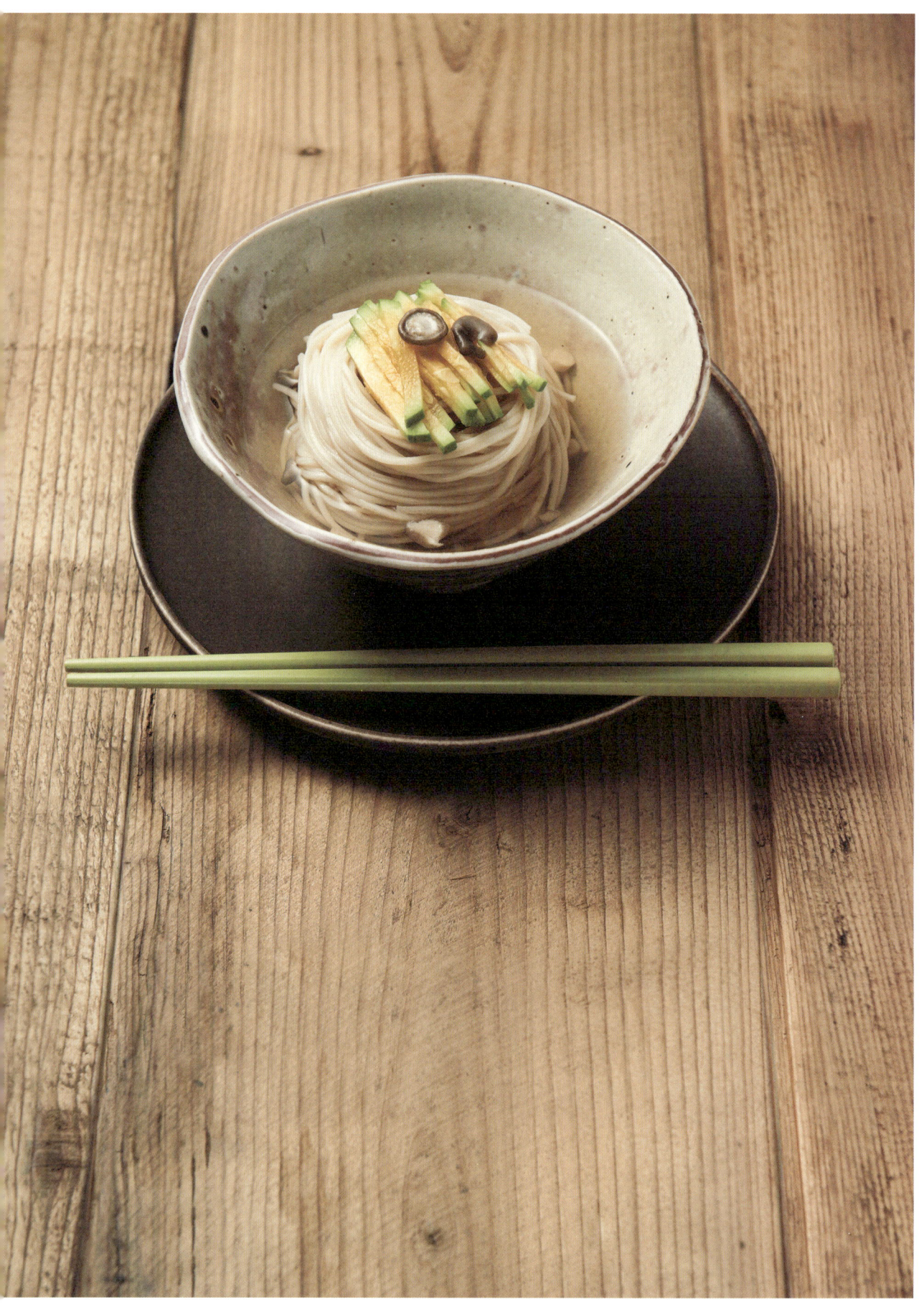

애호박국수

부드러운 애호박 고명을 올린 통밀국수가 몸과 마음을 따뜻하게 데워줍니다. 국수의 소화를 돕는 애호박은 몸을 따뜻하게 만드는 효능이 있어 혈액순환이 잘 되지 않아 손발이 차가운 환자들에게 좋습니다.

재료 1인분

통밀면·애호박 50g씩, 채소국물 2컵 느타리버섯 10g
맑은 양념장 채소국물 1큰술, 가루간장 1작은술
다진 마늘·실파 약간씩

만들기

1. 통밀면은 끓는 물에 삶은 뒤 꺼내 체에 밭친다.

2. 애호박은 얇게 채 썰어 냄비에 담고 뚜껑을 덮어 약불에서 한 김 올려 찐다.

3. 냄비에 채소국물을 붓고 잘게 썬 느타리버섯을 넣어 한소끔 끓인다.

4. 그릇에 국수를 동그랗게 담고 찐 애호박을 올린 뒤 ③을 붓는다. 분량의 재료를 고루 섞어 맑은 양념장을 만들어 곁들인다.

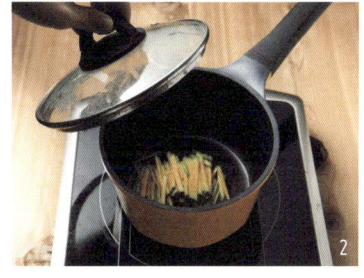
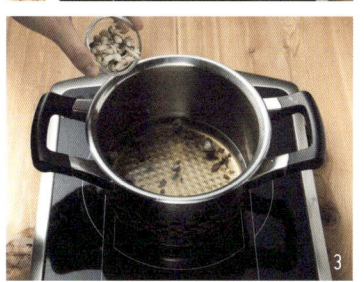
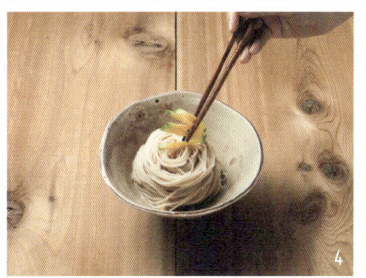
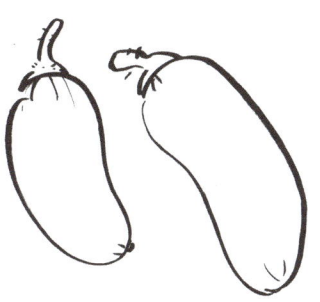

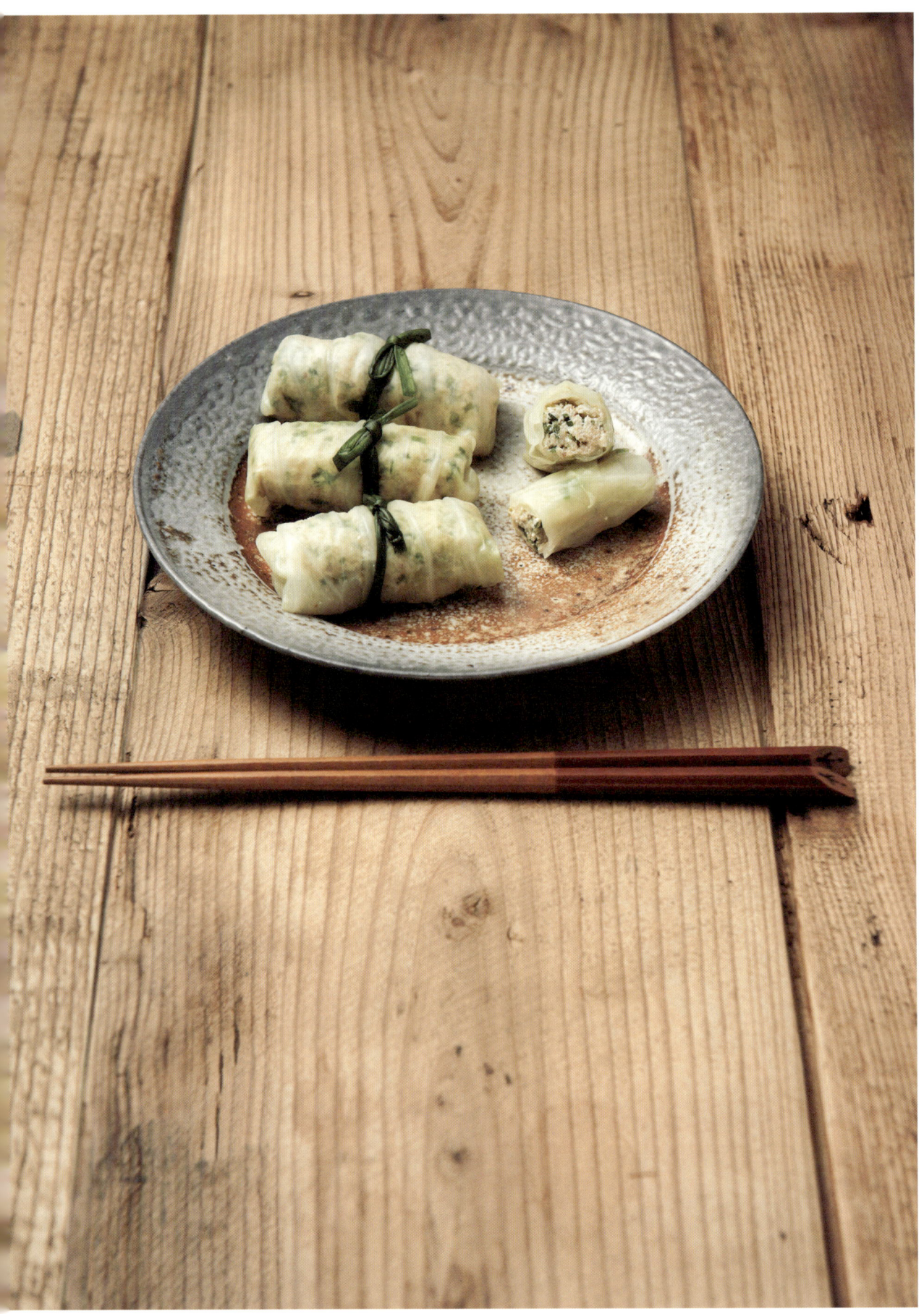

양배추롤

두부와 아삭하게 씹히는 김치의 식감이 잃었던 입맛을 되살려 줍니다.
부드러운 양배추로 돌돌 말아 도시락 메뉴로 좋아요. 양배추는 상한 위 점막을
회복시키고 체내의 독소를 배출시키는 효능으로 특히 수술 후 회복기의
환자에게 좋습니다.

재료 2인분

양배추 150g, 두부 50g, 배추김치·숙주 30g씩, 부추 20g
다진 마늘·가루간장 1작은술씩, 후춧가루 약간

만들기

1. 양배추는 굵은 심 부분은 도려낸 뒤 김 오른 찜기에서 15분간 부드럽게 쪄 한 김 식힌다.

2. 두부와 부추 8줄기는 끓는 물에 각각 살짝 데친다. 숙주는 끓는 물에 데친 뒤 물기를 짠다.

3. 배추김치는 물로 깨끗이 헹궈 물기를 꼭 짜 송송 썬다. 나머지 부추는 잘게 다진다.

4. 볼에 배추김치와 데친 숙주, 다진 부추를 담고 데친 두부를 넣어 으깨 섞는다. 다진 마늘과 가루간장, 후춧가루로 간해 잘 섞는다.

5. 삶은 양배추 한 장 위에 소를 적당히 올리고 돌돌 말아 싼다. 데친 부추로 예쁘게 묶어 그릇에 담는다.

삶은 양배추는 물기를 탈탈 털어 사용해야 소가 겉돌지 않고 예쁘게 말려요.

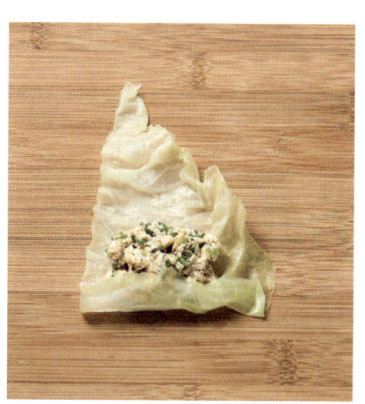

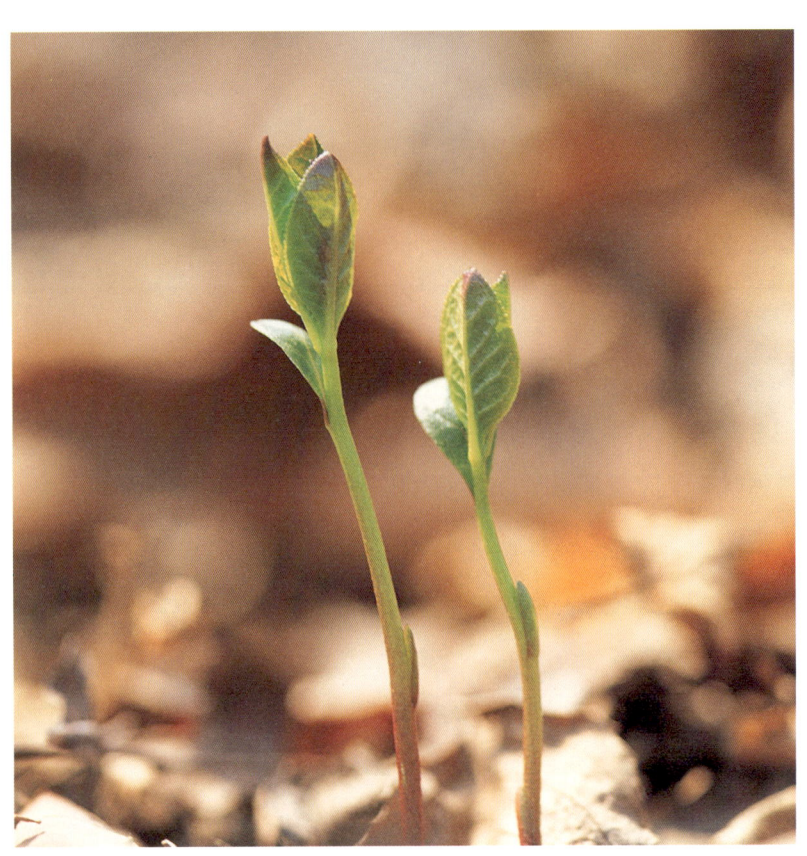

입맛 돋우는
매일 반찬

환자들도 맛있는 밑반찬 하나만 있으면 따뜻한 밥에 물 말아서 후루룩 뚝딱, 식사할 수 있습니다. 평소 이 요리 저 요리 다 싫다던 까탈스러운 환자분이 반찬 하나에 맛깔나게 밥을 비우는 모습을 보는 것은 참 흐뭇한 일입니다. 제철 채소로 짭조름한 장아찌와 아삭한 겉절이를 담그면 반찬거리가 떨어져도 걱정 없어 마음까지 부자가 된 기분입니다.

〈자연생활교육원〉에서 만드는 장아찌나 김치는 특별합니다. 절임 음식이지만 대부분 일주일에서 한 달 안에 먹어야 하는 것들입니다. 시판 식초 대신 천연 레몬즙을 활용하므로 오래 저장이 불가능합니다. 소금을 적게 넣어 재료 본연의 맛과 질감이 살아난다는 장점도 있습니다. 오랫동안 곰삭은 고린 맛이 나지 않아 비위가 약한 환자들도 부담 없이 먹을 수 있습니다. 환자들은 밖에서 외식을 하는 것이 힘듭니다. 믿고 먹을 수 있는 음식도 드물고 먹지 못하는 음식이 더 많아 도시락을 가지고 다니는 일이 다반사입니다. 자연식 장아찌와 김치 몇 가지를 담그면 간편하게 그날그날 도시락을 꾸밀 수 있습니다. 늦은 밤 출출할 때는 냉동실에 넣어둔 호박죽이나 팥죽 한 그릇에 물김치 한 보시기면 더할 나위 없는 야식이 됩니다. 주위에 환자가 있다면 평소 좋아하는 밑반찬 서너 가지를 만들어 선물해 보세요. 소중하고 요긴합니다.

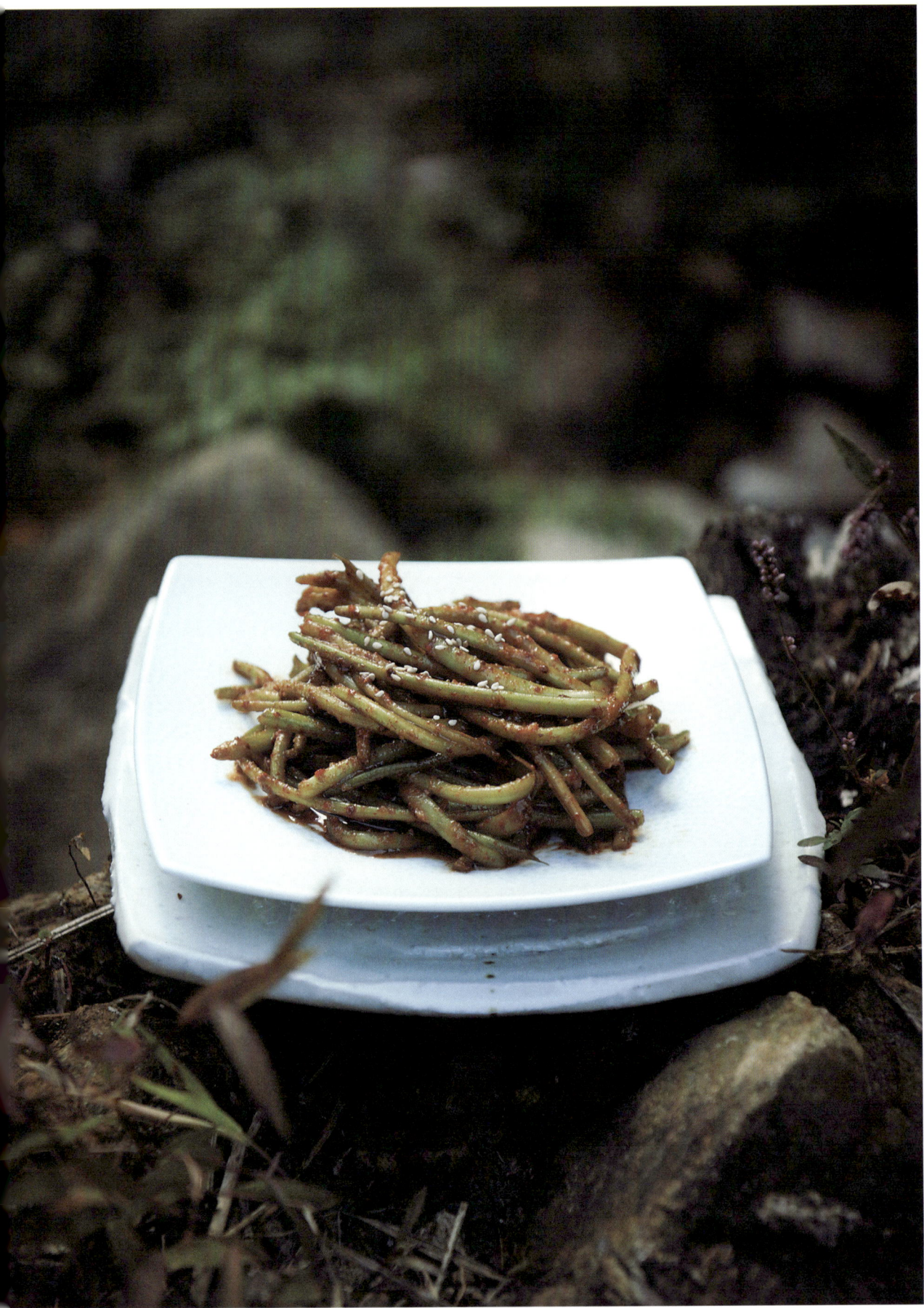

고구마줄기김치

나긋나긋 부드러운 고구마줄기로 만든 별미 김치로 맛이 구수합니다. 한여름에서 초가을의 별미인 고구마줄기는 식이섬유가 풍부해 변비에 좋을 뿐 아니라 피부 미백 효과도 있습니다. 병치레로 얼굴이 검어져 고민인 환자에게 고구마줄기김치를 담가 주세요.

재료 8인분

고구마줄기(손질한 것) 500g, 물 3컵, 굵은 소금 1/2컵, 통깨 적당량
김치 양념 채소국물 1컵, 현미찹쌀가루 3/4컵, 고춧가루 5큰술
가루간장 2큰술, 다진 마늘·조청 1큰술씩

만들기

1. 고구마줄기의 가운데 부분을 톡 부러뜨려 껍질과 잎을 벗기고 줄기만 남긴다.

2. 냄비에 물과 굵은 소금을 넣어 팔팔 끓인 뒤 볼에 담고 손질한 고구마줄기를 30분간 절인다. 체에 밭쳐 물기를 제거한다.

3. 냄비에 채소국물을 붓고 현미찹쌀가루를 넣어 잘 저어가며 김치 풀을 쑤어 한 김 식힌다.

4. ③에 나머지 양념 재료를 모두 넣고 잘 섞어 김치 양념을 만든다.

5. 절인 고구마줄기를 물로 깨끗이 헹군 뒤 김치 양념을 넣고 잘 섞는다. 밀폐용기에 담아 이틀간 숙성시킨다.

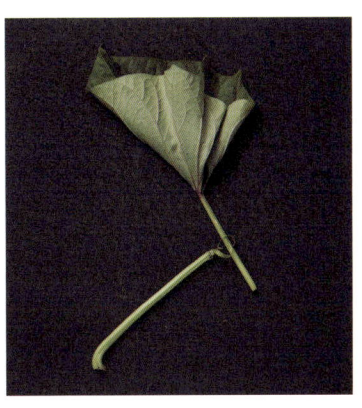

고구마줄기는 가운데를 부러뜨리고 결을 따라 껍질을 벗겨 손질합니다.

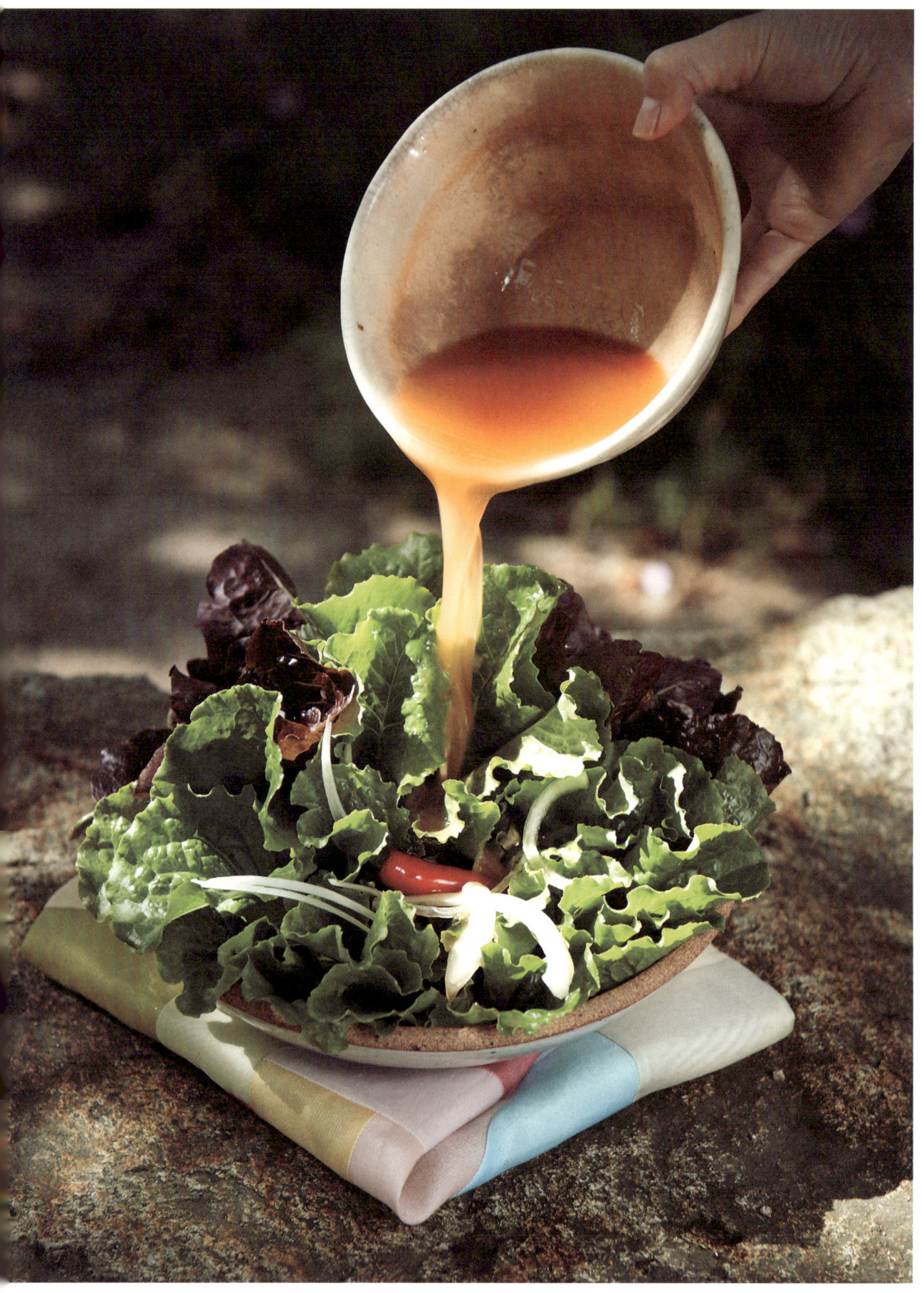

상추물김치

신선한 상추와 배를 넣어 청량한 맛이 일품인 물김치입니다.
예로부터 상추는 '가슴에 뭉친 화를 풀어준다'고 해 울화병이나 신경성 통증 완화 치료에 쓰였습니다. 몸도 마음도 지쳐 가슴이 갑갑한 환자의 속을 개운하게 풀어줍니다. 그날 만들어 그날 먹어야 맛있어요.

재료 4인분

상추 180g, 배 100g, 양파 15g
김칫국물 물 3컵, 현미찹쌀가루 1/4컵
고춧가루 1큰술, 마늘즙 약간

만들기

1. 냄비에 물을 붓고 현미찹쌀가루를 넣어 잘 저어가며 끓여 한소끔 식힌다.

2. 상추는 물로 씻는다. 배는 껍질을 벗기고 얇게 나박 썰고 양파는 얇게 채 썬다.

3. 베보자기에 고춧가루를 담아 ①에 살살 흔들어 풀면서 색을 내고 마늘즙을 넣는다.

4. 밀폐용기에 상추와 배, 양파를 고루 담고 김칫국물을 부어 차갑게 보관한다.

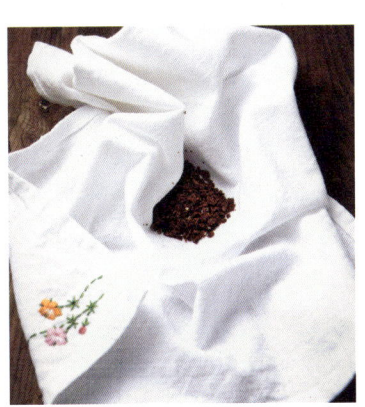

고춧가루를 베보자기에 넣어 색과 향을 내면 한결 맛과 색이 깔끔해요.

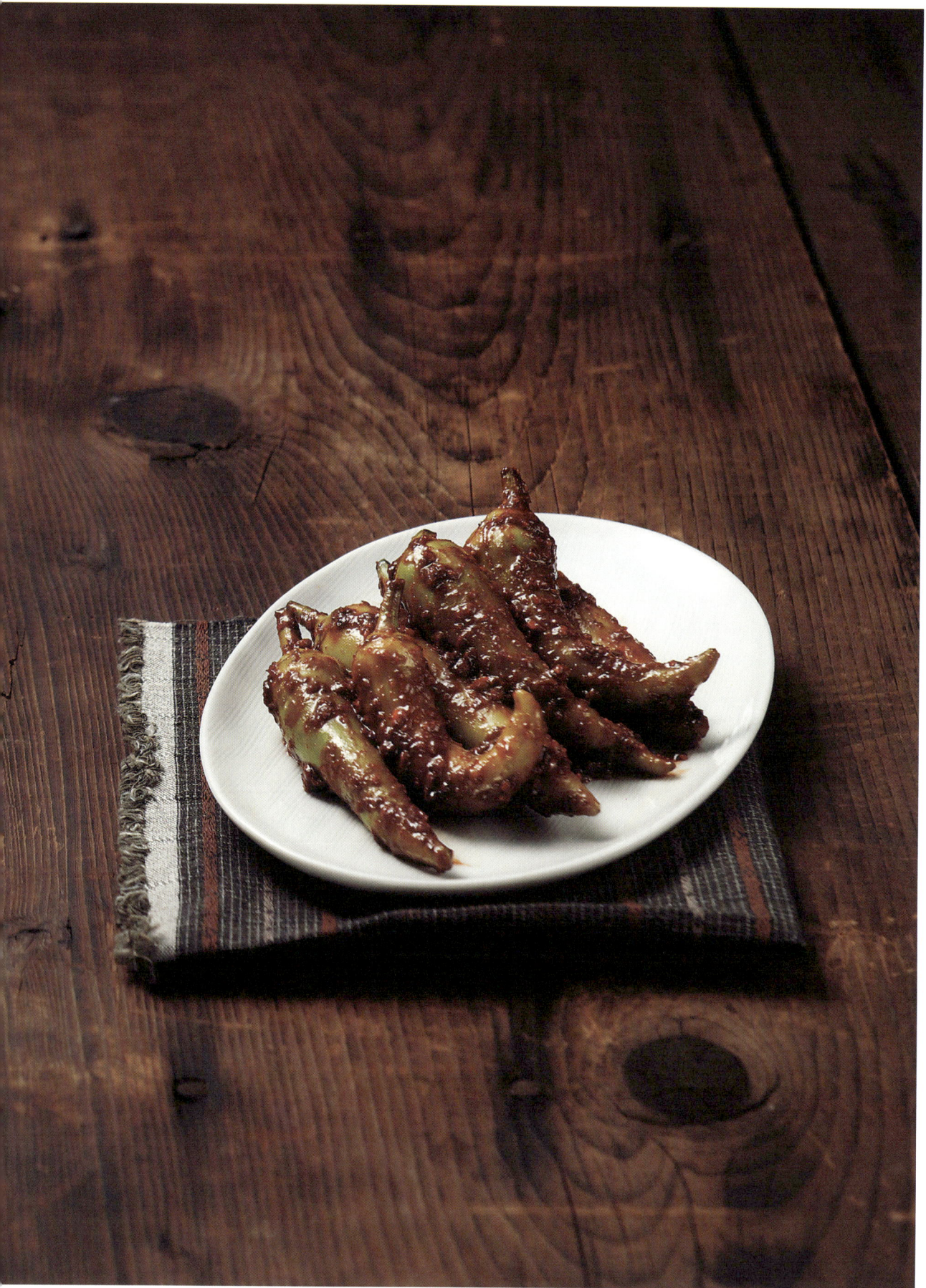

아삭이고추김치

싱그러운 식감과 향이 좋은 아삭이고추에 매콤하고 짭짤한 양념을 무쳐 재우면 현미밥은 물론 국수에도 어울리는 만능 밥도둑이 됩니다. 맵지 않아 부담 없는 아삭이고추김치는 위액 분비를 촉진시키고 식욕을 돋우는 효과를 지녀 밥맛 없는 환자에게 추천합니다.

재료 4인분

아삭이고추 640g(중간 크기 16개)
당근 120g(중간 크기 1개), 양파 50g, 통깨 약간
김치 양념 채소국물 2/3컵, 현미찹쌀가루 1/2컵
고춧가루 3/4컵, 가루간장 2큰술
다진 마늘·조청 1작은술씩

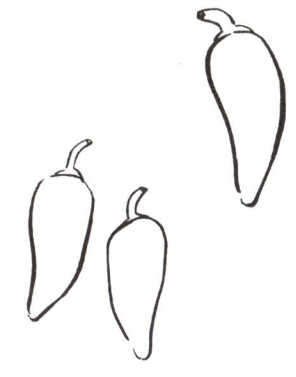

만들기

1. 냄비에 채소국물을 붓고 현미찹쌀가루를 넣어 약불에서 잘 저어 가며 풀을 쑤어 한 김 식힌다.

2. 아삭이고추는 씻는다. 당근과 양파는 얇게 채 썬다.

3. ①의 풀에 나머지 양념 재료를 모두 넣고 고루 섞어 김치 양념을 만든다.

4. 김치 양념에 채 썬 당근과 양파를 넣고 버무린다.

5. 아삭이고추에 ④를 고루 묻혀 밀폐용기에 담고 남은 양념을 모두 붓고 꼭꼭 누른 뒤 뚜껑을 덮어 2~3일간 숙성시킨다.

아삭이고추는 꼭지를 떼면 금방 물러 맛이 없습니다. 가위로 끝 부분을 남기고 짧게 잘라 주세요. 맨 아랫부분에 칼로 십자를 내면 장아찌 물이 더 잘 듭니다.

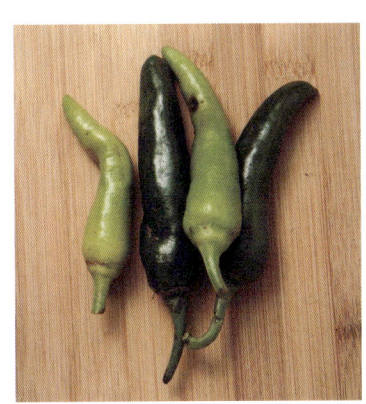

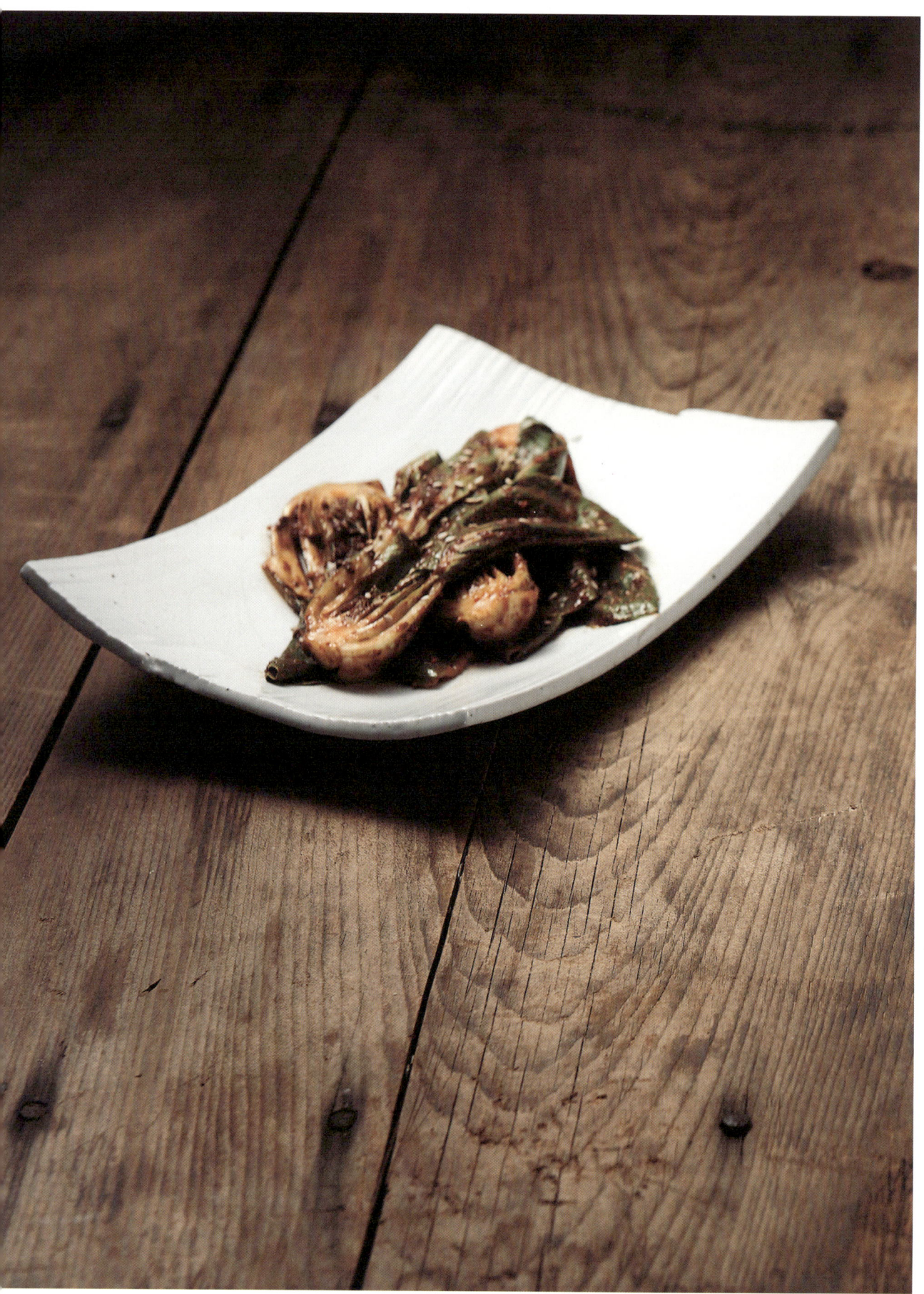

청경채김치

아삭한 줄기와 여린 잎이 매력적인 청경채는 겉절이로 담그면 입맛을 돋우는 일등공신이 됩니다. 맛이 싱그러워 많이 먹어도 질리지 않는 청경채김치에는 비타민 C가 풍부하게 함유되어 환자의 피로회복에도 도움을 줍니다.

재료 4인분

청경채 16개, 당근 120g(중간 크기 1개)
양파 50g(중간 크기 1/2개), 통깨 약간
김치 양념 채소국물 2/3컵, 현미찹쌀가루 1/2컵, 고춧가루 3/4컵, 가루간장 2큰술
다진 마늘·조청 1작은술씩

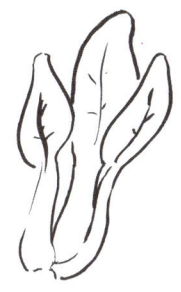

만들기

1. 냄비에 채소국물을 붓고 현미찹쌀가루를 넣어 약불에서 잘 저어가며 김치 풀을 쑤어 한 김 식힌다.

2. 청경채는 반 가르고 당근과 양파는 얇게 채 썬다.

3. 김치 풀에 나머지 양념 재료를 모두 넣고 잘 섞어 김치 양념을 만든다.

4. 김치 양념에 채 썬 당근과 양파를 넣어 버무린다.

5. 청경채 잎사귀 사이사이에 ④를 고루 묻힌 뒤 통깨를 올려 그릇에 담는다.

청경채는 밑동을 제거하지 않은 채로 김치를 담가야 오랫동안 아삭하게 먹을 수 있어요.

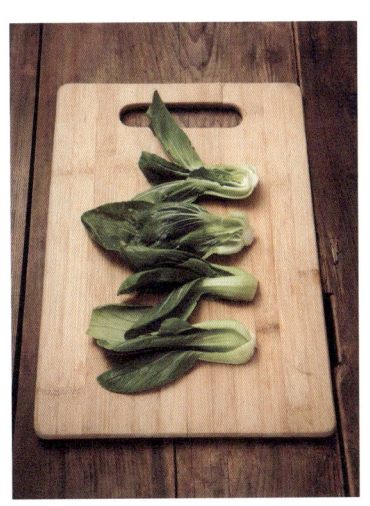

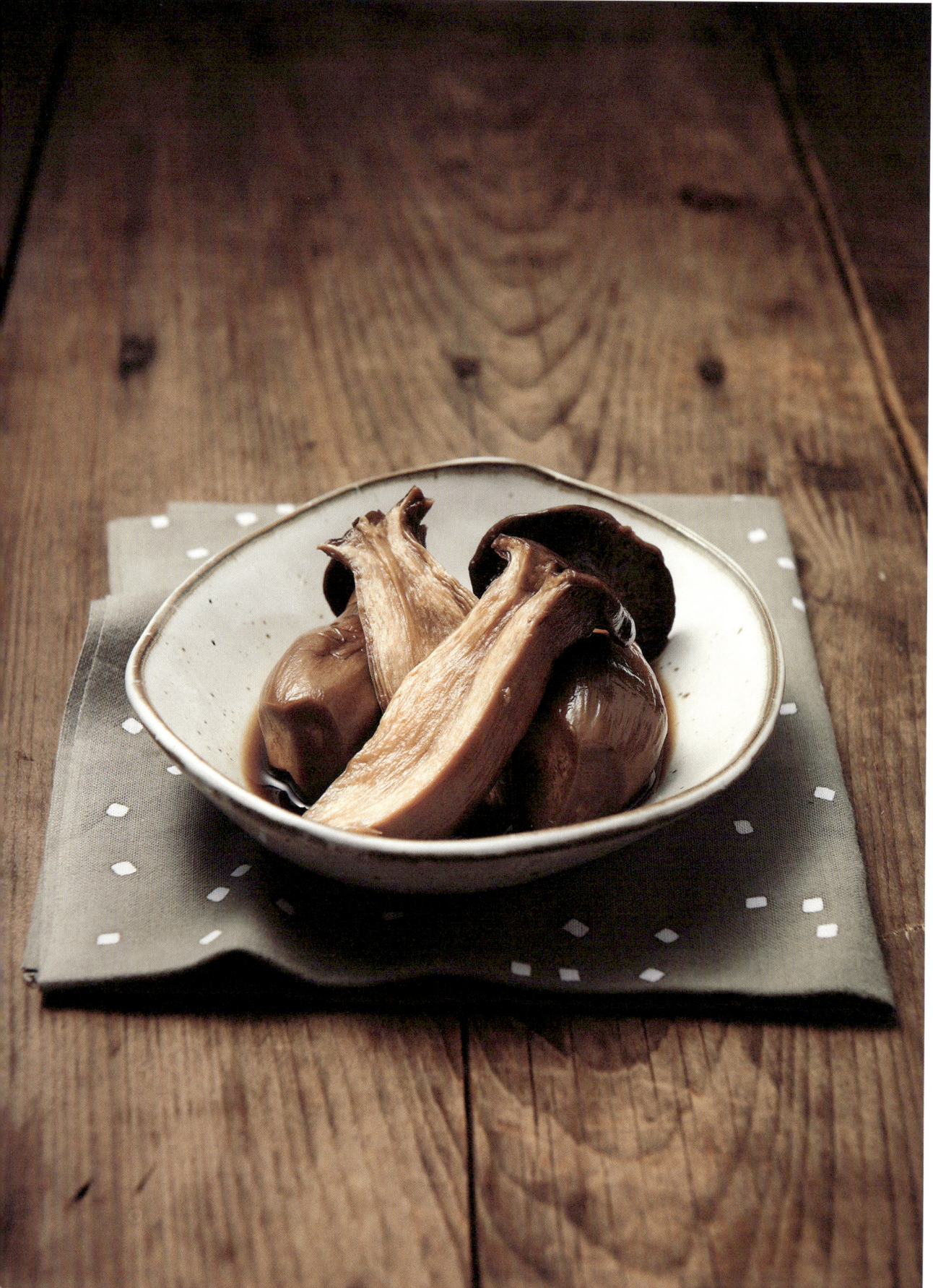

새송이버섯장아찌

육질이 탱글탱글해 씹는 맛이 좋은 새송이버섯의 장점을 고스란히 살린 장아찌입니다. 별다른 양념을 하지 않아도 버섯 고유의 향이 좋아 감칠맛이 납니다. 항암 효과가 뛰어난 버섯은 〈자연생활교육원〉에서 가장 많이 사용하는 식재료 중 하나입니다.

재료 10인분

새송이버섯 200g(중간 크기 8개)
장아찌 양념 물 1과 1/8컵, 채소국물 1컵
조청 1/2컵, 사탕수수설탕 45g, 가루간장 30g
마늘·레몬 10g씩, 생강 7g, 월계수 잎 1장

만들기

1. 새송이버섯은 길이로 4등분한다.
2. 끓는 물에 새송이버섯을 살짝 데친 뒤 체에 밭쳐 물기를 제거한다.
3. 냄비에 분량의 양념 재료를 모두 넣고 한소끔 끓여 식힌다.
4. 밀폐용기에 새송이버섯을 담고 장아찌 양념을 부어 이틀간 숙성시켜 먹는다.

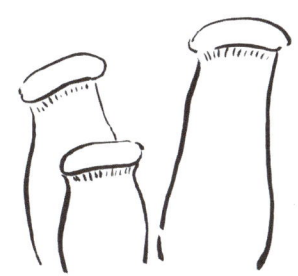

새송이버섯은 부피가 가벼워 양념 위로 떠올라 양념이 잘 배지 않을 수 있습니다. 깨끗이 씻은 돌로 눌러 숙성시키세요.

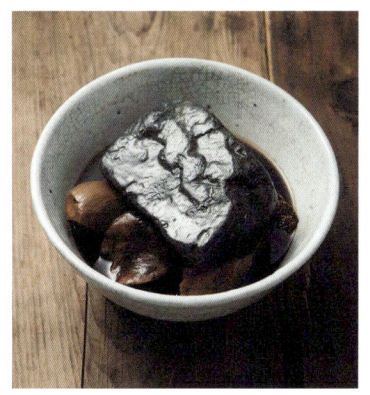

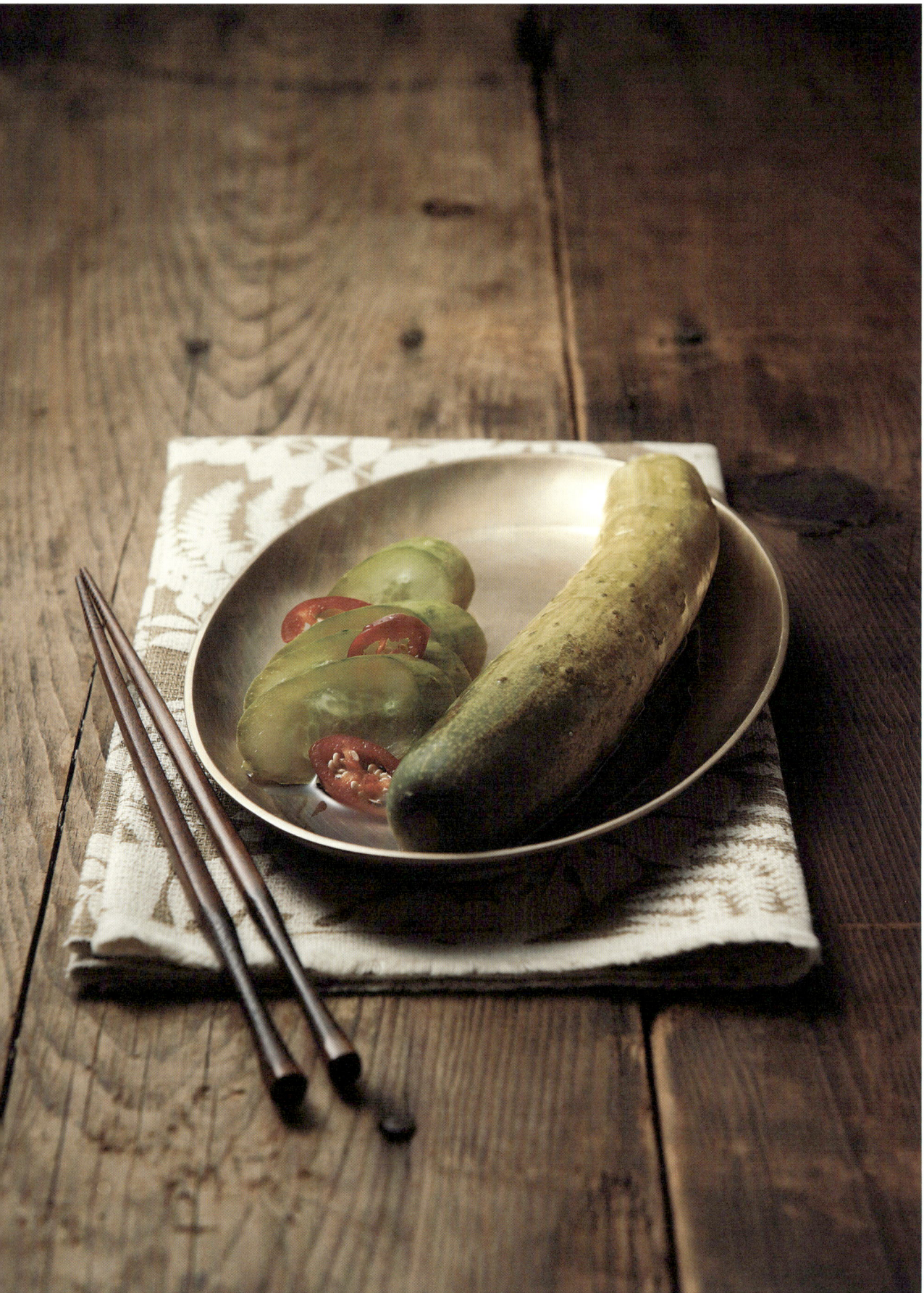

오이장아찌

아작아작 즙이 터져 나오는 오이장아찌는 언제 먹어도 경쾌한 음식입니다. 입 안이 바짝 말라 끼니를 챙길 생각이 없을 때 찬물에 만 밥과 차가운 오이장아찌 몇 조각을 곁들이면 소갈증이 해소돼 기분도 산뜻해집니다.

재료 4인분

오이 2개, 물 2와 1/2컵, 소금 1큰술
홍고추·굵은 소금 약간씩

만들기

1. 오이는 굵은 소금으로 겉면을 문지른 뒤 물로 씻는다. 홍고추는 어슷 썬다.

2. 냄비에 물과 소금을 넣고 한소끔 끓인다.

3. 밀폐용기에 오이와 홍고추를 담고 ②의 물을 부어 이틀간 냉장고에서 숙성시킨다.

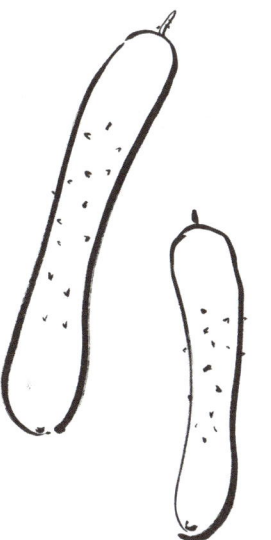

팔팔 끓는 뜨거운 물을 바로 부어야 오이의 아삭함이 오래도록 유지돼요.

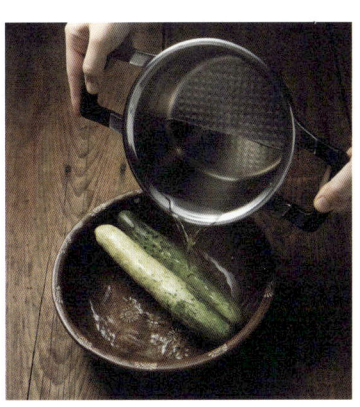

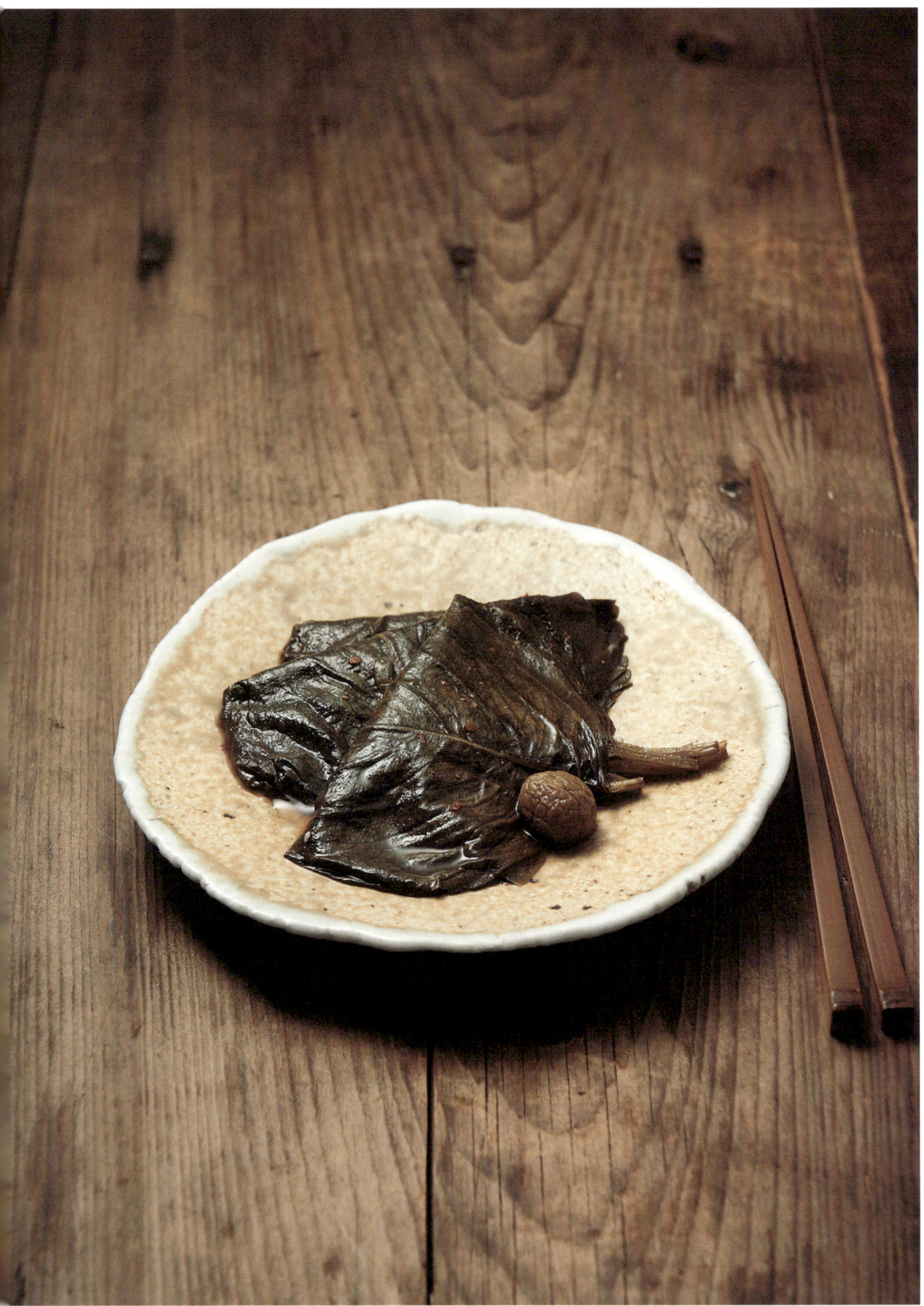

깻잎장아찌

매실청을 넣어 새콤달콤한 감칠맛이 배가 된 깻잎장아찌입니다. 특유의 향이 식욕을 돋우는 깻잎은 다양한 병원균을 제거하는 천연 방부제 역할을 해 한여름 도시락 반찬으로도 좋습니다.

재료 2인분

깻잎 60g, 매실청·물 100g씩
굵은 소금 1큰술, 생강 7g, 다진 홍고추 약간

만들기

1. 깻잎은 씻어 물기를 뺀다.

2. 볼에 매실청, 물, 굵은 소금, 생강, 다진 홍고추를 넣고 고루 섞는다.

3. 밀폐용기에 깻잎을 담고 ②를 부은 뒤 돌로 누른 다음 냉장 보관한다. 3일 후 장아찌 물만 따라 팔팔 끓인 뒤 식혀 다시 붓는다.

매실청과 소금만으로 장아찌를 담그면 끓인 간장 특유의 누린 맛이 나지 않아 한결 산뜻합니다.

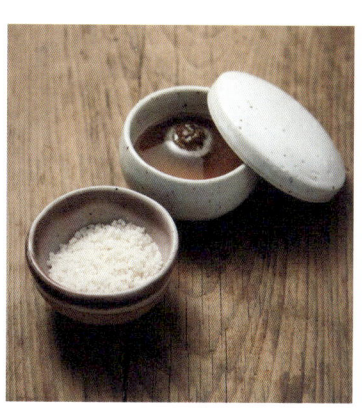

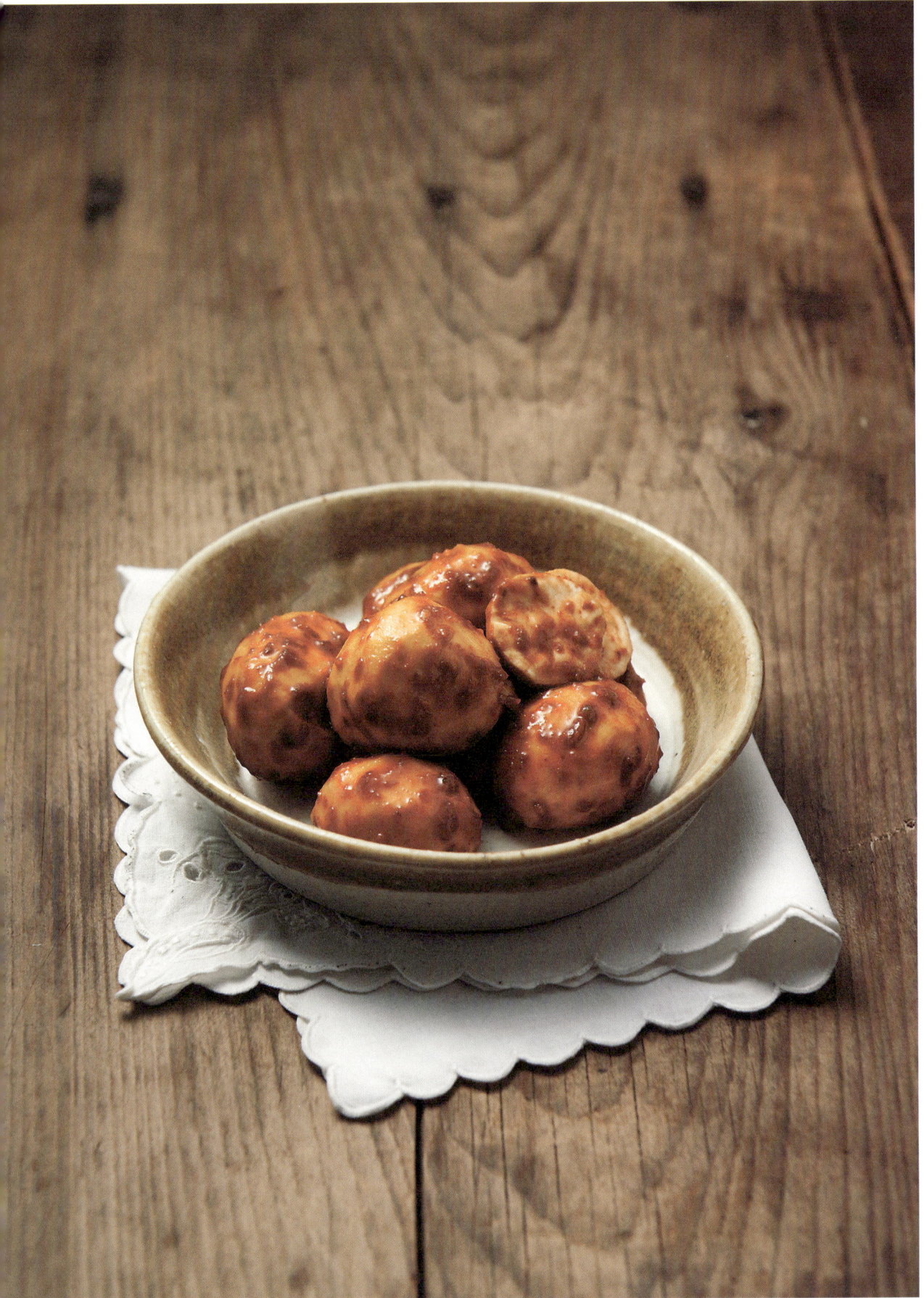

밤겉절이

아삭아삭한 생밤의 식감을 살려 매콤달콤한 겉절이를 만들었습니다. 밤은 위장을 튼튼하게 해 꾸준히 먹으면 소화력이 왕성해지는 효과를 볼 수 있어요. 수술 후 근육에 힘이 빠져 사지무력감에 시달리는 분에게도 좋습니다.

재료 4인분

밤 20톨
김치 양념 고춧가루 2와 1/2큰술, 물 2큰술
현미찹쌀가루 1과 1/2큰술, 가루간장 1/4큰술
조청·꿀 1/2작은술씩, 다진 마늘 약간

만들기

1. 밤은 속껍질까지 깨끗이 제거한다.

2. 냄비에 물을 붓고 현미찹쌀가루를 넣어 잘 저어가며 풀을 쑤어 한 김 식힌다.

3. ②에 나머지 재료를 모두 넣고 잘 섞어 김치 양념을 만든다.

4. ③에 밤을 넣고 고루 섞은 뒤 밀폐용기에 담아 냉장고에서 하루 동안 숙성시킨다.

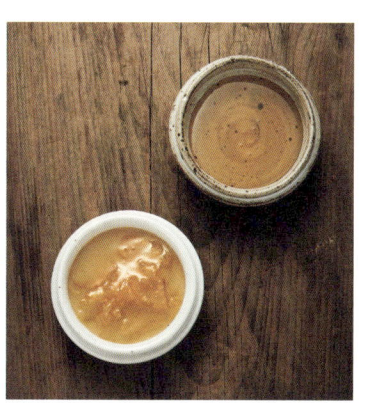

겉절이를 만들 때 조청과 꿀 대신 유자청을 사용하면 향긋한 풍미를 더할 수 있어요.

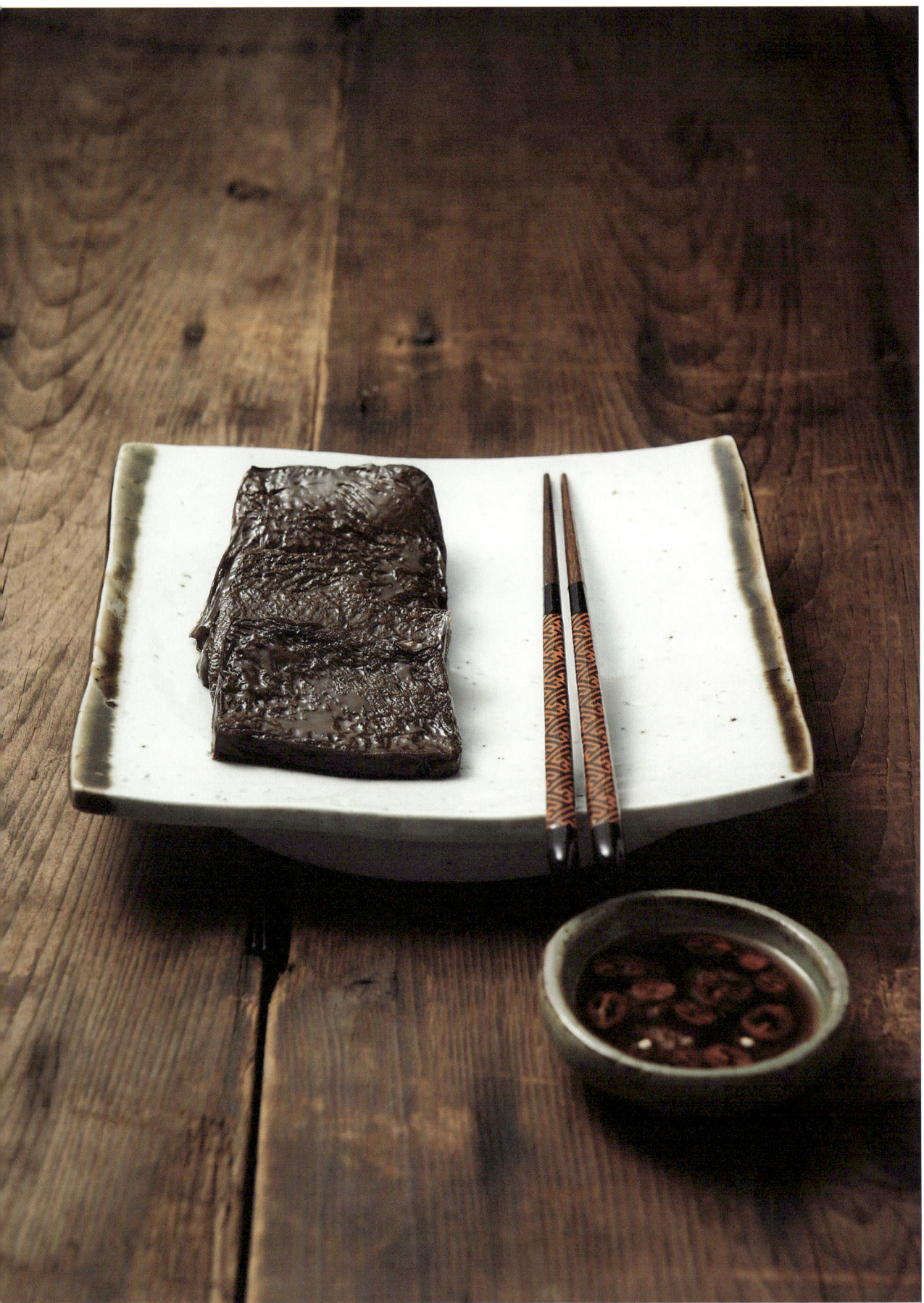

도토리묵부침

쌉싸래한 향이 식욕을 돋우는 도토리묵을 꾸덕하게 말리면 겉은 졸깃하고 속은 촉촉한 또 다른 별미가 됩니다. 완전히 말린 말랭이는 불려서 무침이나 볶음 요리로 만들지만 반만 말린 것은 별다른 조리 없이 그대로 부치면 고소하고 담백한 맛에 자꾸만 손이 갑니다.

재료 2인분

도토리묵 400g(시판 1팩), 포도씨유 적당량
맑은 양념장 채소국물 1큰술, 가루간장 1작은술
다진 마늘·다진 홍고추 약간씩

만들기

1. 도토리묵은 1cm 두께로 넓게 썰어 채반에 널어 햇빛에서 하루, 식품건조기에서 4시간 반 건조한다.

2. 달군 팬에 포도씨유를 두르고 ①을 앞뒤로 노릇하게 구워 그릇에 담는다.

3. 분량의 재료를 고루 섞어 맑은 양념장을 만들어 곁들인다.

도토리묵을 넣기 전, 채반에 기름을 살짝 바르면 반 건조한 도토리묵을 뗄 때 바닥에 달라 붙어 으스러지지 않아요.

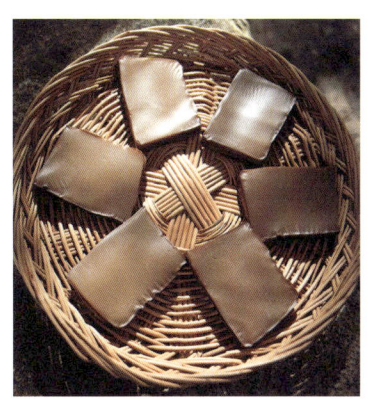

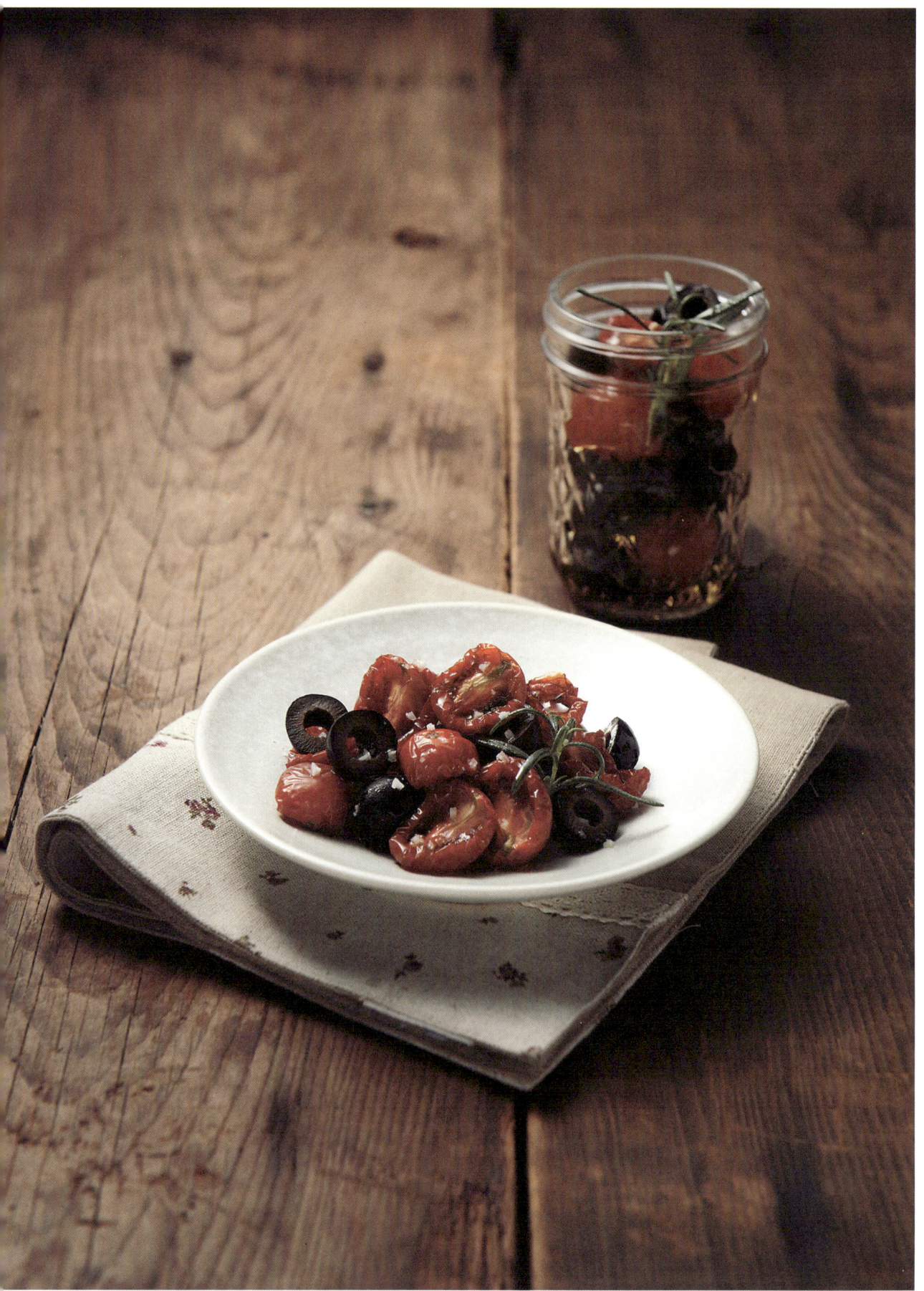

방울토마토절임

각종 비타민과 무기질 등이 풍부한 방울토마토는 말려 먹으면 진한 토마토의 풍미가 배가 되어 파스타나 빵, 반찬 등에 요긴하게 쓰입니다. 올리브유에 재우면 쫄깃하면서도 부드러운 풍미가 유지되어 두고두고 먹을 수 있습니다.

재료 2인분

방울토마토 20개, 검정 올리브 10개, 올리브유 1/2컵, 굵은 소금·로즈마리 잎 약간씩

만들기

1. 방울토마토는 깨끗이 씻어 반 자른 후 채반에 널어 햇빛에서 3~4일, 식품건조기에서 10시간 말린다.

2. 소독한 유리병에 말린 방울토마토와 검정 올리브, 로즈마리 잎을 담아 굵은 소금을 조금 뿌리고 올리브유를 부어 보관한다.

로즈마리 외에 바질 잎이나 통마늘 한쪽을 넣어 재워도 색달라요.

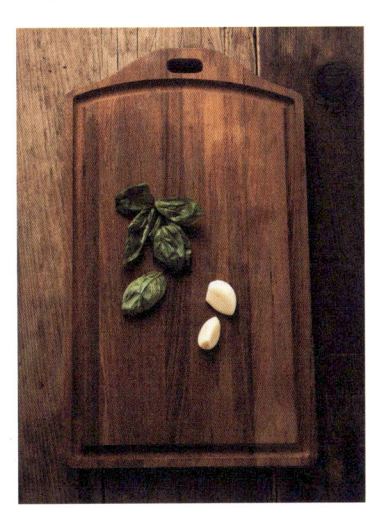

뿌리채소정과

잔치에 빠지지 않는 정과는 만드는 사람의 정성이 배어 있는 귀한 음식입니다. 우엉이나 삼 등 쌉싸래한 향의 뿌리채소를 조청이나 꿀에 오랜 시간 졸이면 달콤쌉싸름한 별미가 됩니다. 수삼정과는 차에 곁들이는 다과로도 좋아 수술을 마친 환자의 선물용으로 제격입니다.

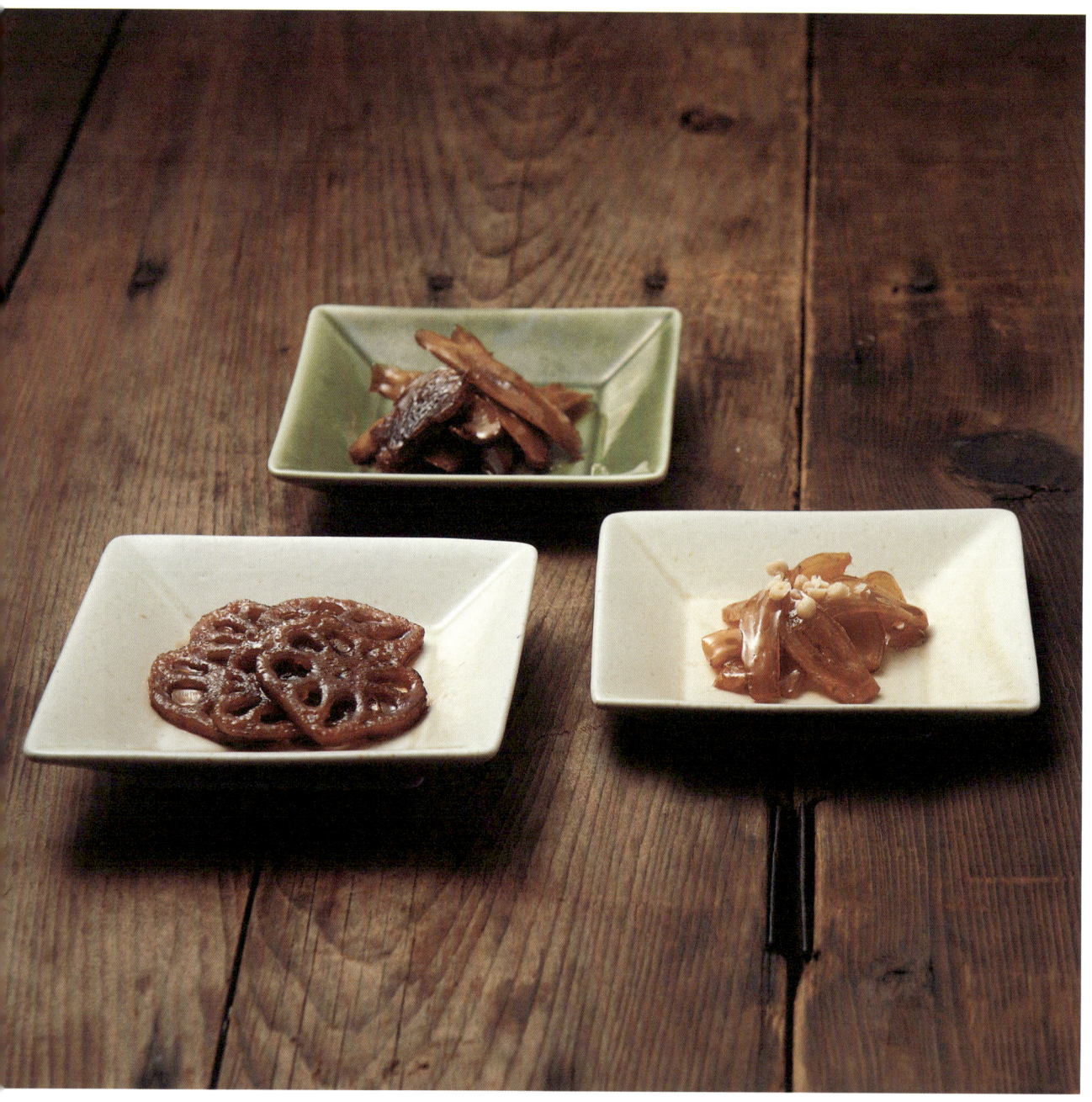

연근·우엉정과

재료 3인분

연근 50g, 우엉 40g, 생강 10g, 물 1/2컵, 조청 8큰술, 사탕수수설탕 1큰술, 가루간장 1작은술

만들기

1. 연근은 얇게 슬라이스하고 우엉은 길게 어슷 썬다. 생강은 얇게 편 썬다.

2. 냄비에 나머지 재료를 모두 넣어 잘 섞은 후 연근과 우엉, 생강을 넣고 약불에서 국물이 없어질 때까지 졸인다.

3. 연근과 우엉이 투명한 빛을 내면 한 김 식힌 후 용기에 담아 상온에서 보관한다.

수삼정과

재료 3인분

수삼 2뿌리, 물 1/4컵, 조청 4큰술, 사탕수수설탕 1/2큰술, 잣가루 약간

만들기

1. 수삼은 깨끗이 손질해 감자 칼로 얇게 저민다.

2. 냄비에 물과 조청, 사탕수수설탕을 넣고 잘 섞은 후 수삼을 넣어 약불에서 국물이 졸아 들고 수삼이 투명해질 때까지 졸인다.

3. 한 김 식힌 후 용기에 담아 상온에 보관한다. 그릇에 담을 때 잣가루를 올린다.

정과는 투명하고 깨끗하게 졸여야 맛과 모양이 고급스럽습니다. 태우지 않도록 불 조절을 잘하고 너무 많이 뒤적거리지 마세요.

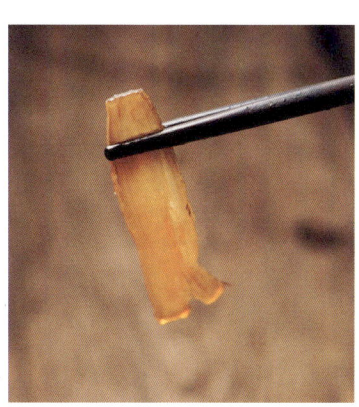

모듬피클

느끼한 음식을 먹을 때 산뜻한 피클을 곁들이면 입 안이 개운하게 정리됩니다.
식초 대신 레몬즙을 사용하고 단맛과 짠맛을 줄인 홈메이드 피클은 시판
피클보다 덜 자극적일 뿐 아니라 채소 자체의 식감이 무척 싱그럽습니다.

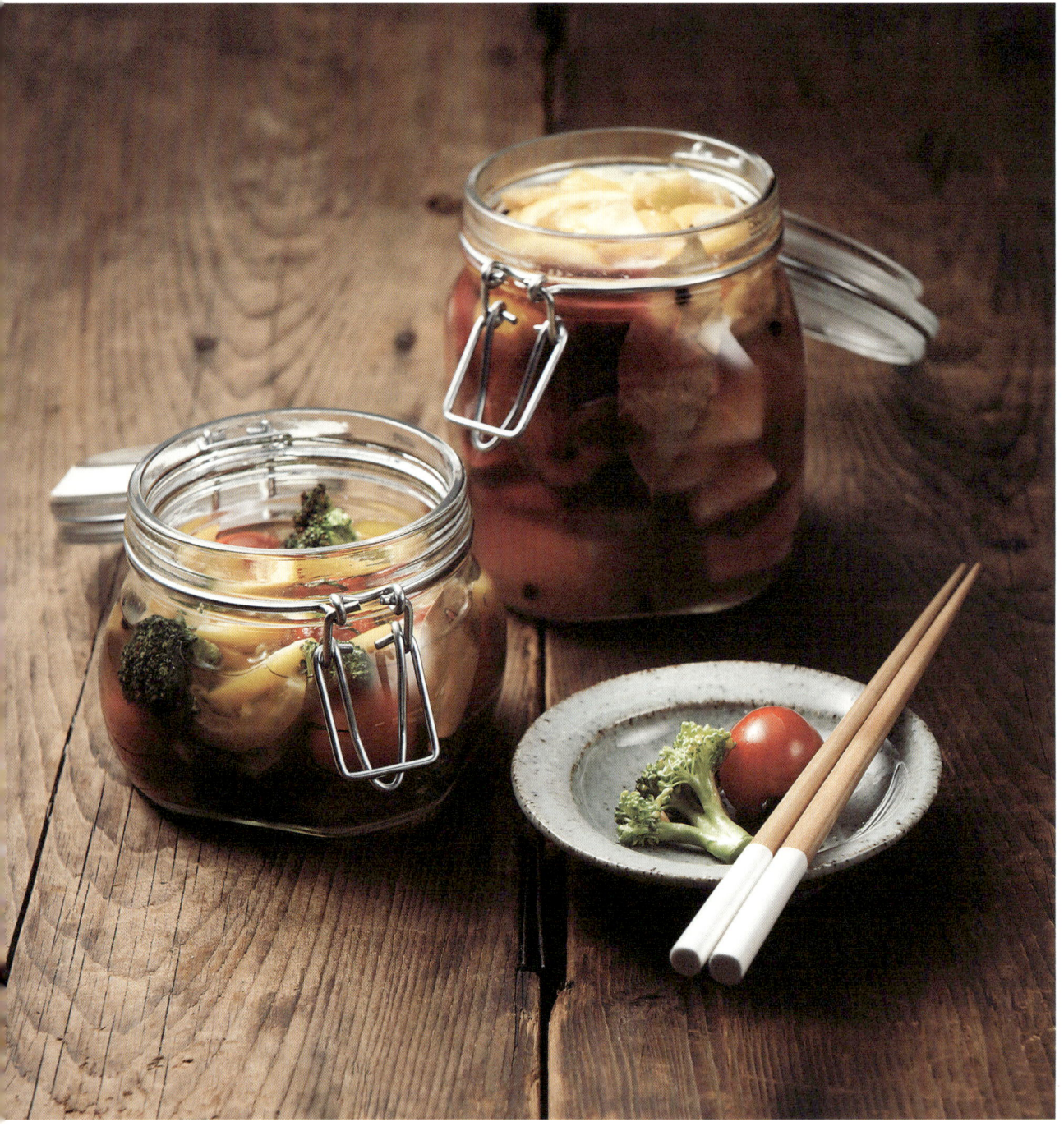

재료 5인분

오이&무 피클 오이·무 200g씩, 비트 30g
굵은 소금·통후추 약간씩
브로콜리&방울토마토 피클 브로콜리 120g(중간 크기 1개), 방울토마토 16개, 통후추 약간
절임물 물·매실청 2컵씩, 레몬 2개, 월계수 잎 2장
소금 2작은술

만들기

1. 뚜껑이 있는 유리용기를 2개 준비해 각각 팔팔 끓는 물 위에서 김을 쐬어 소독해 말린다.

2. 오이는 굵은 소금으로 겉면을 문지른 뒤 물로 씻어 얇게 슬라이스하고 무와 비트는 사방 3cm 크기로 나박 썬다. 방울토마토는 꼭지를 떼고 브로콜리는 먹기 좋은 크기로 자른다.

3. 소독한 유리용기에 오이와 무, 비트를 차곡차곡 쌓아 넣는다. 나머지 용기에는 방울토마토와 브로콜리를 담는다. 중간 중간 통후추를 뿌린다.

4. 레몬은 껍질째 깨끗이 씻어 얇게 슬라이스해 4등분한다. 냄비에 레몬을 담고 나머지 절임물 재료를 모두 넣어 10분간 팔팔 끓인다.

5. ③에 팔팔 끓는 절임물을 반씩 붓고 냉장고에서 이틀간 숙성시킨다.

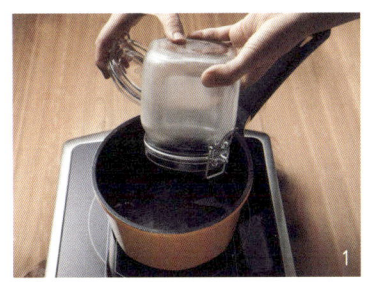
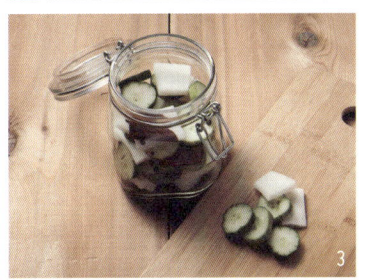
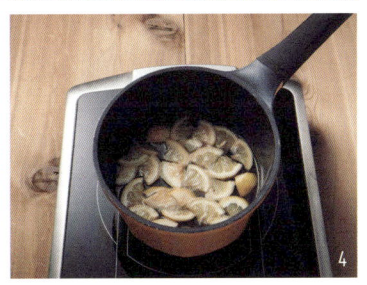
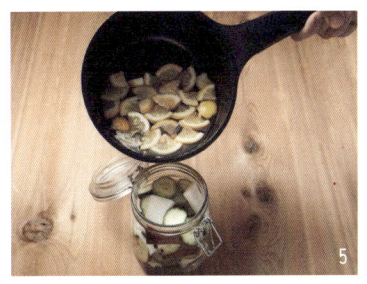

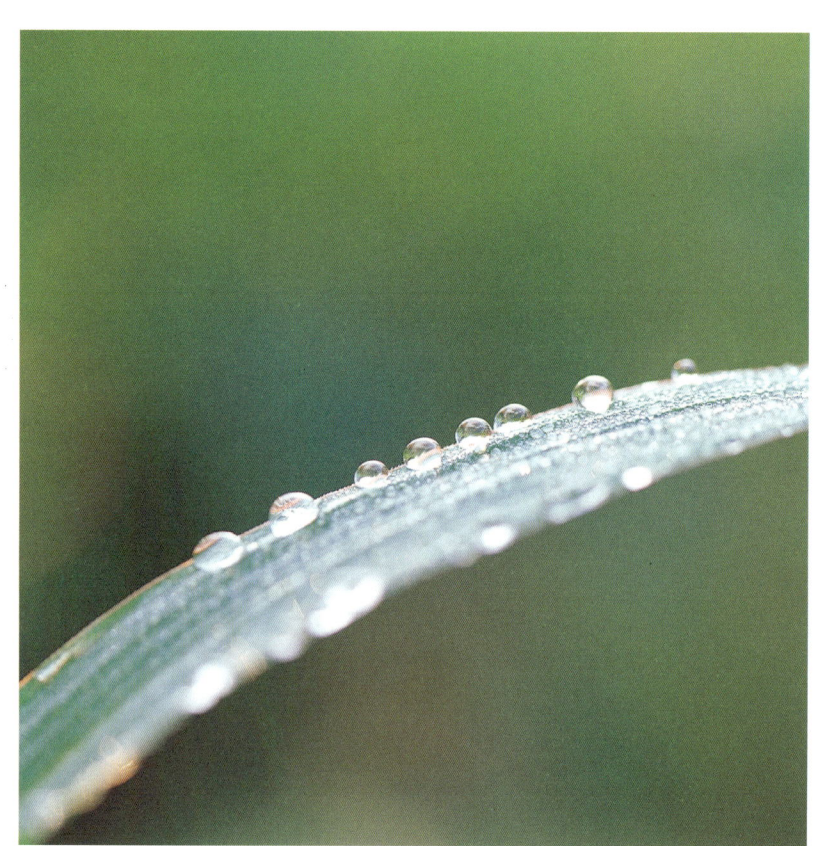

영양 가득한
자연식 음료

수술 직후에는 목 넘김이 쉽고 소화가 잘 되는 유동식으로 영양 보충을 하지요. 자연식 음료는 수술 직후 식사 대용은 물론 영양 간식으로 두루두루 유용합니다.

상처 부위의 회복을 위해 충분한 단백질을 공급해야 하는 환자들에게 두유만큼 좋은 음료도 없습니다. 질 좋은 단백질이 가득한 콩 중에서도 두유를 만들 때 사용하는 대두는 특히 영양이 높습니다. 때문에 채식을 하는 이들이 빠트리지 않고 챙겨먹는 음료이기도 하지요. 각종 견과류를 넣어 고소함을 더하거나 과일을 활용해 달콤한 맛을 더하면 다채롭게 즐길 수 있습니다. 우유를 두유로 대체하는 것도 좋은 방법입니다. 직접 만든 두유는 우유를 소화시키는 효소가 결핍되어 우유만 마시면 소화불량과 설사에 시달리는 이들도 걱정 없이 먹을 수 있습니다.

과일이나 채소주스는 생 주스만을 생각하는데 설사가 잦은 환자에게는 과일·채소 역시 익혀서 먹는 것을 추천합니다. 과일이나 채소를 푹 끓인 탕은 소화도 쉽고 영양도 농축되어 있어 손쉽게 몸을 보할 수 있습니다. 여러 재료들의 조합으로 무궁무진하게 다양한 종류를 만들 수 있어 여러 영양소를 섭취할 수 있는 공급원이 됩니다. 일상적으로 먹는 주스, 음료를 홈메이드 자연식으로 바꾸면 몸의 기운이 달라지는 것을 느끼게 될 것입니다.

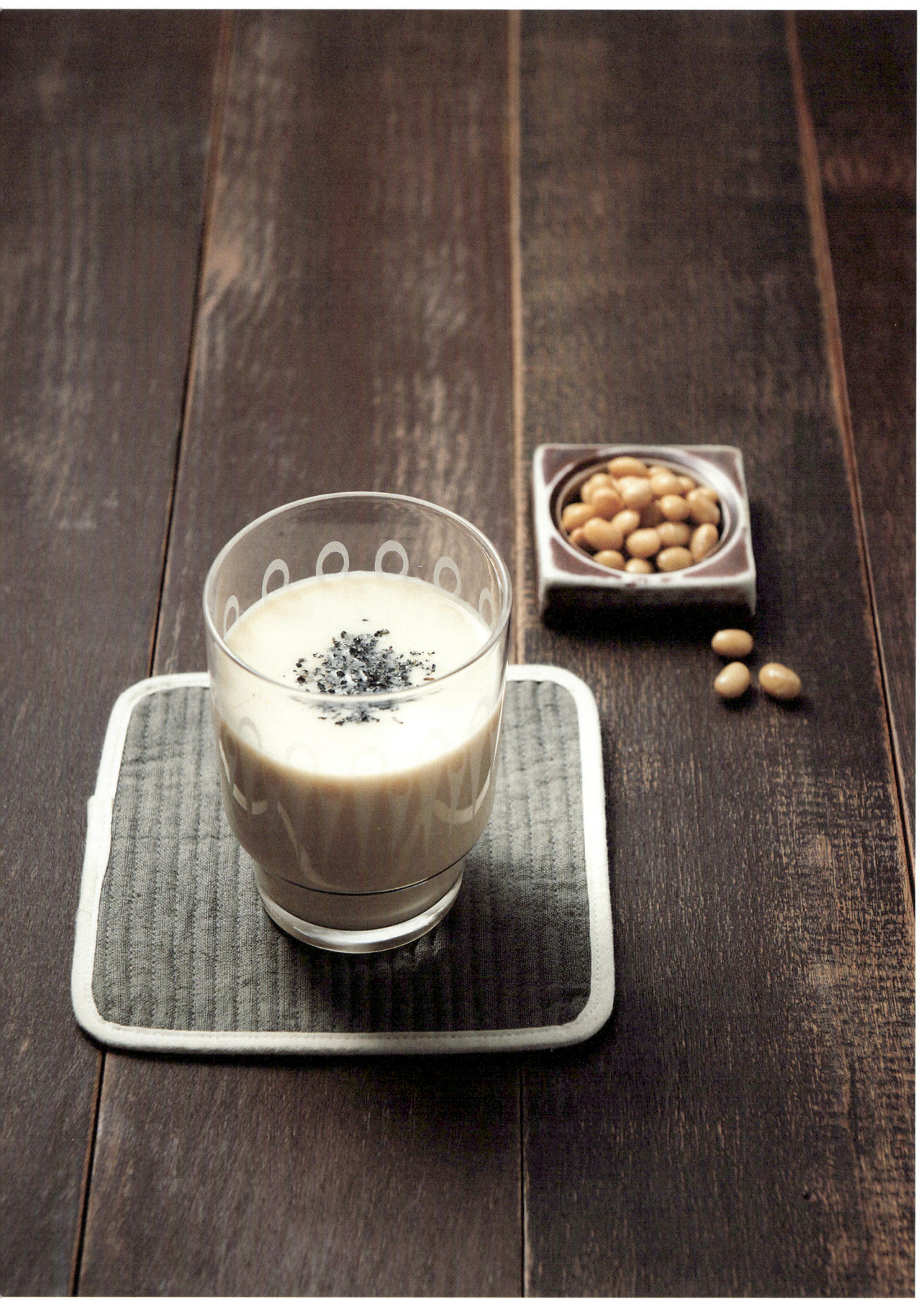

흑임자두유

매일 아침 바로 만든 두유 한 잔을 마시면 힘이 나고 속도 든든합니다. 좋아하는 견과류를 더하면 고소한 맛은 배가 되고 불포화지방산도 보충할 수 있습니다. 항암 효과가 뛰어난 흑임자를 더해 더욱 건강하게 만들었습니다.

재료 1인분

대두(삶은 것) 70g, 물 1컵, 흑임자 1작은술
소금·꿀 적당량씩

만들기

1. 믹서에 대두와 물을 넣고 콩 껍질까지 곱게 간다.
2. 흑임자를 넣어 한 번 더 곱게 간 뒤 컵에 담는다.
3. 취향에 맞게 꿀이나 소금을 더해 마신다.

두유용 대두 삶기

대두는 소화하기 편하도록 충분히 삶아야 하지만 너무 오래 삶으면 꼬릿한 냄새가 날 수 있으니 주의하세요.

1. 대두와 물의 비율을 1:6으로 맞춰 10시간 불린다. (여름철 6시간)
2. 불린 대두과 물의 비율을 1:4로 맞춰 냄비에 넣고 뚜껑을 덮고 중불에서 10~15분간 삶는다.
3. 체에 밭쳐 물기를 제거한다.

현미검정콩두유

속이 안 좋거나 씹는 것이 불편해 유동식을 하는 환자라면 두유에 곡물을 첨가해 미음처럼 먹으면 속이 든든합니다.

재료 1인분

현미밥·검정콩(삶은 것)
40g씩, 물 1컵
소금 적당량

만들기

1. 믹서에 현미밥과 검정콩을 넣고 물을 부어 콩의 껍질까지 곱게 간다.
2. 냄비에 옮겨 담고 한소끔 끓여 소금으로 간을 한다.
3. 한 김 식혀 컵에 담는다.

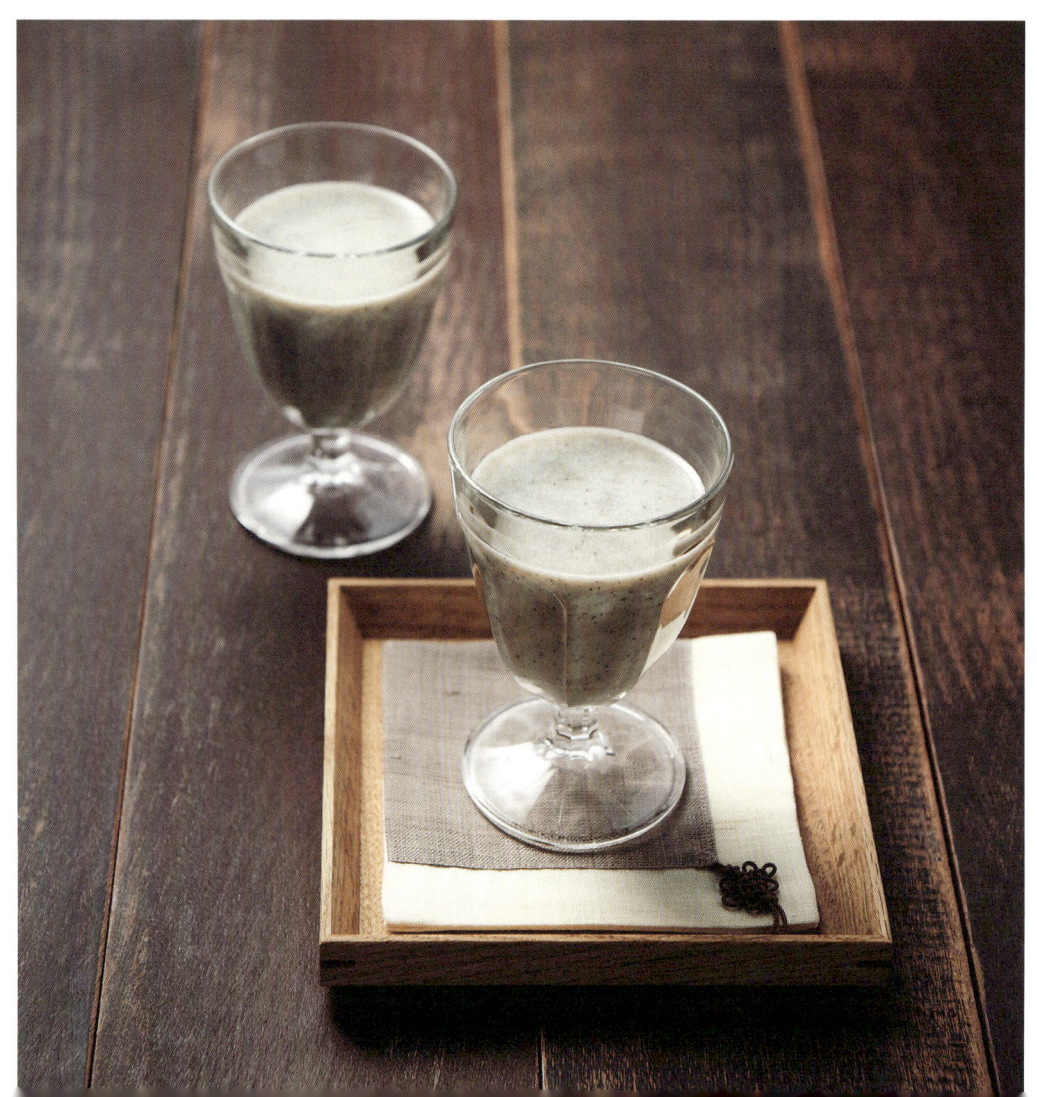

바나나두유슬러시

부드러운 두유와 달콤한 바나나가 기분 좋은 궁합을 이룹니다. 평소 바나나우유를 즐겨 드셨던 환자라면 더 건강하고 맛있는 홈메이드 음료로 바꿔 보세요. 생 바나나가 들어가 변비에도 좋습니다.

재료 1인분

바나나(얼린 것) 1개
대두(삶은 것) 70g
물 1/2컵
꿀 적당량

만들기

1. 믹서에 대두와 물을 넣어 콩 껍질까지 곱게 간다.
2. ①에 바나나를 넣고 한 번 더 곱게 간다.
3. 취향에 따라 꿀을 더해 마신다.

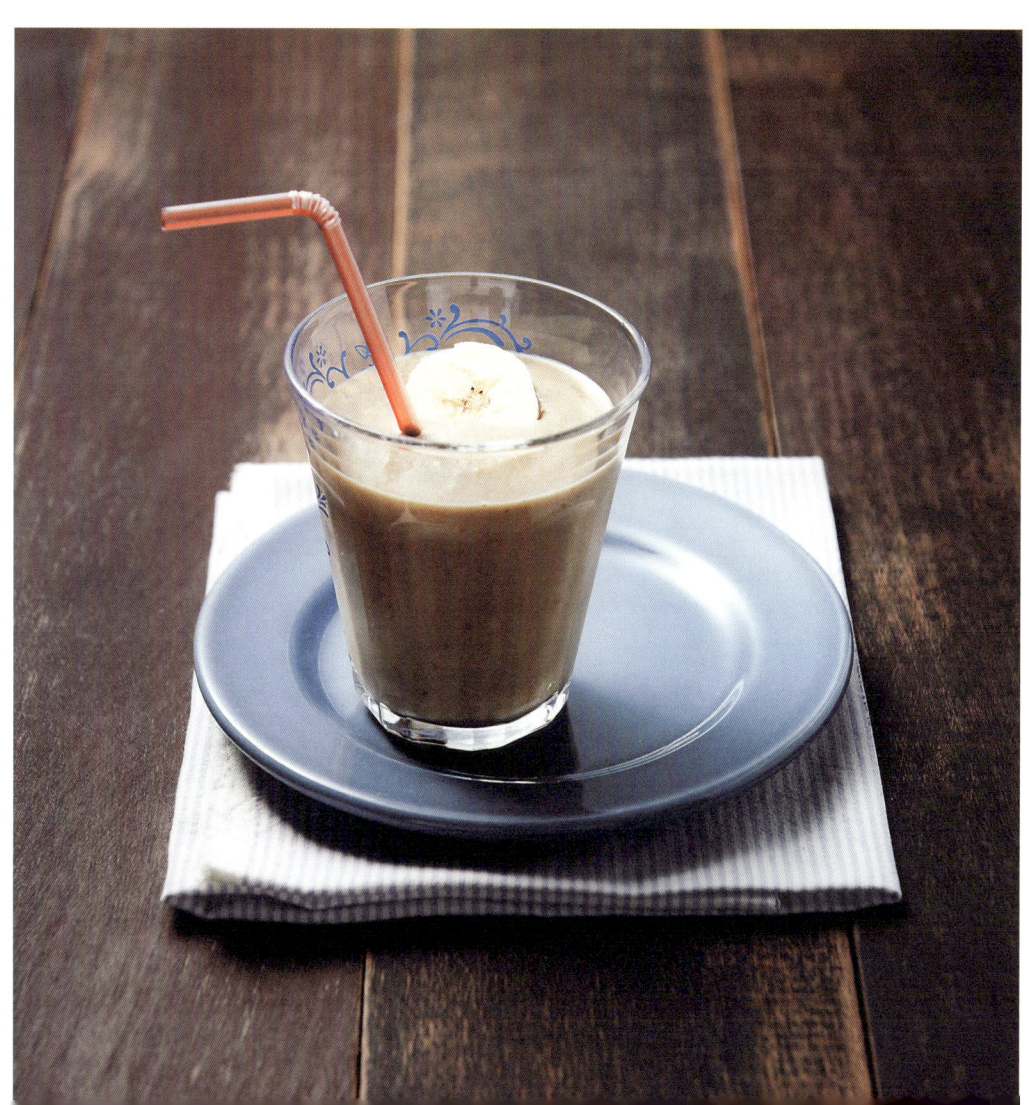

단호박두유

단호박을 그대로 컵에 담아 옮긴 듯 촉촉하고 달콤한 별미 라테입니다.
아침이 되면 유독 붓기가 심한 환자에게 추천합니다.

재료 1인분

대두(삶은 것)·단호박 50g씩, 물 1컵
꿀·계핏가루 적당량씩

만들기

1. 단호박은 김 오른 찜기에서 10분간 푹 삶은 뒤 껍질과 씨를 제거한다.
2. 믹서에 대두와 물을 넣고 콩 껍질까지 곱게 간다.
3. ②에 단호박 속살을 넣고 곱게 갈아 컵에 담는다. 취향에 따라 꿀을 더하거나 계핏가루를 뿌린다.

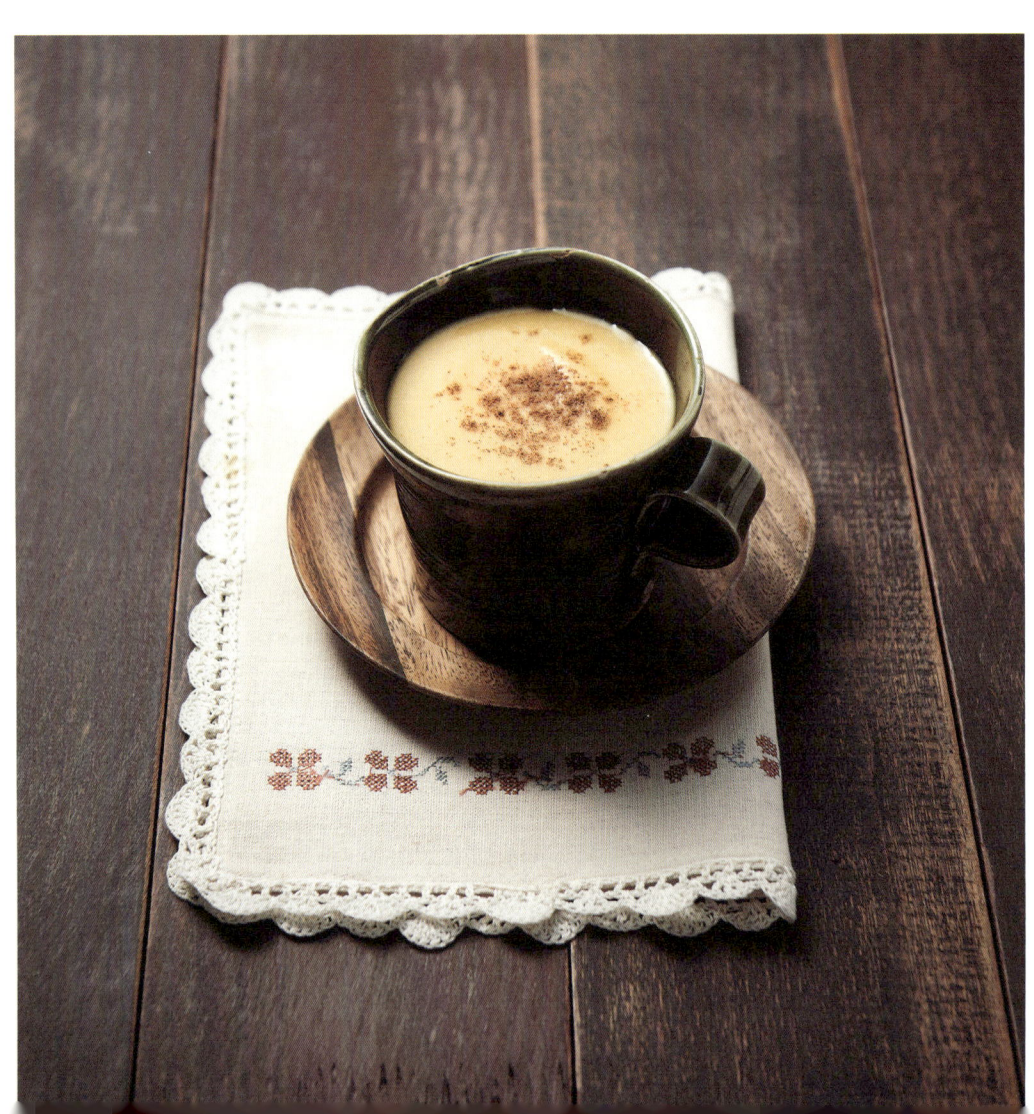

고구마두유

달콤한 고구마의 맛과 향을 그대로 담았습니다. 식이섬유가 풍부한 고구마와 장 건강에 좋은 두유가 더해져 위가 편안하고 변비에 좋습니다.

재료 1인분

대두(삶은 것) 70g
고구마 50g
물 1컵
꿀·계핏가루 적당량씩

만들기

1. 고구마는 김 오른 찜기에서 15분간 푹 쪄 껍질을 벗기고 적당히 썬다.
2. 믹서에 대두와 물을 넣고 곱게 간다.
3. ②에 삶은 고구마를 넣고 곱게 갈아 컵에 담는다. 꿀을 더하거나 계핏가루를 뿌려 마신다.

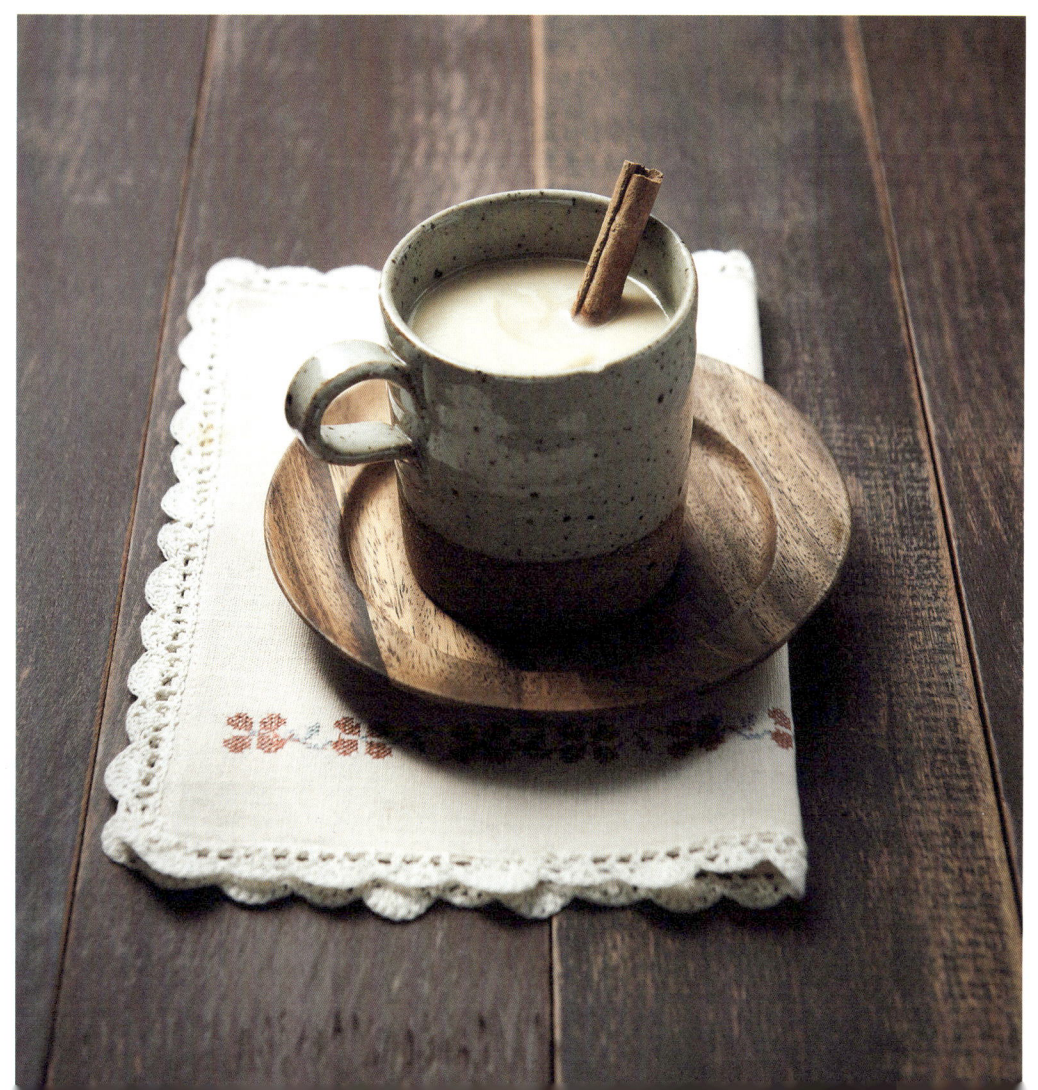

삶은 과일주스

과일 본연의 맛과 영양을 농축한 과일주스입니다. 각종 과일을 한약 고듯 푹 삶아 식히면 천연 과일주스가 됩니다. 당도가 높아 적은 양을 먹어도 뱃심이 두둑합니다. 과일을 통째로 삶아 거른 주스는 입맛 없는 여름철 든든한 영양식 노릇을 합니다.

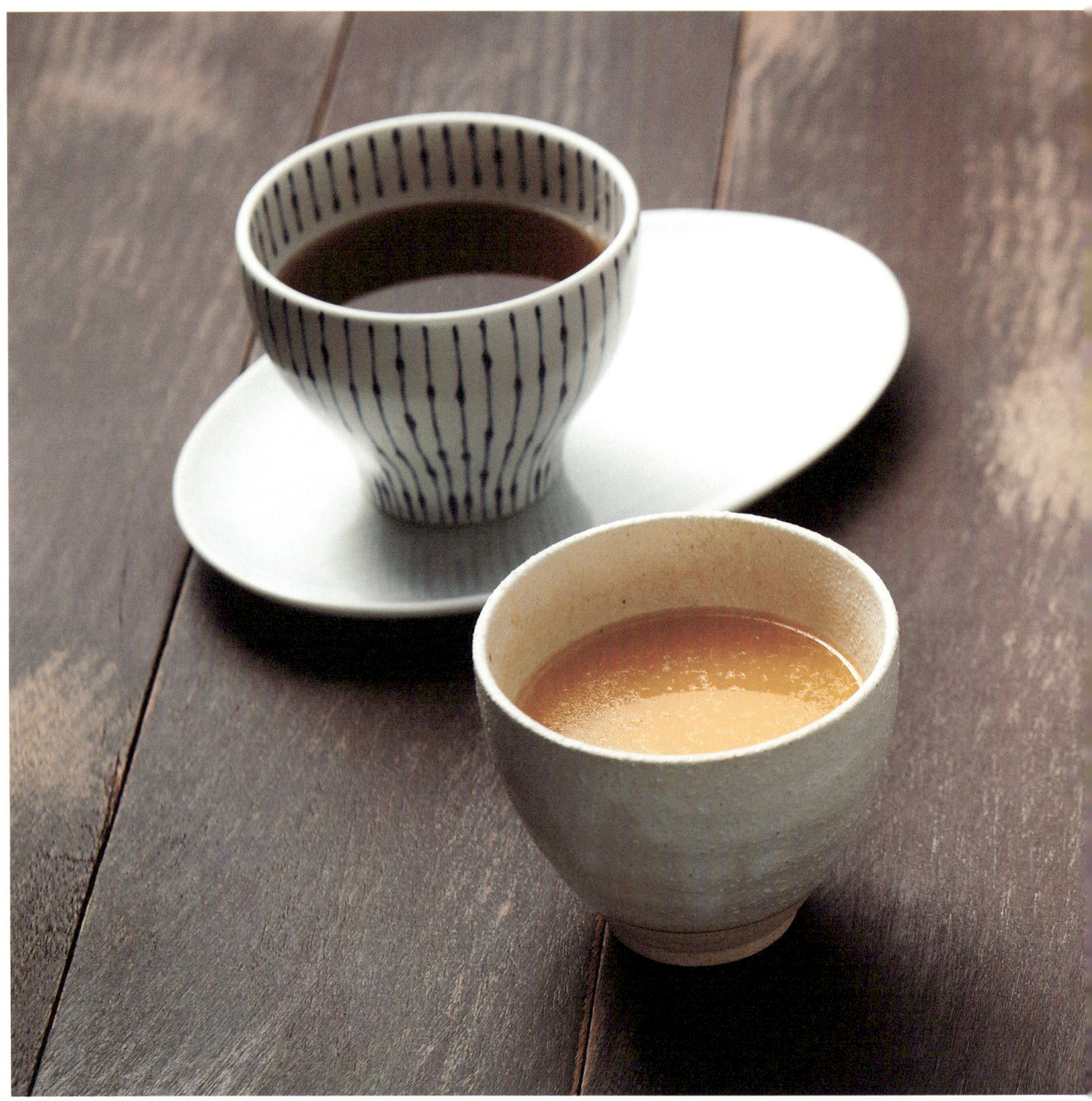

재료 2인분

포도주스 포도 2송이, 물 2와 1/2컵
수박주스 수박 1/4통, 물 5컵
귤주스 귤 20개, 물 2컵

만들기

1. 냄비에 각각 포도와 물, 씨를 제거한 수박 속살과 물, 껍질을 벗긴 귤을 넣고 중불에서 잘 저어가며 1시간 푹 끓인다.

2. 각각 베보자기에 담고 짜 곱게 걸러 냉장고에서 식힌다.

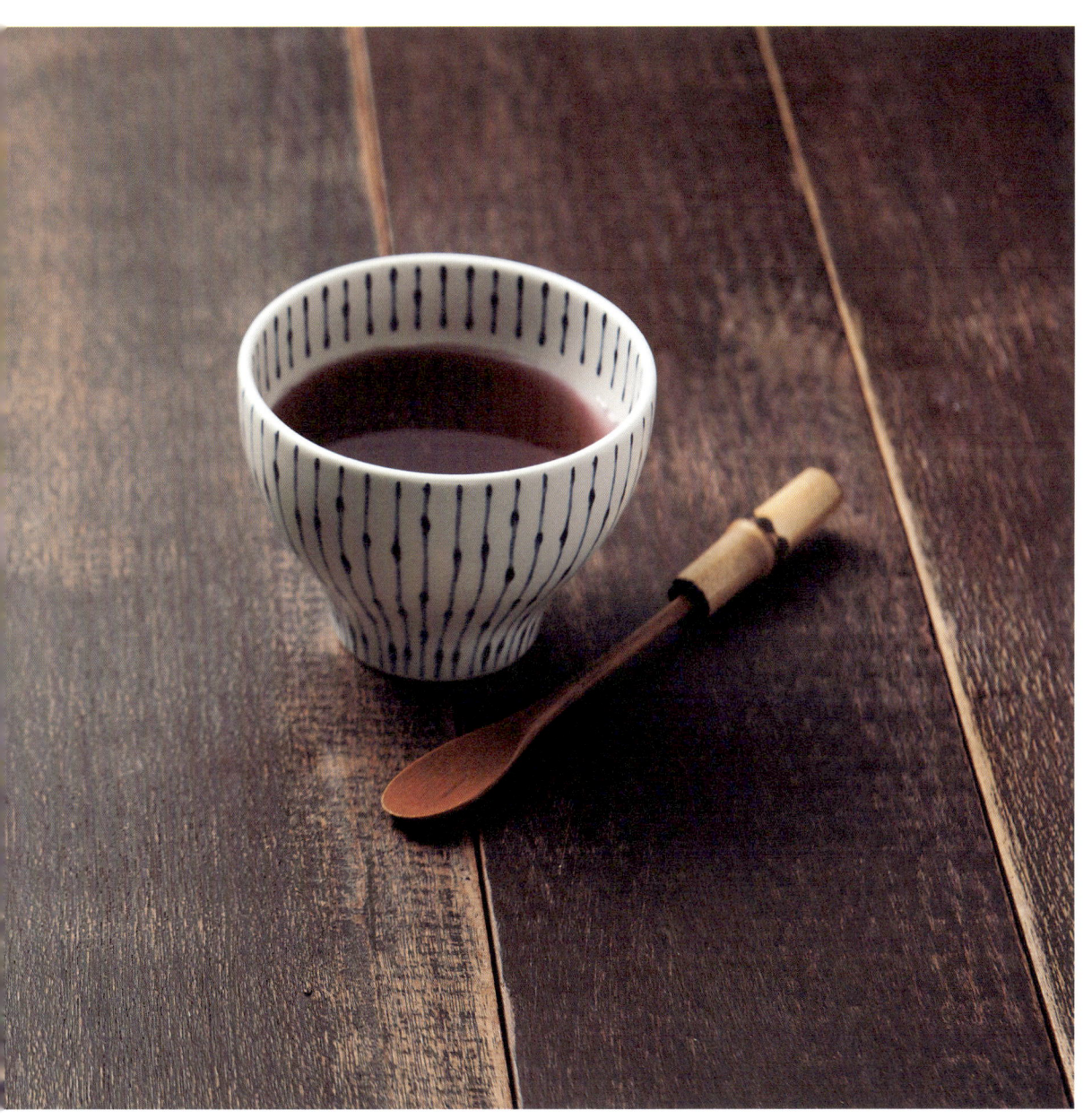

삶은 채소주스

위암이나 대장암 수술을 마친 환자는 생 것을 먹으면 설사를 하는 일이 잦습니다. 이럴 때에는 채소를 삶아 드세요. 위의 손상된 점막을 재생시키는 효과가 탁월하고, 장 운동을 도와 속이 편합니다.

재료 1인분

양배추 50g
브로콜리 35g
물 2컵
소금·꿀 적당량씩

만들기

1. 김 오른 찜기에 양배추와 브로콜리를 넣고 푹 삶는다.
2. 믹서에 삶은 양배추와 브로콜리를 넣고 물을 부어 곱게 갈아 미지근하게 식힌다.
3. ②를 컵에 담고 취향에 따라 소금이나 꿀을 더해 마신다.

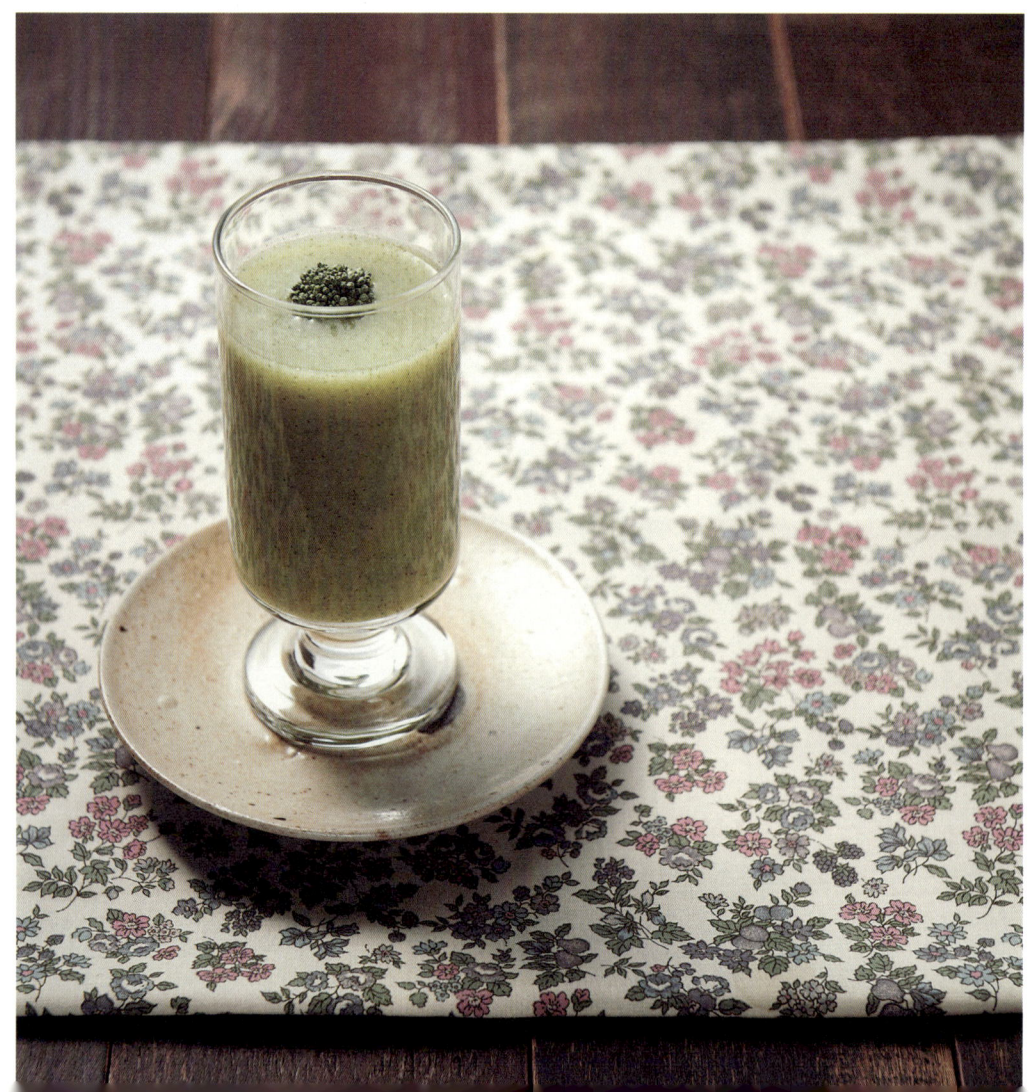

과일탕

과육까지 숟가락으로 떠서 함께 먹는 과일탕은 부드럽고 새콤달콤해 수술 직후 먹으면 좋습니다. 배탕에 도라지를 넣고 삶으면 천연 기침감기약으로도 그만입니다.

재료 1인분

배탕
배 200g
물 1과 1/2컵, 꿀 적당량

사과탕
사과 300g
물 1과 1/2컵, 꿀 적당량

만들기

1. 배와 사과는 씨를 제거하고 얇게 나박 썬다.
2. 냄비에 각각 배와 사과를 담고 물을 부어 중불에서 배와 사과가 푹 익을 때까지 끓인다.
3. 각각 그릇에 담고 취향에 따라 꿀을 더해 마신다.

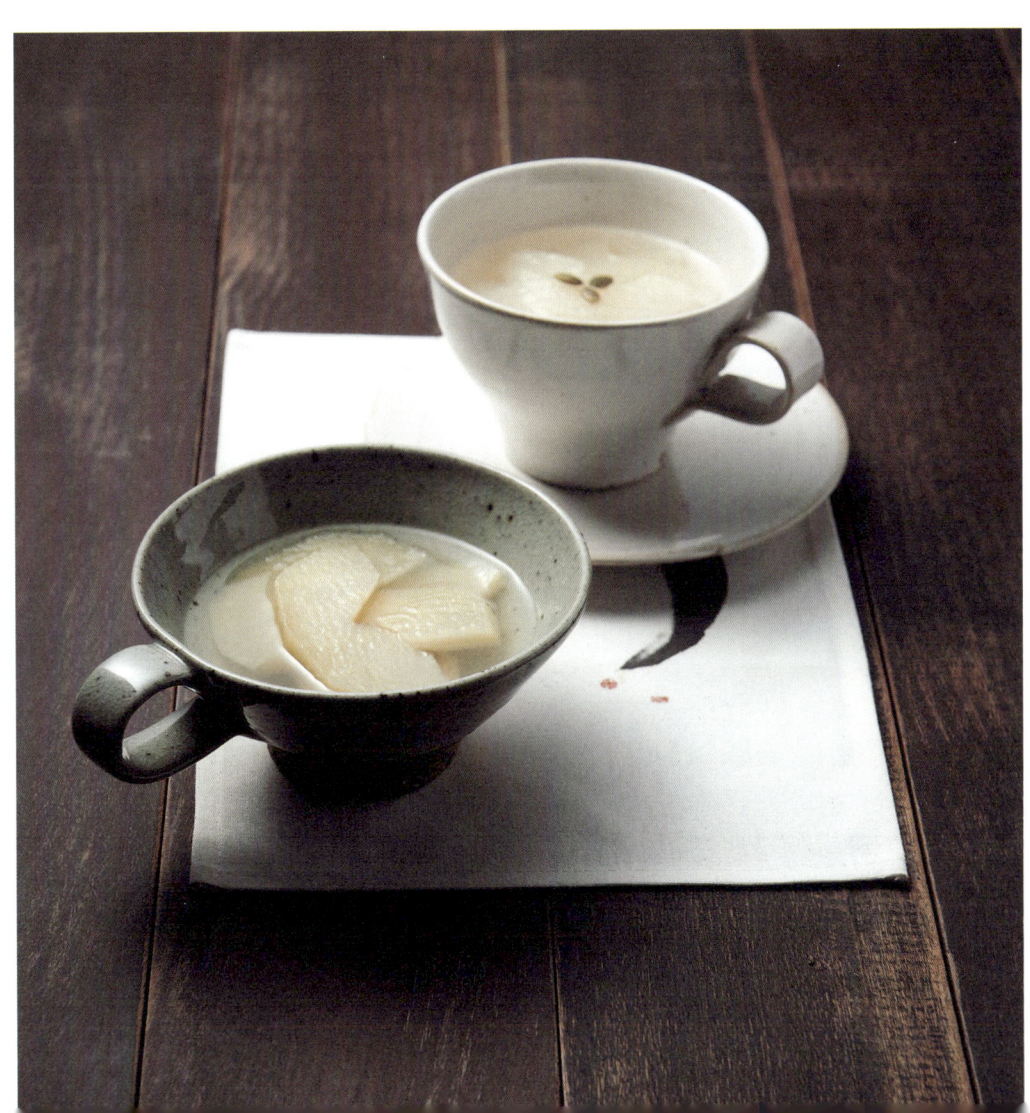

홍시주스

홍시는 입 안에 착 달라붙는 특유의 단맛으로 누구나 좋아하는 과일이지요. 주스로 만들어 차갑게 먹어도 그 맛이 색다릅니다. 제철에 사서 냉동실에 얼려 두었다가 실온에서 살짝 녹여 먹으면 달콤하고 부드러워 식욕을 돋웁니다.

재료 1인분

홍시 1개
물 1컵

만들기

1. 홍시는 꼭지를 따 껍질을 벗기고 꼭지 부분의 하얀 실과 씨를 제거한다.

2. 믹서에 ①과 물을 넣고 곱게 갈아 냉장고에서 차갑게 식혀 마신다.

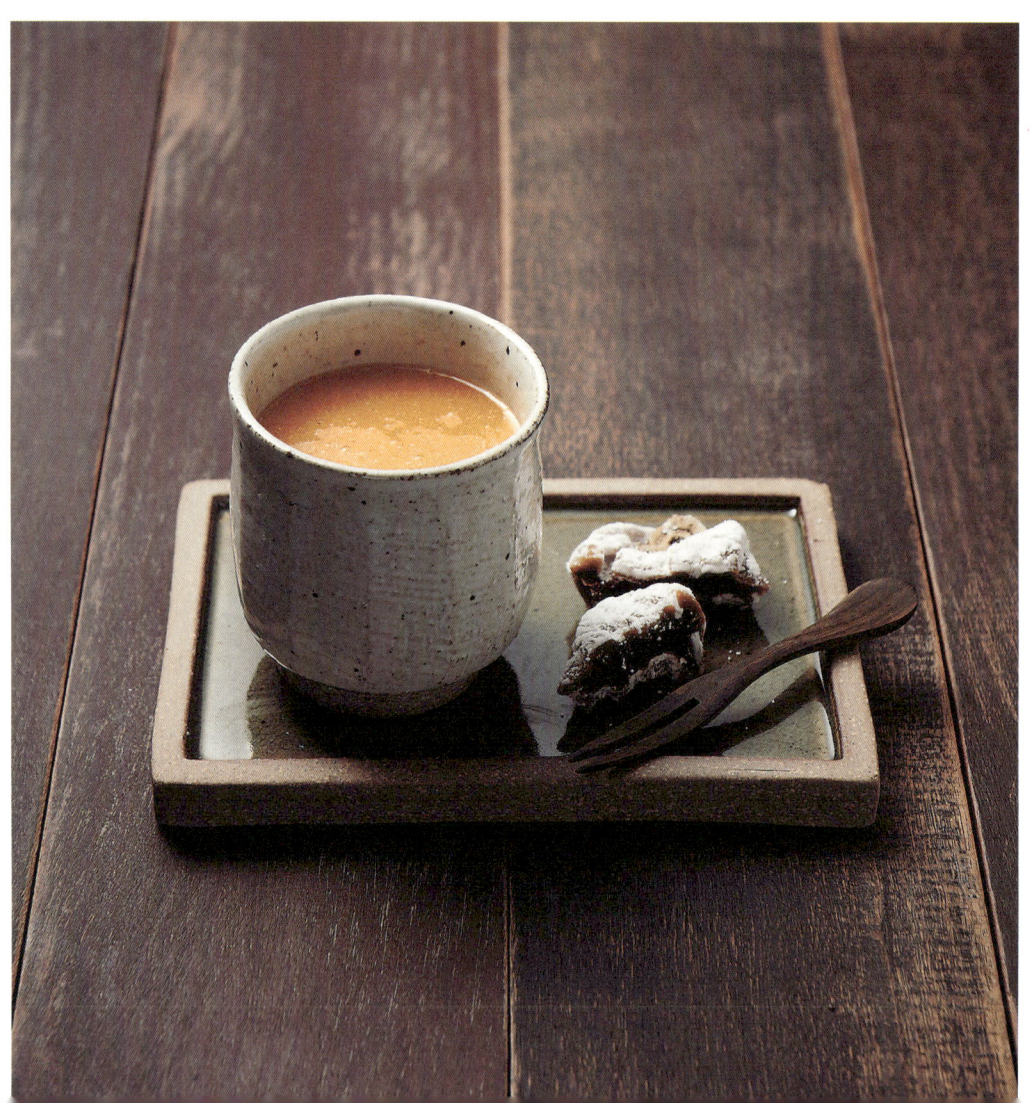

복분자·매실·오디주스

여름이면 매실청을 만드느라 이집저집 분주합니다. 매실뿐 아니라 복분자나 오디 등을 청으로 만들어 쟁여 놓으면 각종 요리에 다양하게 사용할 수 있어요. 과일청에 물을 타는 것 만으로 훌륭한 천연 주스가 됩니다.

재료 1인분

복분자청·매실청·오디청 3큰술씩
물 3컵

만들기

1. 컵에 각각 청을 담고 물을 부어 잘 저은 뒤 차갑게 식혀 마신다.

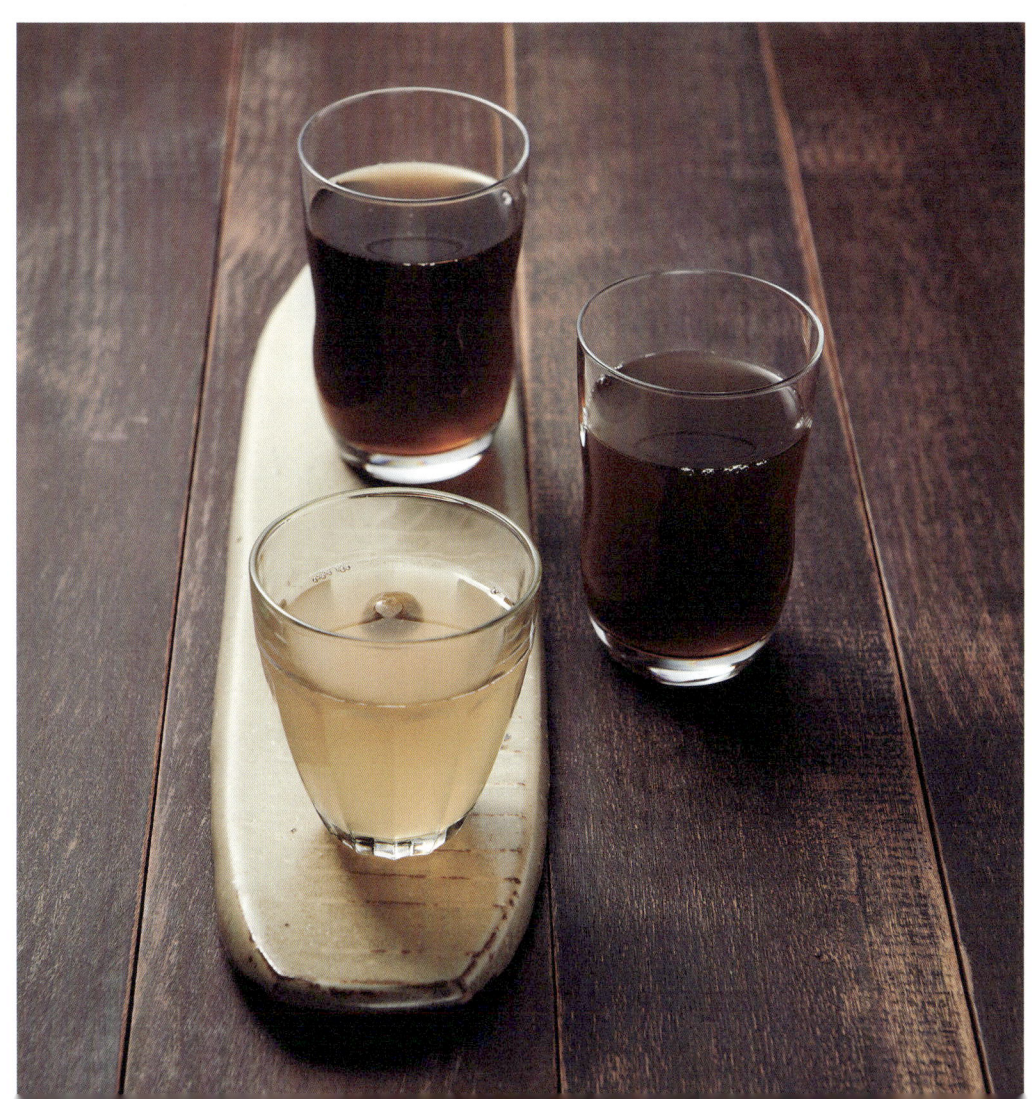

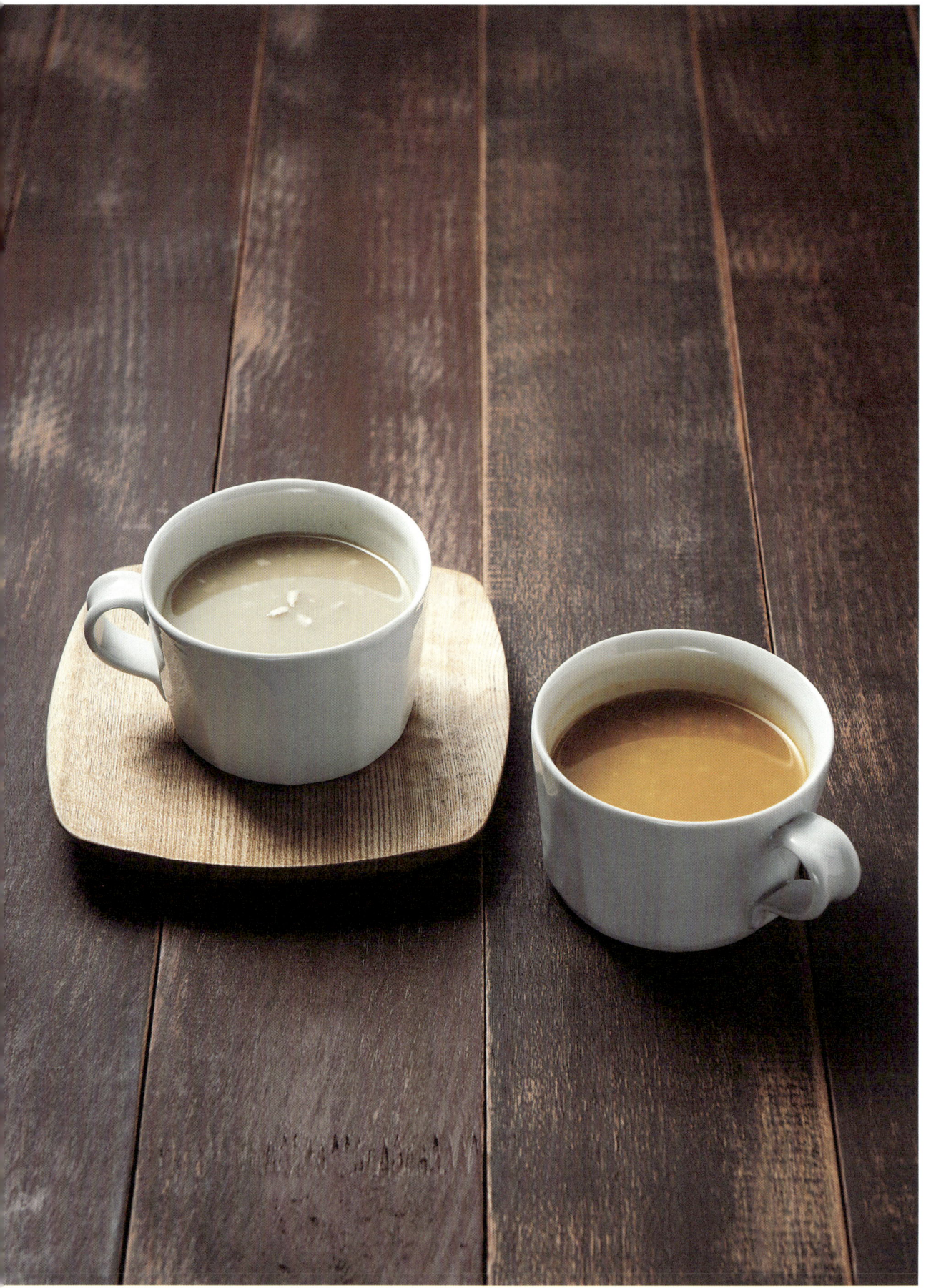

밤·단호박식혜

달달한 식혜에 단호박이나 밤 등을 넣으면 혀에 착 감기는 감칠맛이 일품입니다. 식혜를 만들 때 쓰이는 엿기름에는 소화를 돕는 성분이 들어 있어 식후 한 잔씩 마시면 천연소화제 역할을 합니다. 단, 부재료를 넣으면 보관 기간이 짧아집니다. 더 오래 먹고 싶다면 사탕수수설탕을 넣으세요.

재료 2인분

밤 20톨, 단호박 500g, 엿기름 200g, 물 14컵
밥 1공기, 꿀 1컵, 소금 1작은술

만들기

1. 볼에 엿기름과 물을 넣고 1시간 불린 뒤 엿기름을 바락바락 주무른다. 체에 한 번 거른 뒤 그대로 두어 앙금을 가라앉힌다. 윗물만 따르고 다시 한번 베보자기에 거른다.

2. 압력밥솥에 밥을 앉히고 ①의 엿기름물을 부어 보온 버튼을 눌러 5시간 삭힌다.

3. 밤은 삶아 속껍질까지 깨끗이 제거하고 단호박은 김 오른 찜기에서 10분간 푹 쪄 씨와 껍질을 제거한다.

4. 밥알이 동동 뜨면 한 국자 떠 믹서에 넣고 밤과 단호박을 각각 넣고 곱게 간다.

5. ②를 반씩 냄비에 붓고 곱게 간 밤과 단호박을 넣어 꿀과 소금으로 간한다. 밥알이 모두 동동 뜰 때까지 10~15분간 끓인 후 차갑게 식혀 보관한다.

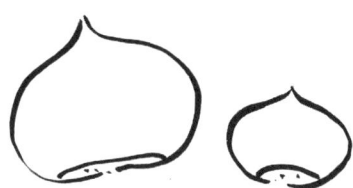

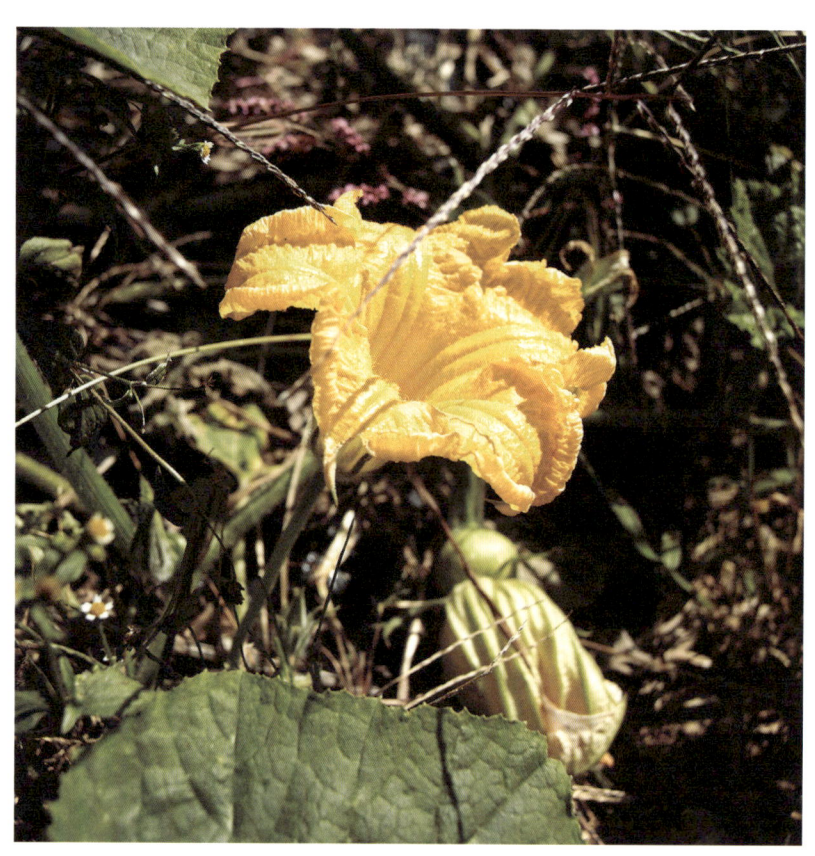

손맛 깃든 별미

환자들은 간식을 통해 일반 식사에서는 얻을 수 없는 즐거움을 느낍니다. 수술 직후 환자들은 식사에 방해가 되지 않는 선에서 주전부리를 먹는 것이 건강에 큰 도움이 됩니다. 〈자연생활교육원〉에 오는 환자 분들 중 '영 밥맛이 없다'하는 분들도 달콤한 별미는 맛있다며 곧잘 집어 드시곤 합니다. 입맛이 없을 때에는 억지로 끼니를 챙기기보다 다양한 별미로 영양을 보충하세요.

유기농 통밀가루를 사용한 과자나 빵, 햅쌀로 만든 떡 등은 탄수화물이 풍부해 식사대용으로 충분할 뿐 아니라 칼로리가 높아 체중이 급격히 줄어든 환자들에게 좋습니다. 여기에 불포화지방산이 풍부한 견과류를 곁들이고 두유로 단백질을 보충하면 영양 균형도 맞출 수 있습니다.

달콤한 맛은 사람의 기분을 좋아지게 만드는 마력이 있습니다. 단, 착한 단맛을 활용하는 것이 중요합니다. 정제된 백설탕 대신 우리 쌀로 만든 조청과 꿀을 사용하면 건강에도 좋고 특유의 향미를 낼 수 있습니다. 과일 자체가 지니고 있는 단맛을 활용해도 좋습니다. 다양한 제철 과일을 말리면 그 자체로도 건강 과자가 되고 여기저기 간식재료로 톡톡히 쓰입니다. 얼마간 저장이 가능한 건강 간식을 만들어 아무 때고 먹을 수 있도록 집안 곳곳에 두면 자연스레 살이 오르기 시작합니다.

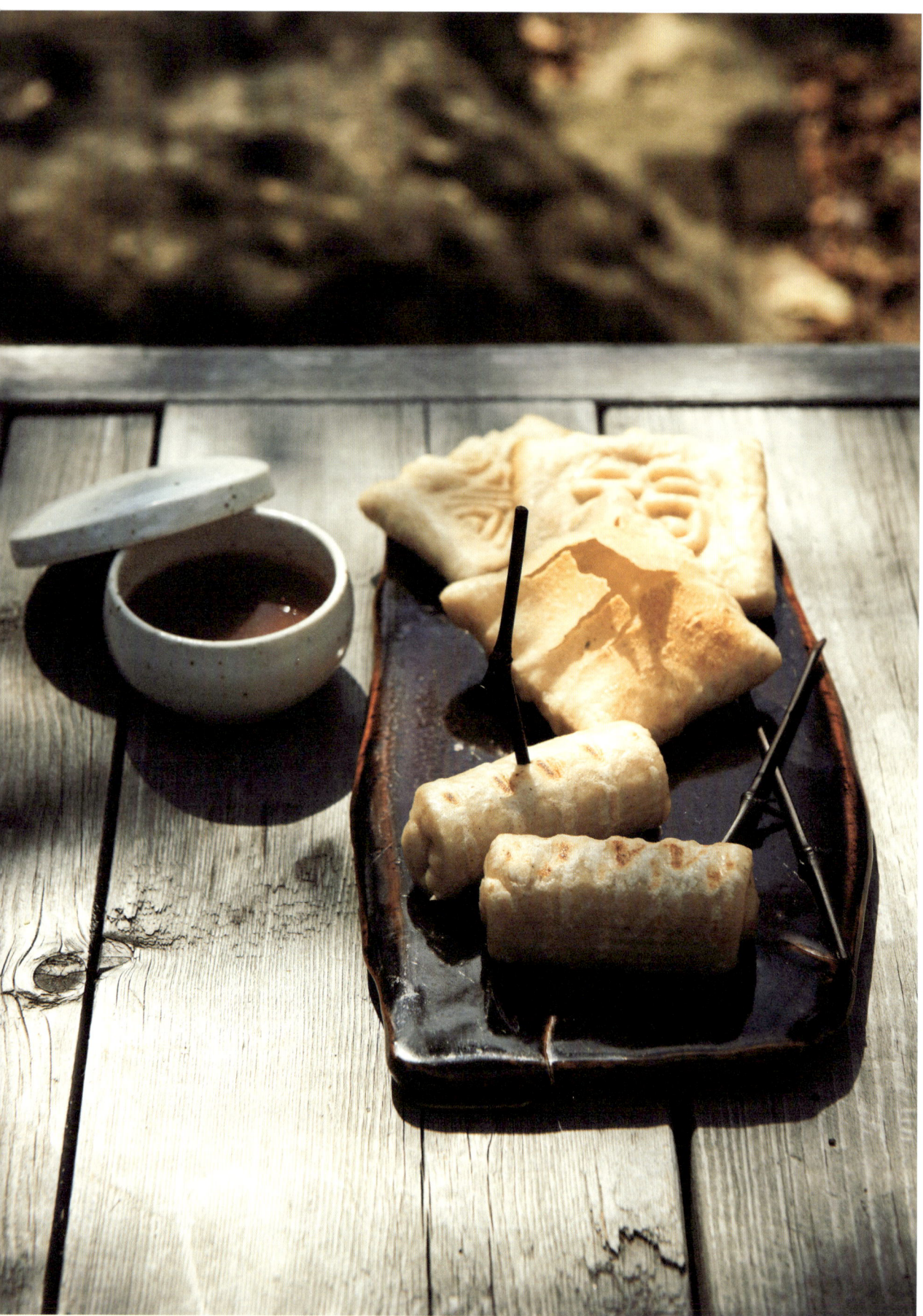

현미떡구이

현미로 만든 절편이나 가래떡을 냉동 보관하면 출출할 때나 끼니를 챙겨 먹기 힘들 때 유용합니다. 특히 영양을 충분히 보충해야 하는 수술 직후의 환자에게 더없이 좋아요. 떡을 프라이팬이나 오븐에 구우면 겉은 바삭하고 속은 쫄깃하게 즐길 수 있습니다.

재료 1인분

현미절편 4개, 조청 약간

만들기

1. 절편 2개는 밀대로 얇게 밀어 돌돌 만 뒤 꼬지로 고정시킨다.

2. 180℃로 예열한 오븐에 돌돌 만 절편과 나머지를 넣고 겉이 노릇노릇해질 때까지 굽는다.

3. 그릇에 담고 조청을 곁들인다.

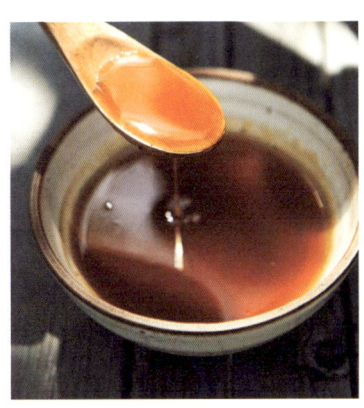

고소한 맛이 일품인 현미절편에는 조청이 잘 어울려요.

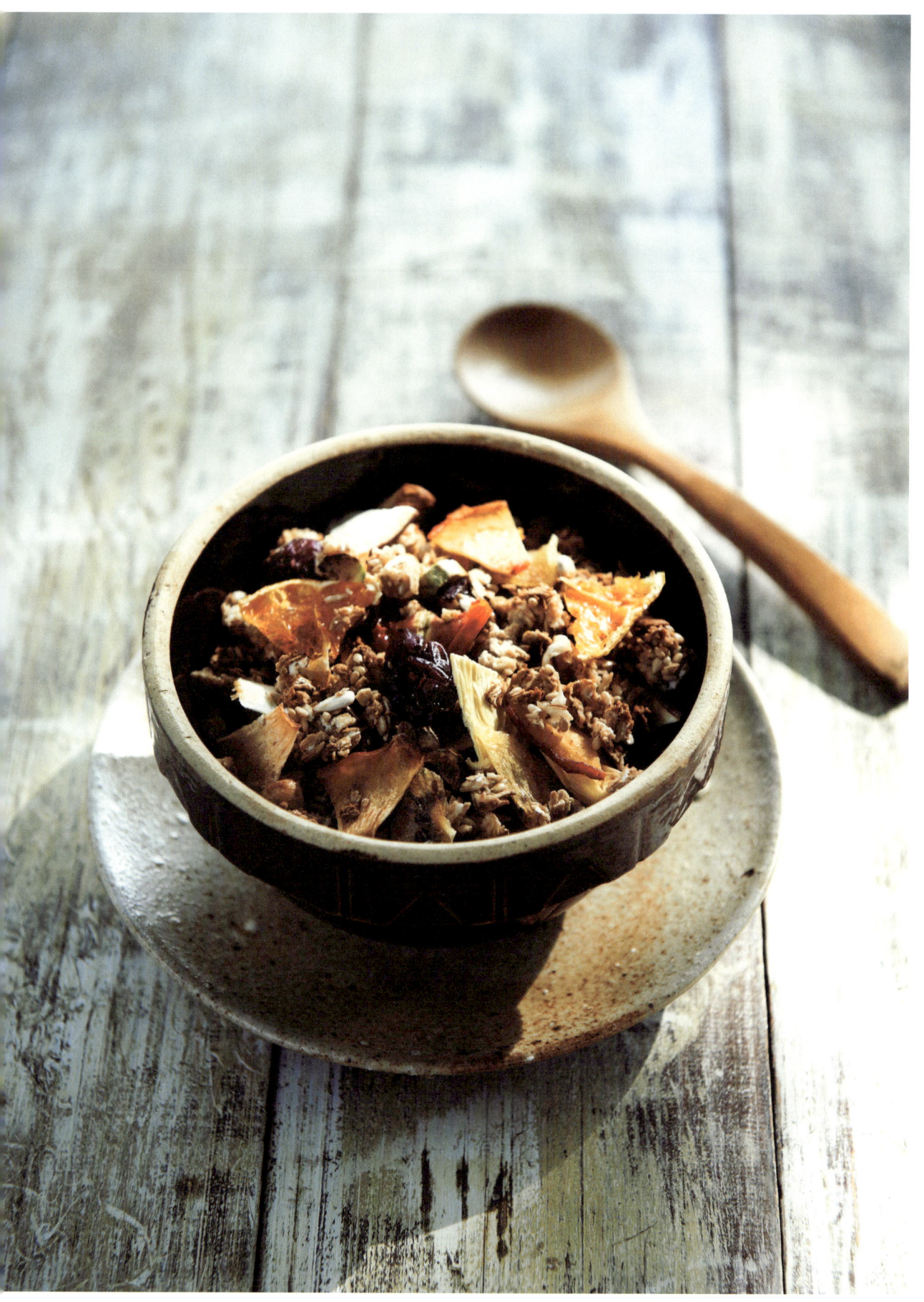

오트밀그래놀라

두유와 함께 식사대용으로 즐길 수 있는 영양만점 그래놀라입니다.
바삭하게 구운 오트밀과 말린 과일, 견과류가 어우러져 풍부한 맛을 냅니다.
밀폐용기에 보관하면 한 달 이상 저장 가능해 환자 혼자 식사를 챙겨먹어야
하는 상황에서 요긴합니다.

재료 4인분

오트밀 100g, 크랜베리·말린 바나나·통깨 10g씩
호두·피스타치오·아몬드·호박씨 5g씩, 꿀 3큰술

만들기

1. 모든 재료를 볼에 담고 고루 섞은 뒤 오븐 팬에 얇게 펴 담는다.

2. 160℃로 예열한 오븐에서 15분간 굽는다. 이때 중간중간 꺼내 뒤적인다.

3. 오븐에서 꺼내 한 김 식힌 후 밀폐용기에 담는다.

꿀이 들어가 쉽게 타므로 계속해서 뒤적이며 구워야 합니다.

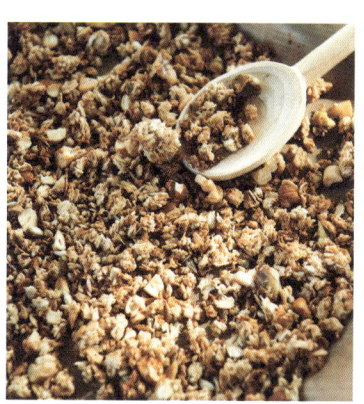

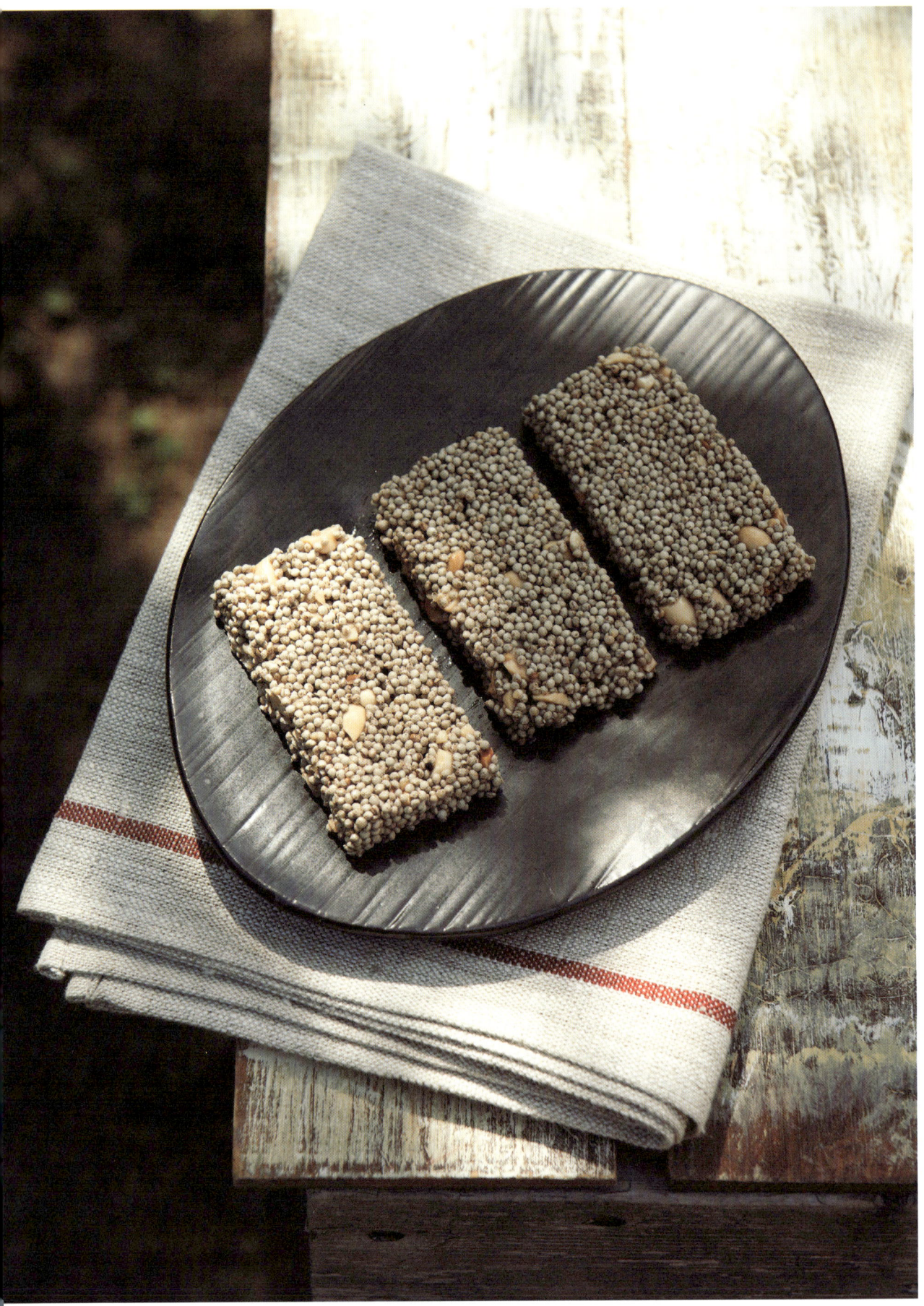

들깨강정

고소하고 달콤한 맛이 입에 짝짝 달라붙는 들깨강정은 한 번 만들어 두면 아무 때고 간편하게 먹을 수 있습니다. 들깨는 자양강장 효과가 있어 병치레를 하느라 기력이 쇠해진 환자에게 훌륭한 간식입니다.

재료 4인분

들깨(볶은 것) 400g, 땅콩(볶은 것) 50g
조청 1과 1/2컵, 포도씨유 약간

만들기

1. 땅콩은 잘게 다진다.

2. 볼에 들깨와 땅콩을 담고 조청을 부어 잘 섞는다.

3. 넓은 용기에 포도씨유를 바르고 ②를 담아 밀대로 얇게 민 뒤 랩을 씌워 냉동실에서 1시간 굳힌다.

4. 딱딱하게 굳은 강정은 먹기 좋은 크기로 썰고 먹을 분량만큼 그릇에 담은 뒤 나머지는 밀폐용기에 담아 보관한다.

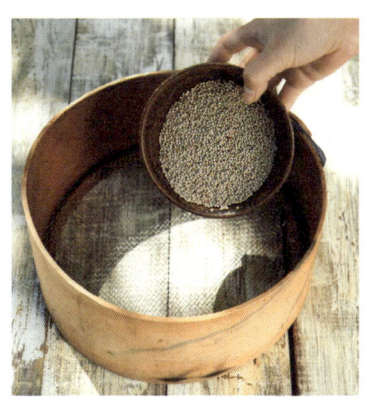

들깨는 볶기 전에 작은 돌 등의 이물질을 체로 걸러야 합니다.

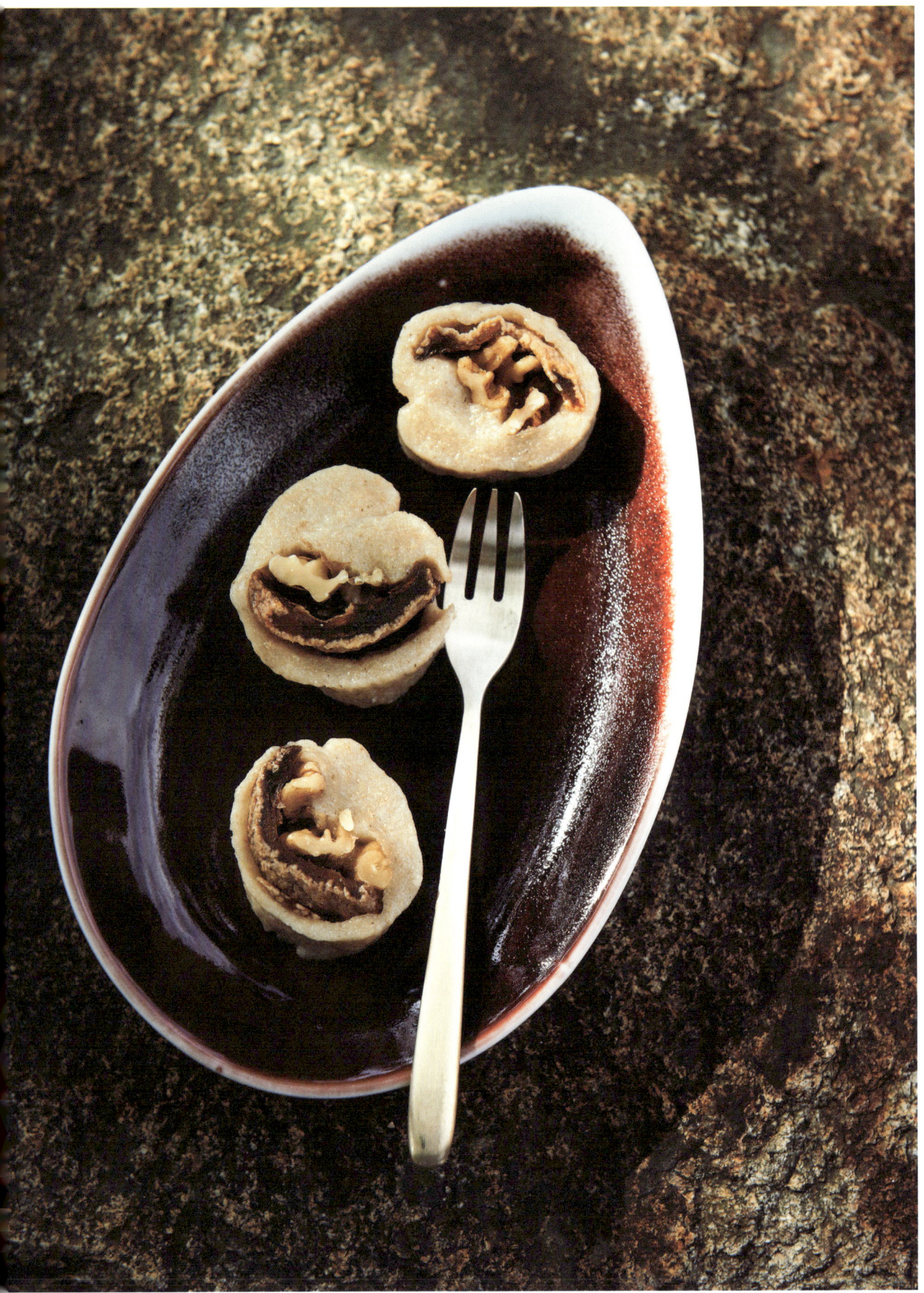

현미찰떡말이

구수한 현미 찰떡에 달콤쫀득한 곶감과 고소한 견과류를 더한 영양 간식입니다. 쫄깃쫄깃 부드러운 찰떡은 이가 좋지 않은 환자도 편하게 먹을 수 있어요. 두유 한 잔을 곁들이면 식사대용으로 좋습니다.

재료 2인분

현미찰떡 200g, 곶감 100g(중간 크기 3개), 호두 30g, 아마씨유 약간

만들기

1. 갓 만들어 부드러운 현미찰떡을 준비한다.

2. 김발에 랩을 깔고 아마씨유를 펴 바른 뒤 현미찰떡을 올려 8cm 폭으로 넓적하게 편다.

3. 곶감은 꼭지를 떼고 세로로 반 잘라 씨를 뺀다. ②위에 일렬로 놓고 호두를 하나씩 올린다.

4. 김발로 김밥을 말듯 꼭꼭 눌러가며 둥글게 말아 모양을 잡는다. 랩을 벗기고 칼로 얇게 잘라 그릇에 담는다.

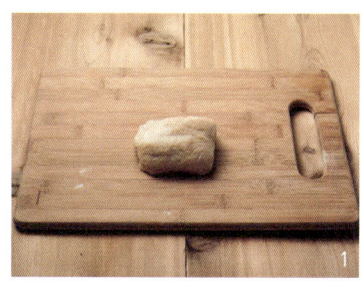
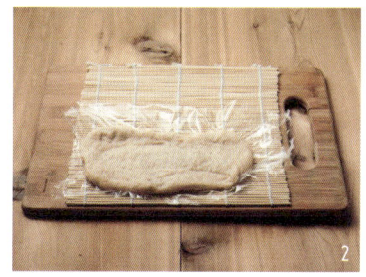
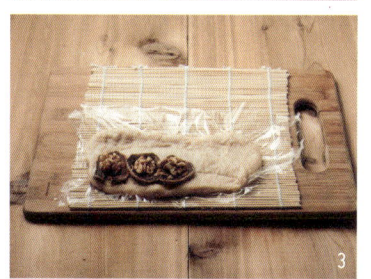
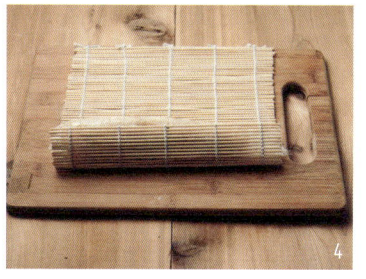

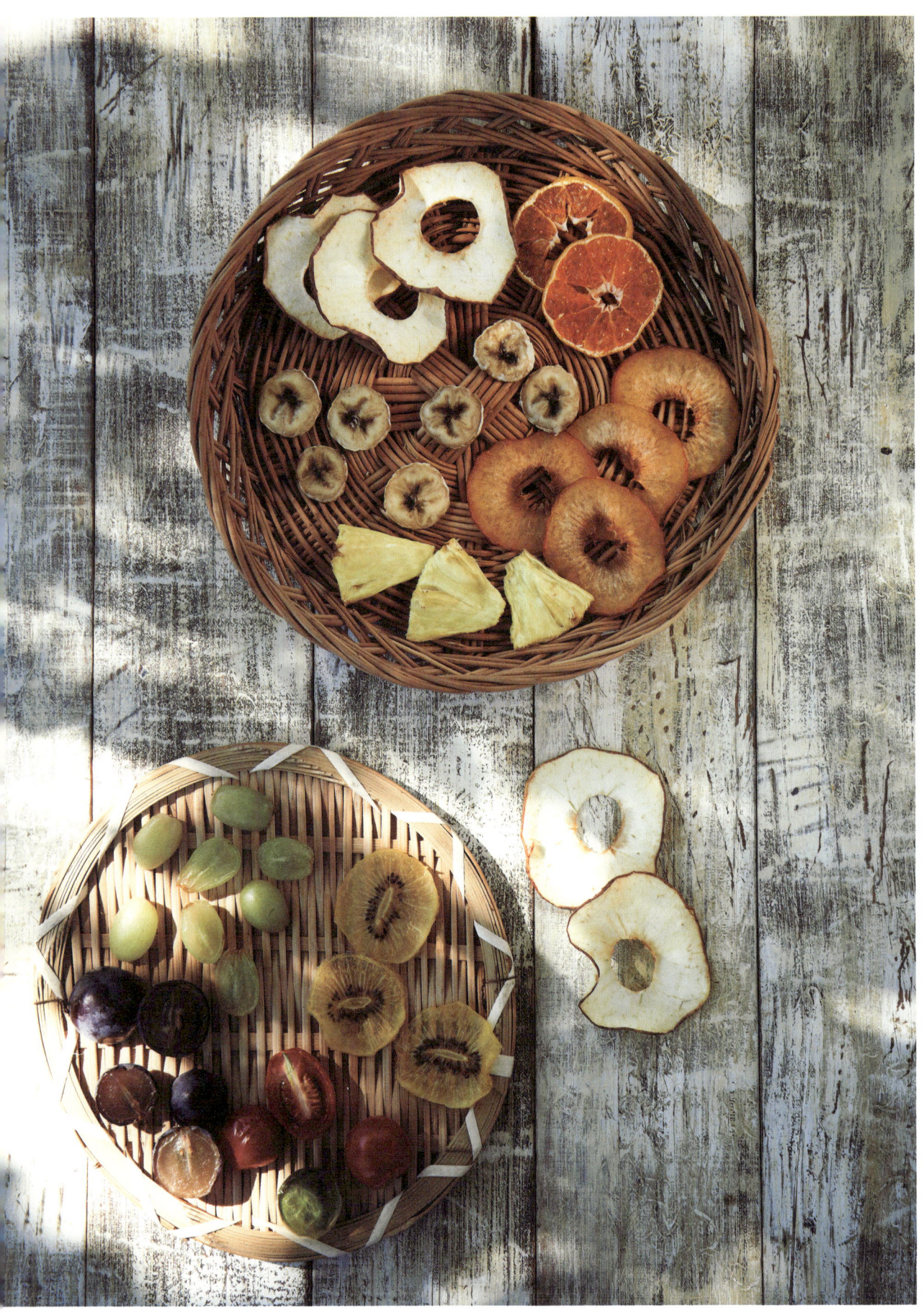

말린과일

과일은 말리는 것만으로 알록달록 보기에도 좋고 훌륭한 간식이 됩니다. 생과일을 먹을 때보다 위에 부담을 주지 않고 많은 양을 섭취할 수 있어 영양이 부족한 환자들의 간식으로 추천합니다. 말린 과일은 시리얼이나 아이스크림, 쿠키 반죽 등에 넣어 활용하세요.

재료 2인분

사과·자두·바나나·키위·귤 1개씩, 파인애플 100g, 포도·방울토마토 10개씩

만들기

1. 사과와 자두는 껍질째 깨끗이 씻어 씨를 빼고 얇게 슬라이스 한다. 키위는 껍질을 벗겨 슬라이스 한다.

2. 바나나는 껍질을 벗겨 얇게 어슷 썰고 귤은 껍질째 깨끗이 씻어 얇게 슬라이스 한다.

3. 파인애플은 얇게 저며 썰고 포도와 방울토마토는 반 자른다.

4. 손질한 과일을 식품건조기에서 6시간, 채반에 널어 통풍이 잘되는 햇빛에서 3일간 말린다.

사과나 바나나 등에 레몬즙을 살짝 뿌려 말리면 갈변 현상을 막을 수 있어요.

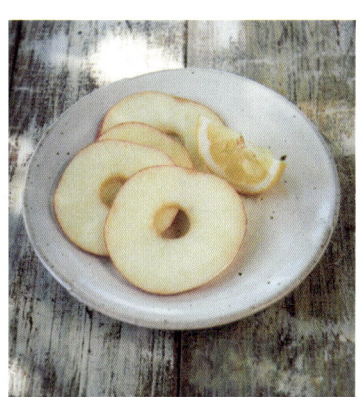

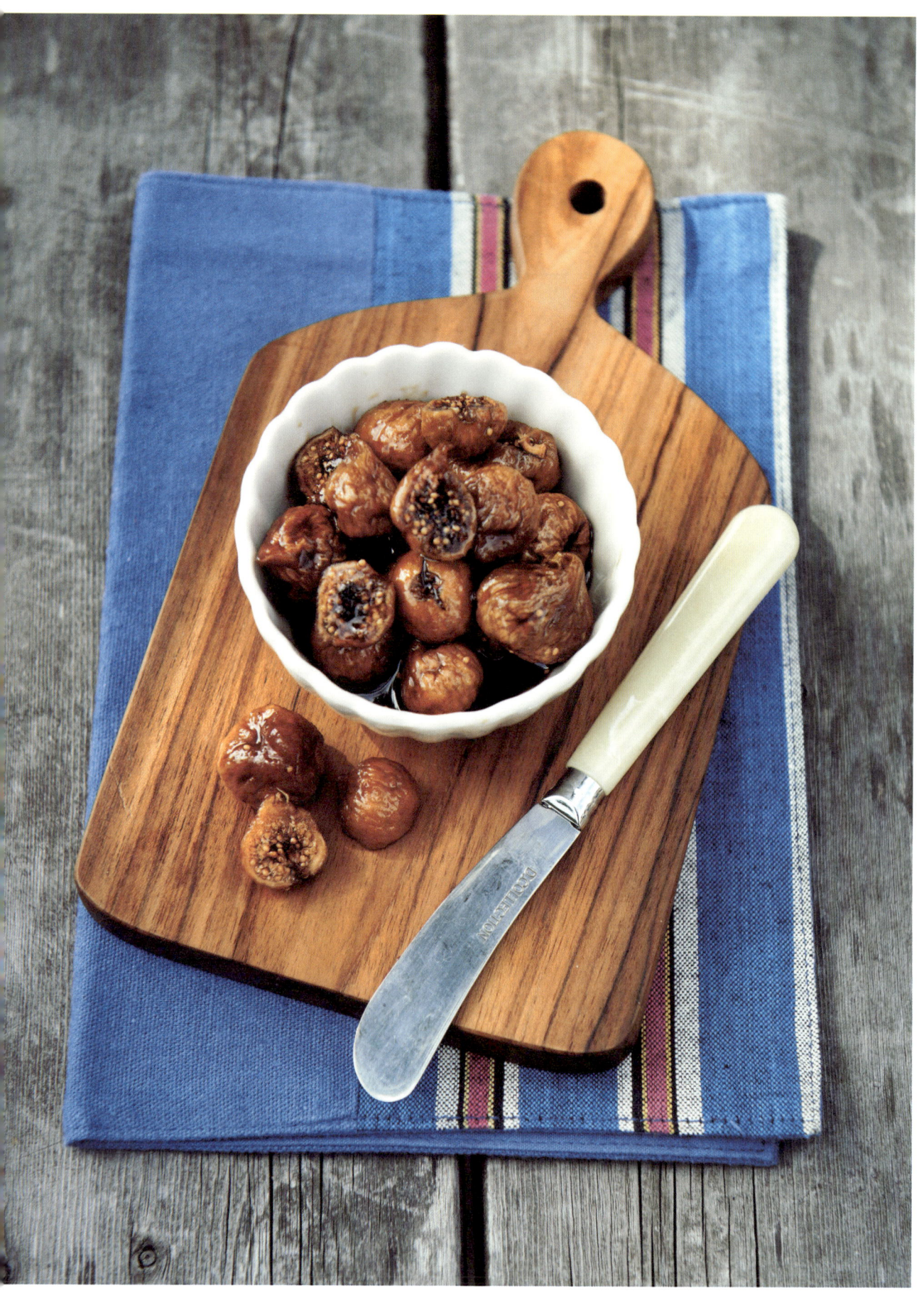

무화과컴포트

과일을 시럽이나 와인에 졸이는 후식의 일종인 컴포트는 그 자체로도 맛있지만 아이스크림 등의 토핑에 유용하게 활용할 수 있어요. 변비가 심한 환자들에게 특효약인 무화과를 부드럽게 불린 뒤 달콤하게 졸여 하나 둘 집어먹기 좋습니다.

재료 2인분

말린 무화과 120g, 오디청·물 1/2컵씩

만들기

1. 말린 무화과는 10분간 물에 담가 부드럽게 불린다.

2. 냄비에 오디청과 물, 불린 무화과를 넣어 중불에서 저어가며 끓인다.

3. 국물이 다 졸아들면 용기에 옮겨 담고 냉장고에 보관한다.

오디 소스에 졸인 무화과컴포트는 통밀식빵 위에 얹어 샌드위치 소로 활용해도 맛있어요.

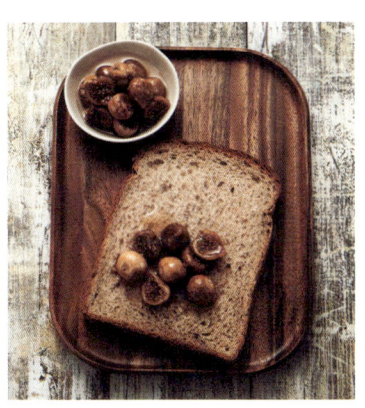

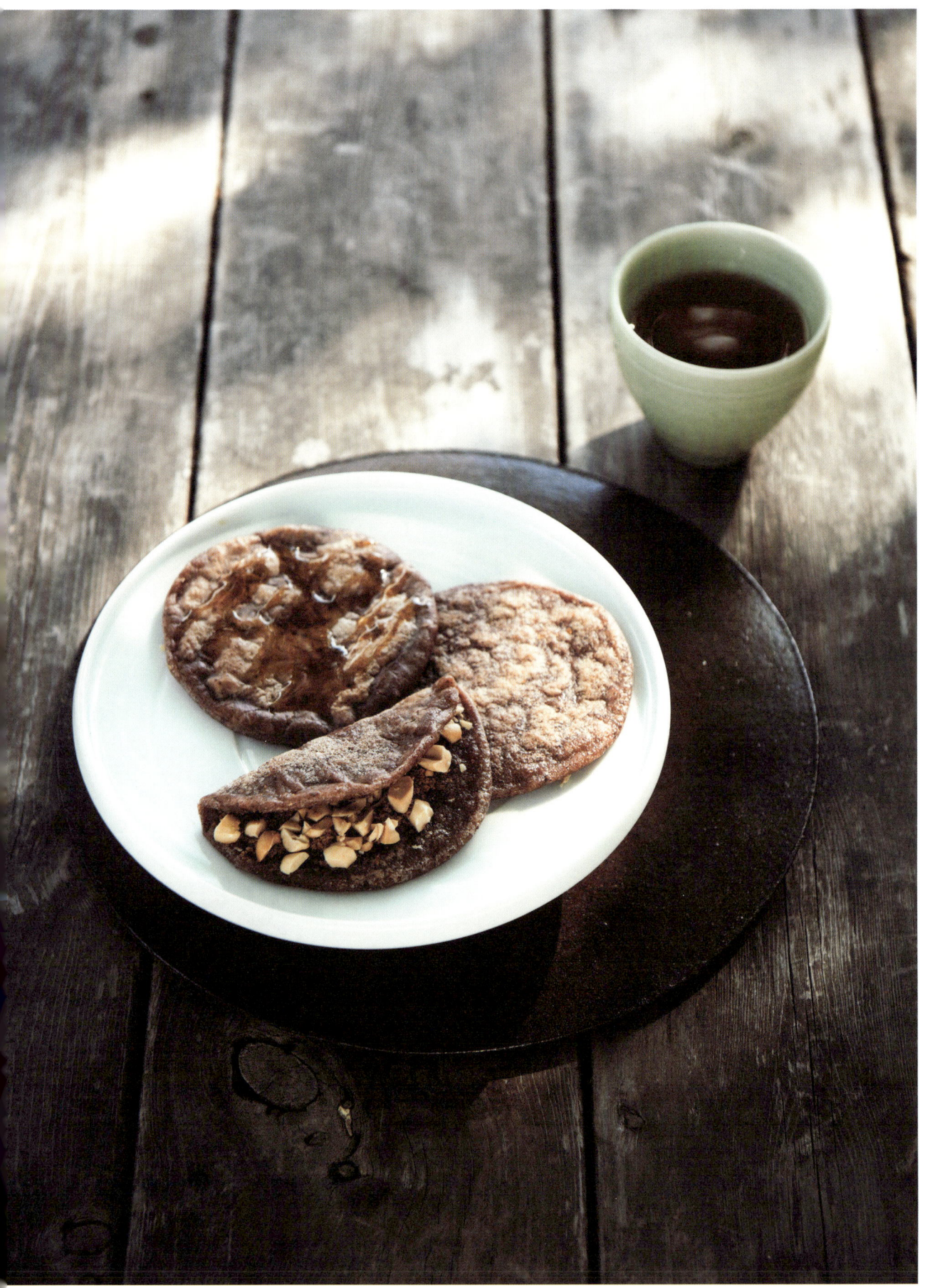

견과 올린 수수부꾸미

지글지글 구운 고소한 냄새가 군침을 흘리게 하는 별미 간식입니다. 수수에는 속을 따뜻하게 하고 소화를 돕는 성분이 있어 떡을 먹고 싶어도 먹지 못하는 환자에게 수수부꾸미를 권합니다. 팥소를 넣는 대신 사탕수수 시럽을 뿌리고 견과류를 올려 호떡처럼 가볍게 즐길 수 있습니다.

재료 2인분

찰수수가루 1컵, 뜨거운 물 1/2컵
다진 땅콩·포도씨유 적당량씩
사탕수수 시럽 물 1/2컵, 사탕수수설탕 2/3큰술

만들기

1. 냄비에 물과 사탕수수설탕을 넣고 중불에서 잘 저어가며 끓인다. 양이 반으로 줄면 한 김 식힌다.

2. 볼에 찰수수가루를 담고 뜨거운 물을 조금씩 넣어가며 익반죽한다. 동그랗게 떼 밀대로 동글납작하게 민다.

3. 달군 프라이팬에 포도씨유를 두르고 ②를 굽는다. 밑면이 투명해지면 뒤집어 구운 뒤 그릇에 옮겨 담는다.

4. 다진 땅콩을 올리고 사탕수수 시럽을 뿌린다.

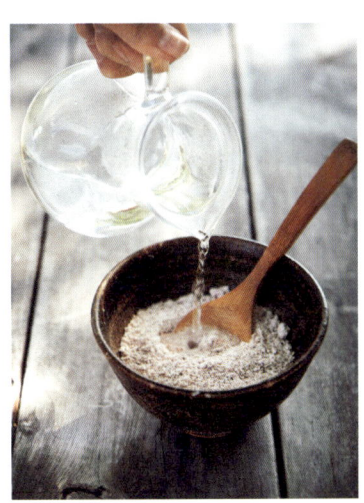

수수부꾸미 반죽은 약간 질다 싶을 정도여야 구웠을 때 부드럽고 쫄깃쫄깃해요.

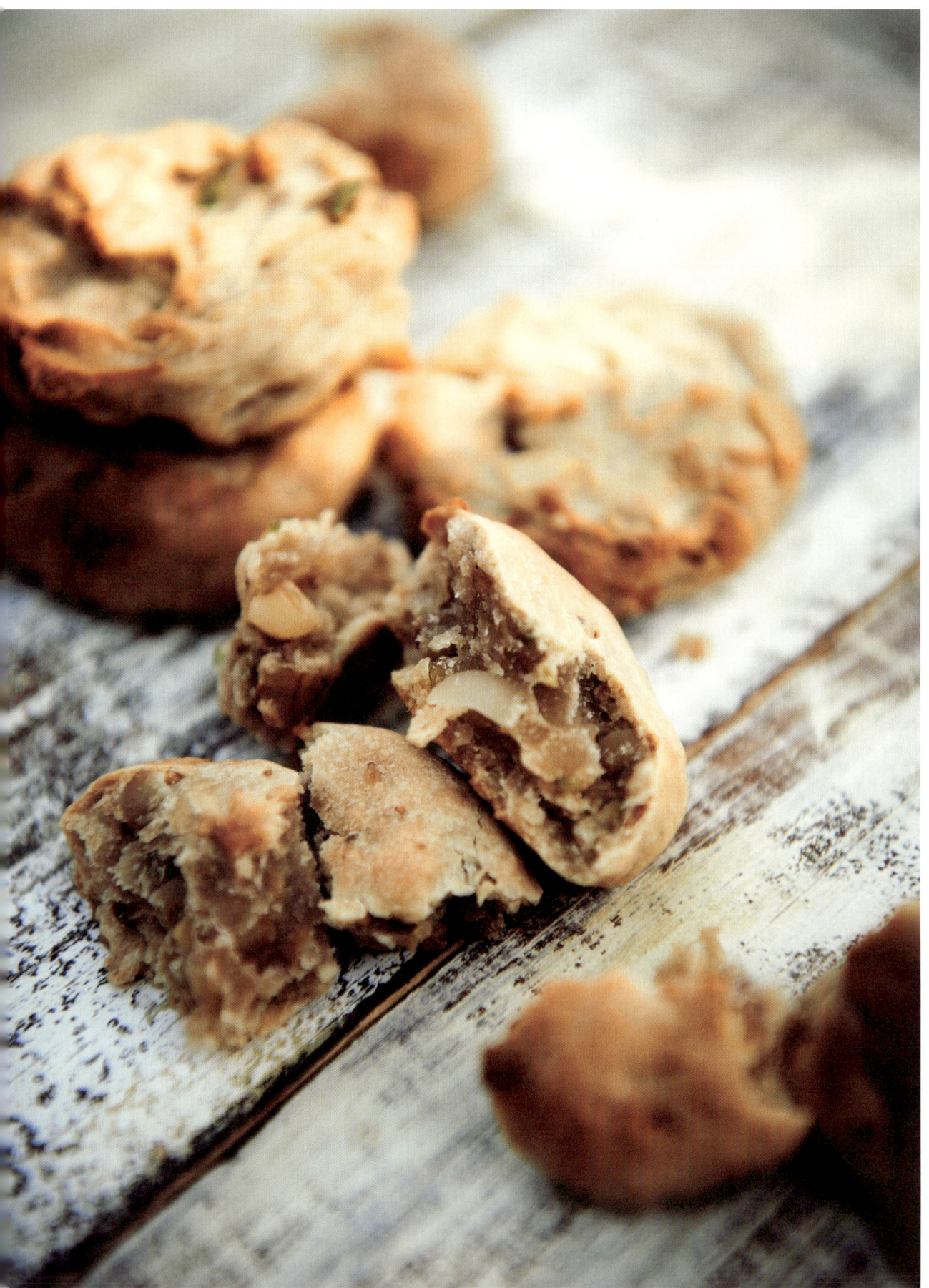

통밀쿠키

통밀가루와 두유, 견과류 등 건강 재료로 만든 쿠키입니다. 합성착색료나 방부제 등의 걱정 없이 집에서 쿠키를 만들어 보세요. 자연식을 하면서 입이 심심해 단 것을 찾는 환자에게 좋은 선물이 됩니다.

재료 2인분

통밀가루 1컵, 두유 1/2컵
땅콩·피스타치오·호두 10g씩, 사탕수수
설탕·올리브유 2큰술씩, 통깨·꿀 1큰술씩
소금 1작은술

만들기

1. 견과류는 잘게 다진다.

2. 통밀가루와 사탕수수설탕, 소금은 합해 체에 한 번 내린 뒤 볼에 담는다.

3. ②에 두유와 올리브유, 꿀을 넣고 잘 섞은 뒤 견과류와 통깨를 넣고 고루 섞어 쿠키 반죽을 만든다.

4. 반죽을 숟가락으로 떠서 오븐 팬에 올린다.

5. 180℃로 예열한 오븐에서 15분간 노릇하게 구워 식힘망에 올려 한 김 식힌다.

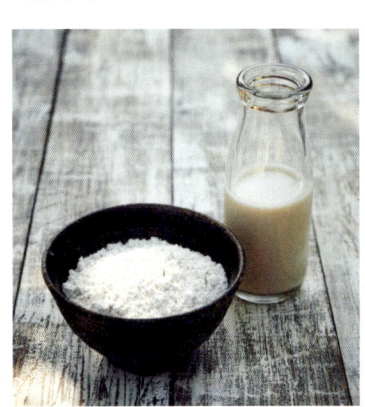

베이킹에 우유 대신 넣는 두유는 대두 껍질을 제거하고 최대한 곱게 간 것을 사용하세요.

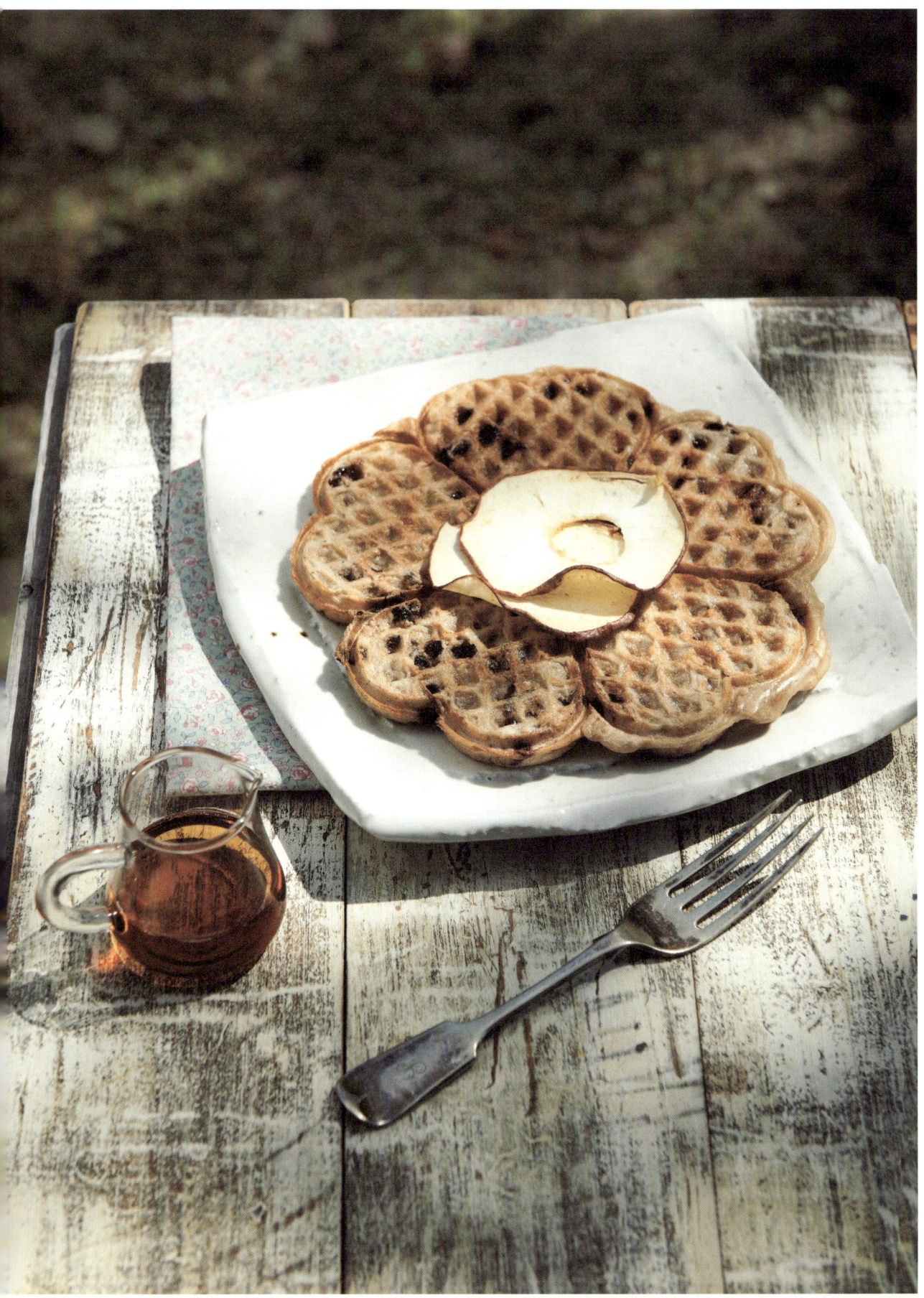

견과류와플

부드럽고 고소한 견과류와플은 〈자연생활교육원〉 인기 아침 메뉴 중 하나입니다. 설탕 없이 곶감으로 단맛을 냈어요. 환자에게 시판 빵을 주자니 불안하고 직접 빵을 만들자니 번거로웠다면 와플을 구워 보세요. 발효과정 없이 폭신폭신한 식감을 낼 수 있습니다.

재료 2인분

통밀가루 1컵, 물 1과 1/2컵, 곶감 60g
호두·아몬드·캐슈너트 5g씩, 소금·올리브유 약간씩
토핑 말린 사과 10g, 꿀 적당량

만들기

1. 곶감과 견과류는 잘게 다진다.

2. 통밀가루와 소금은 합해 체에 한 번 내린 뒤 볼에 담고 물을 넣어 반죽한다.

3. 반죽에 다진 곶감과 견과류를 넣고 고루 섞는다.

4. 올리브유를 발라 예열한 와플기에 ③을 붓고 뚜껑을 덮고 익히다 김이 줄어들기 시작하면 3분간 더 구워 그릇에 담는다.

5. 와플 위에 말린 사과를 올리고 꿀을 곁들인다.

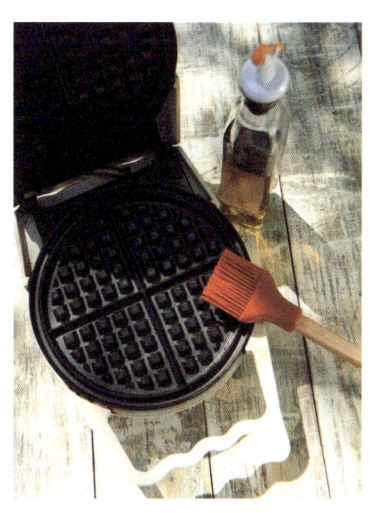

와플기를 예열하기 전, 올리브유를 바르면 떼어내기 쉬어요.

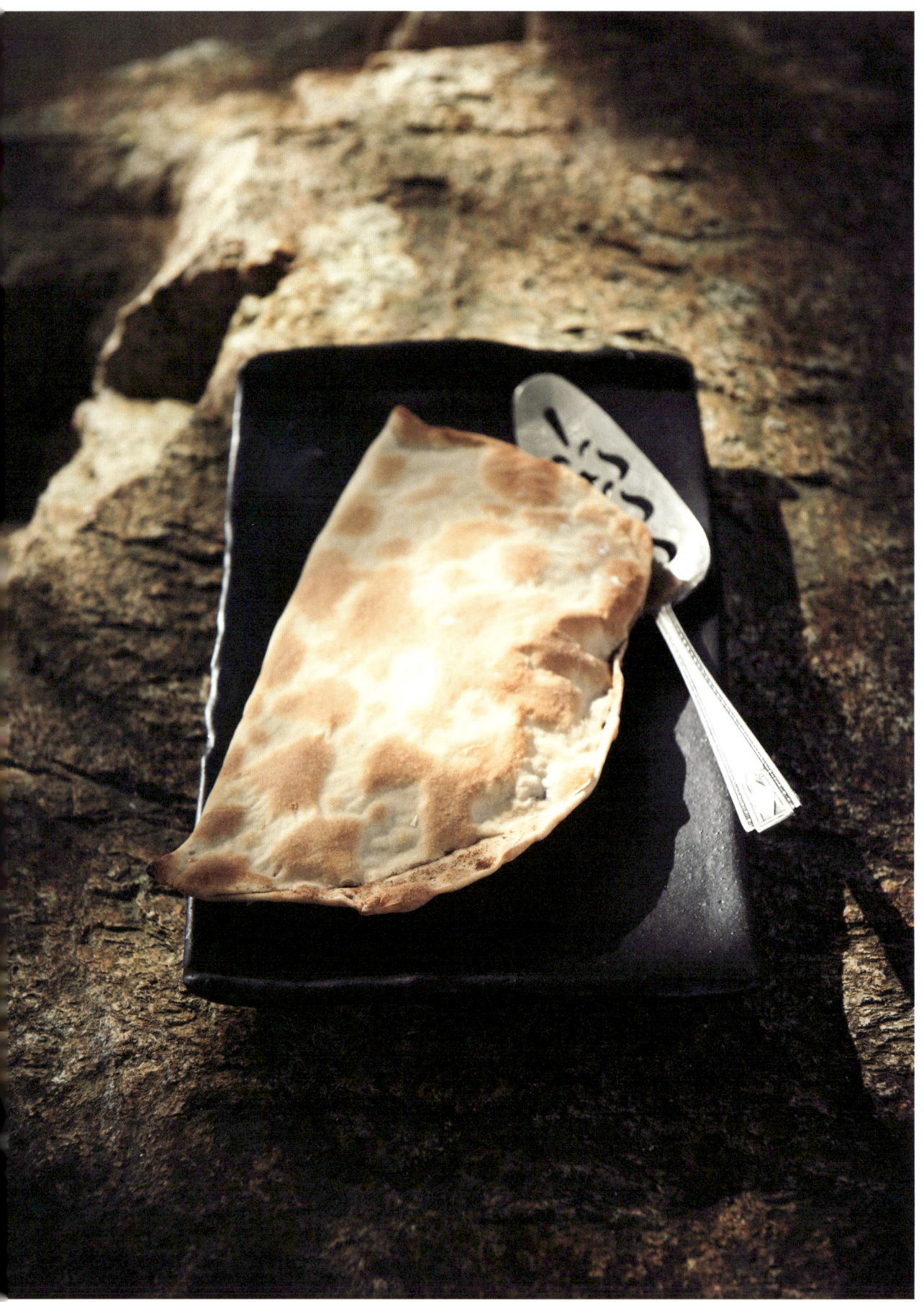

공갈빵

달콤하고 바삭바삭한 공갈빵은 반죽을 두껍게 구우면 식사대용으로, 얇게 구우면 간식으로 좋습니다. 밥 대신 빵이나 과자로 끼니를 때우고 싶어하는 환자에게 두유 한 잔을 곁들여 공갈빵을 드리세요.

재료 2인분

통밀가루 1/2컵, 물 1/4컵, 사탕수수설탕 1큰술
소금·꿀 1작은술씩, 계핏가루 1/2작은술
덧밀가루 적당량

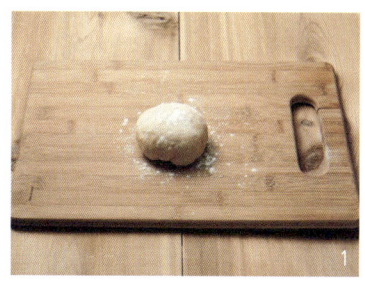

만들기

1. 통밀가루와 소금은 합해 체에 내린 뒤 볼에 담고 물을 부어 반죽한다. 표면이 아기궁둥이처럼 부드러워질 때까지 치대듯 던져가며 반죽한다. 젖은 면보나 랩을 씌워 실온에서 30분간 숙성시킨다.

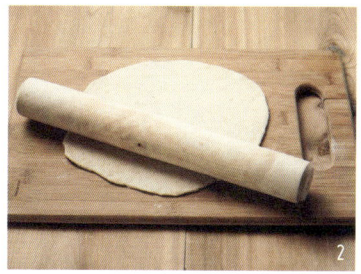

2. 도마에 덧밀가루를 뿌리고 밀대로 반죽을 밀어 얇게 편다.

3. 볼에 사탕수수설탕과 계핏가루, 꿀을 섞어 반죽 위에 고루 뿌린다.

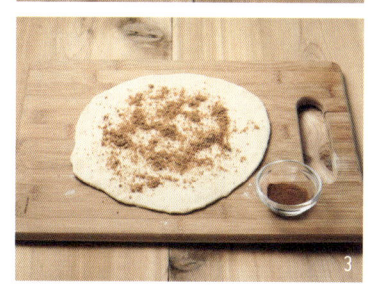

4. 반죽을 반으로 접어 반달 모양을 만들고 가장자리가 터지지 않도록 손가락으로 꾹꾹 누른다. 180℃로 예열한 오븐에서 10~15분간 굽는다.

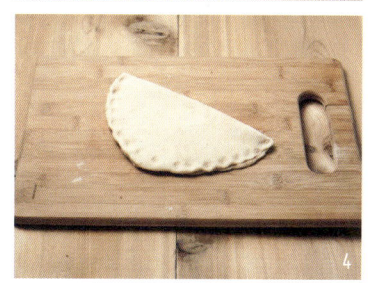

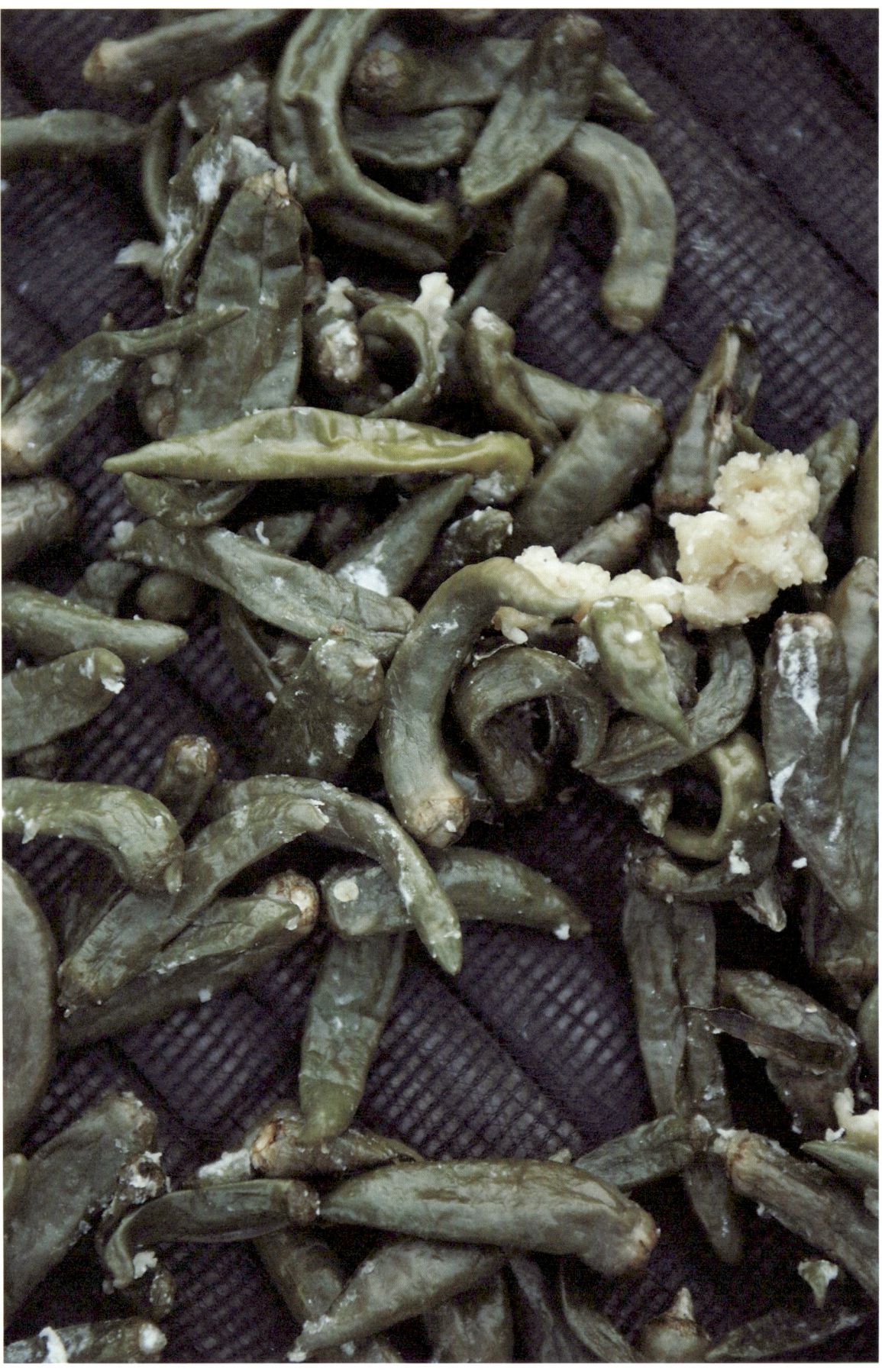

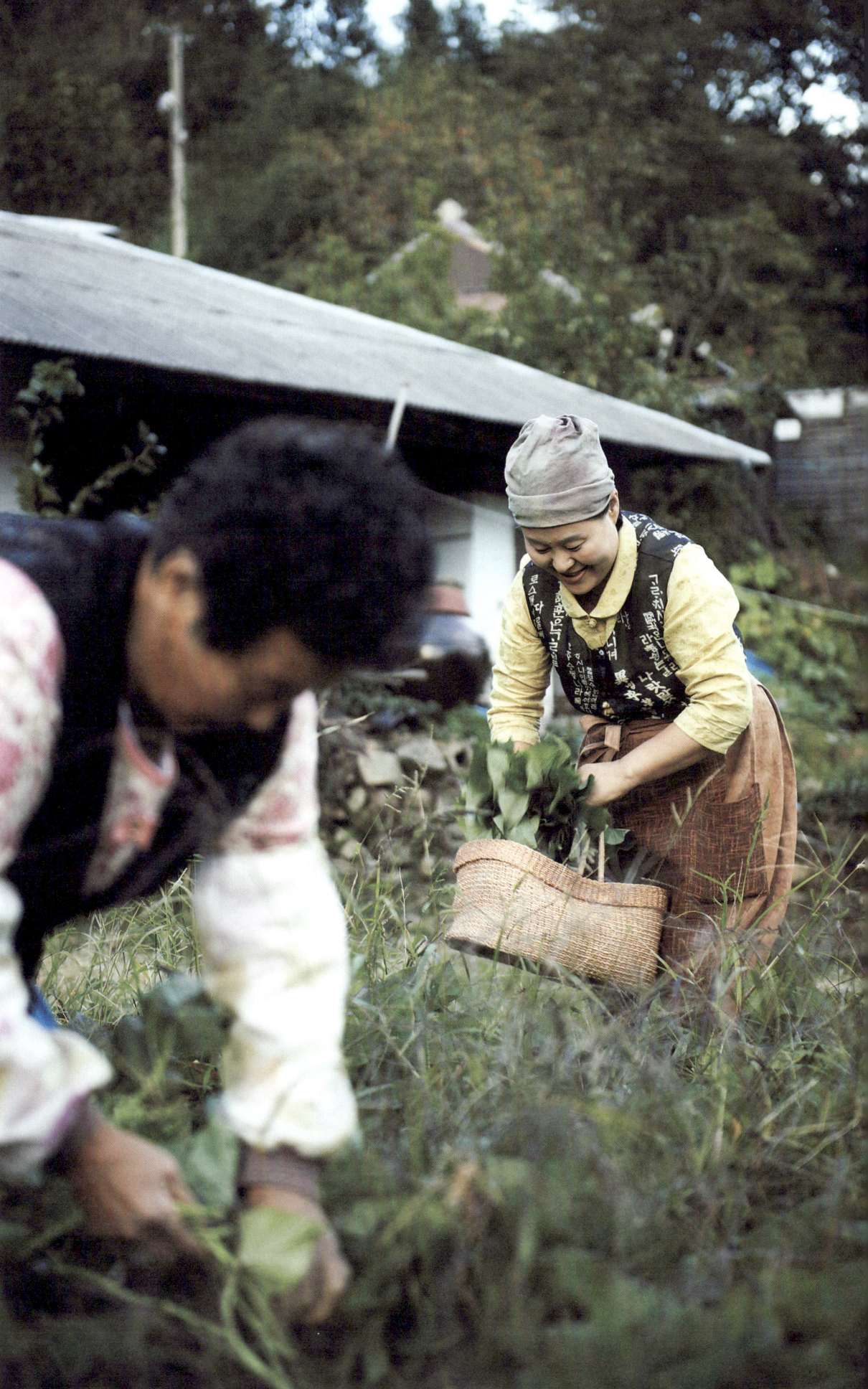

암 수술 1년 후
한 그릇

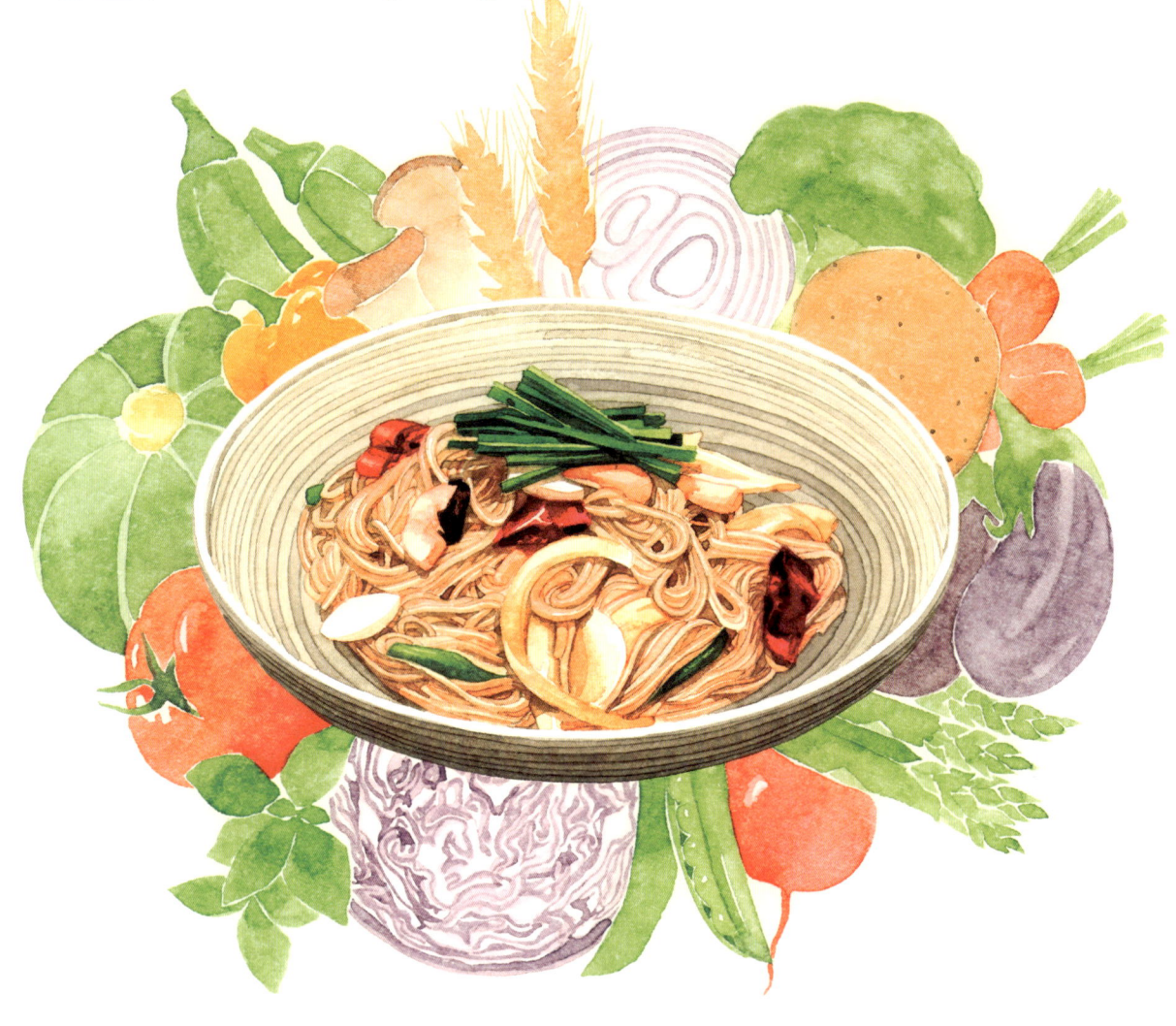

항암 치료의 긴 터널을 지나온 환자들은 이제 서서히 체력을 회복합니다. 하지만 쾌유의 신호를 믿고 암 발병 이전의 무분별한 생활로 돌아간다면 재발의 위험이 커집니다. 암과 다시 마주하지 않고 건강한 일상을 찾기 위해서는 꾸준한 식생활 관리가 필요합니다. 한 가지 음식도 먹기 힘들었던 시기를 건넌 후라 여러 종류의 찬을 골고루 만들고 챙겨 먹기가 쉽지 않습니다. 그래서 한 그릇을 먹더라도 영양을 균형 있게 섭취하는 레시피를 생각해봤습니다. 쉽게 구할 수 있는 제철 식재료를 사용해서 빠르고 간단하게 따라할 수 있는 메뉴를 제안합니다. 일상에서 자연식을 실천하려면 환경이 절반입니다. 암에 대한 공포를 이기지 못하고 모든 걸 절제한 식단을 차린다면 가족과 행복한 밥상을 맞을 수 없습니다. 일상으로 돌아온 회복기 환자에게는 영양과 먹는 즐거움을 주고 함께하는 가족들에게는 새로운 자연식의 맛을 알게 해 줄 한 그릇 음식을 소개합니다.

암과 마주하지 않는
자연식 한 상차림

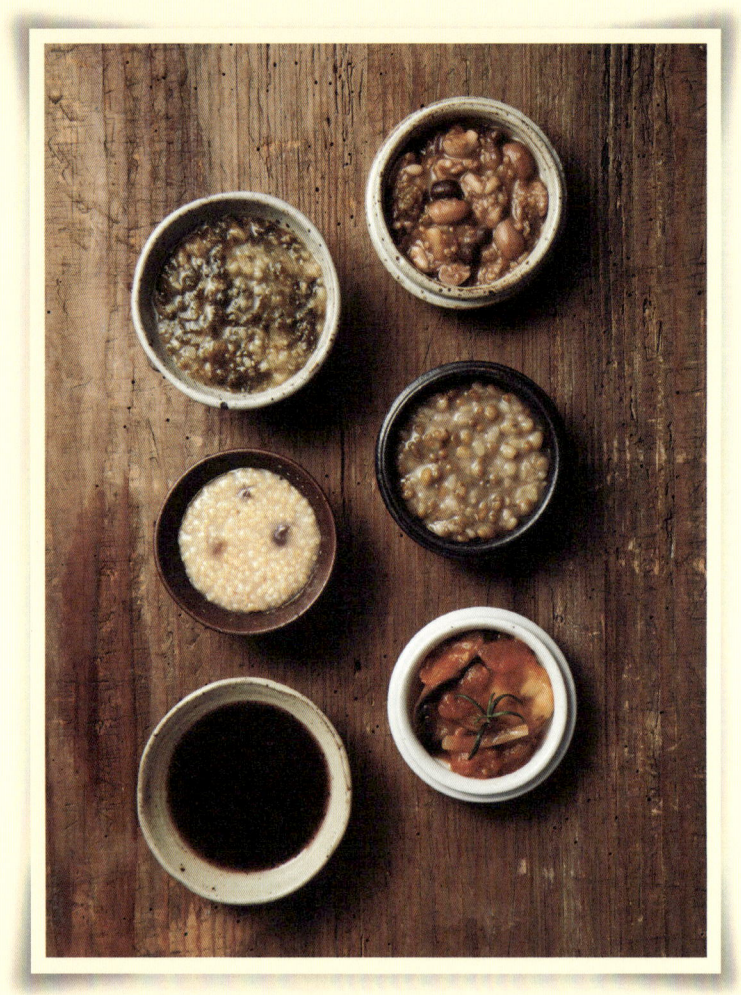

많은 이들이 '자연식은 결국 채식이 아니냐'는 질문을 하는데, 반은 맞고 반은 틀린 말입니다. 자연식은 채식을 근간으로 하되 양념을 최대한 줄이고, 최소한의 조리법으로 자연 그대로의 맛을 살리는 것입니다. 특히 모든 재료를 제철식품으로 사용합니다. 자연의 이치가 제철식품에 담겨 있기 때문에 인체의 섭리를 자연의 시계에 맞추어 사시사철 그때 나는 재료로 우리의 건강을 지키는 것입니다. 암과 싸워 피폐해진 생명의 빛을 서서히 돌리기 위해서는 자연의 섭리에 맞는 재료를 골라 건강하게 조리해 먹도록 합니다.

〈자연생활교육원〉을 운영하면서 가장 많이 받은 질문은 "가장 몸에 좋은 것이 무엇이냐?"입니다. '가장 몸에 좋은 음식'이라는 것은 없습니다. 저희 부부 역시 암 치료를 위해 안 해 본 일이 없습니다. 기적을 만든다는 약은 모조리 사들이고, 암 수술 후 회복에 좋다는 것은 다 찾아 먹었었지요. 하지만 세상에 '기적의 식품'은 없습니다. 하나의 식품만 믿고 그것만 먹기보다는 다양하고 신선한 식재료를 영양에 맞게 골고루 섭취해 소박한 한 끼를 구성해야 합니다.

정말 중요한 것은 몸에 해가 되는 음식을 철저하게 피하는 것입니다. 몸에 해가 되지 않는 음식이란 비자연적인, 가공식품을 말합니다. 각종 인스턴트식품, 화학조미료가 잔뜩 들어간 음식은 우리 인체의 '자가 재생 시스템'을 망가뜨립니다. 때문에 제 남편이 '목숨 걸고 편식'한다고 하는 것이지요. 편하다고, 이미 입맛이 자극적인 것에 길들여졌다는 이유로 회복기에 다시 몸에 좋지 않은 음식을 무심코 선택하지 마세요.

〈자연생활교육원〉의 식단은 기본적으로 탄수화물, 단백질, 지방질의 비율을 6:1:1로 맞추어 차립니다. 여기에 비타민과 무기질이 추가되지요. 다양한 잡곡을 기본으로 하되 콩과 견과류로 단백질과 지방질을 섭취하고 신선한 채소로 각종 비타민과 무기질을 충분히 섭취합니다. 소화력이 가장 좋은 아침에 소화·흡수가 어려운 견과류 등 단백질 위주의 식단을, 가장 많은 에너지를 필요로 하는 점심에는 곡류와 과일로 탄수화물 위주의 식단을 차리고 저녁에는 과도한 에너지가 쌓여 숙면을 방해하는 일이 없도록 채소와 과일 중심의 가벼운 비타민 식단을 꾸립니다.

식사를 느긋하게 하는 것도 중요합니다. 음식을 여러 번 씹을수록 침 속 소화를 돕는 효소가 많이 분비되어 영양소의 체내 흡수를 돕기 때문에 한 입에 60~1백 번씩 꼭꼭 씹어 삼키는 습관을 들이세요. 침 속에는 혹여나 음식 속에 들어 있을 수 있는 독소를 중화시켜주는 성분이 들어있습니다. 30분~1시간 동안 느긋하고 여유롭게 음식의 소중함을 생각하며 식사를 즐깁니다.

한식의 기본이 되는 장이나 다양한 김치류, 젓갈 등의 발효식품은 염도가 높습니다. 과도한 나트륨 섭취는 위염과 위암, 고혈압 등을 초래하기 때문에 평소 먹던 것보다 싱겁게 먹어야 합니다. 하지만 무조건 건강을 지키겠다고 무염식을 하게 되면 식욕이 사라지기 때문에 슴슴하게 간하고 감칠맛을 내는 조리법을 익히세요.

한국인들은 짜고 매울 뿐 아니라 뜨거운 음식을 즐깁니다. 식도와 위를 뜨거운 음식으로 상처 입힌 후에 과도한 소금을 쏟아 붓는 것이 반복되다 보면 세포가 변질되고 만성적인 식도염과 위염에 시달리게 됩니다. 식도암이나 위암에 걸린 환자가 계속해서 뜨거운 음식을 먹는다면 상처를 치료할 마음이 없다는 것과 마찬가지입니다. 미지근한 음식으로 우리 속을 상하게 하지 않게 하세요.

고인 웅덩이의 물은 곧 썩어버리고 맙니다. 우리 몸도 마찬가지 입니다. 신체를 구성하는 가장 큰 비중을 차지하고 있는 물은 체내 세포 구석구석을 돌며 우리가 살아 숨 쉬도록 합니다. 〈자연생활교육원〉에 오는 환자들은 누구나 자기만의 물통을 가지고 다닙니다. 200ml를 기준으로 하루 10잔의 물을 7번에 걸쳐 나눠 마시는 규칙을 철저히 따르기 때문입니다. 아침에 일어나면 목이 마르지 않더라도 반드시 두어 잔 이상을 챙겨 마십니다. 점심식사와 저녁식사 전 30분에도 물을 한두 잔씩 마십니다. 식사를 하는 도중이나 식사 후 1시간 이내에 마시는 것은 소화를 방해하기 때문에 피합니다. 마지막으로는 잠자리에 들기 1시간 전에 마십니다.

고통스러운 암 수술, 항암 치료를 건너온 여러분 이제 새로운 삶이 시작되었습니다. 건강은 약이 아닌 먹는 것으로 지키는 것입니다. 아픈 몸과 마음을 되살리는 자연식의 강력한 힘을 믿고 꾸준히 자연식을 실천해 보세요.

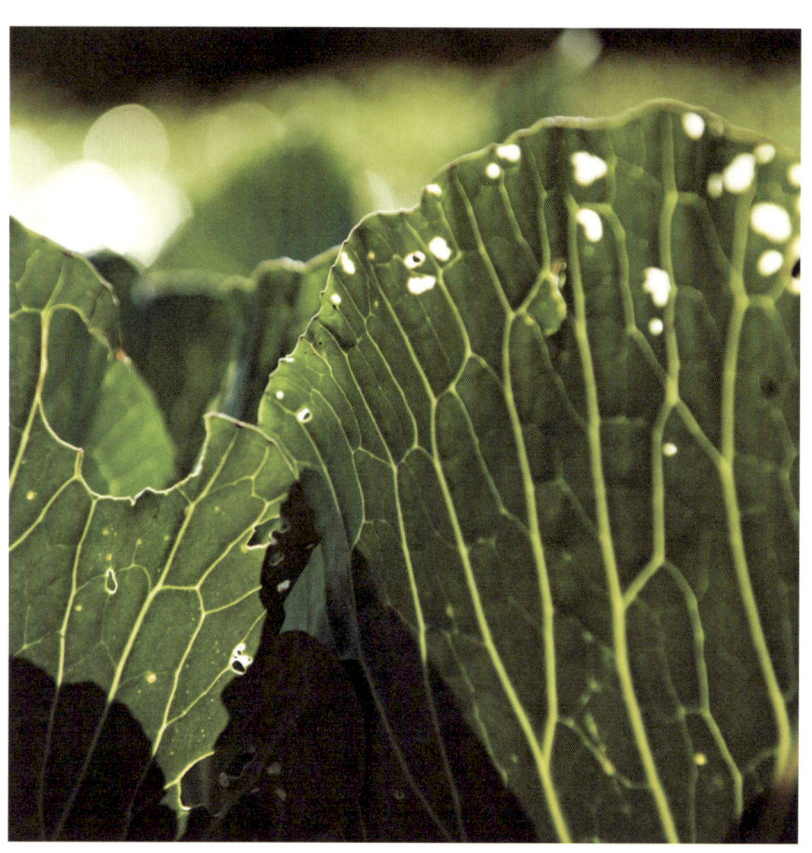

한 끼 샐러드

〈자연생활교육원〉에서는 매 끼 두세 가지의 샐러드를 내놓습니다. 샐러드는 자연의 에너지가 가득한, 자연에 가장 가까운 음식이기 때문이지요. 일단 신선한 채소나 과일, 견과류만 있으면 얼마든지 간편하고 맛있는 샐러드를 만들 수 있습니다. 싱싱한 잎사귀와 과육의 맛을 그대로 즐기기만 하면 되니까요. 자연식 홈메이드 드레싱을 만들어 재료 본연의 맛을 이끌어 내세요. 엑스트라버진 올리브유에 레몬즙과 꿀을 약간 첨가한 드레싱만으로도 아삭아삭한 채소의 맛이 한층 살아납니다. 견과류로 만든 자연식 크림 소스는 깊고 부드러운 풍미를 더하지요. 이때 갓 구운 크루통이나 아몬드 슬라이스 등의 토핑으로 리듬감을 주세요. 또한 감자를 포슬하게 굽거나 떡을 곁들이면 포만감을 주어 한끼 식사가 되기도 합니다.

자연식 소스를 기본으로 숙지해 두고 그때그때 제철 채소를 활용해 다양한 샐러드를 만들어 보세요. 아주 작은 노력만으로 식탁에 푸른 자연을 전할 수 있습니다. 채소의 영양이 가득 담긴 샐러드는 부족한 비타민이나 식이섬유를 보충할 수 있는 고마운 메뉴입니다.

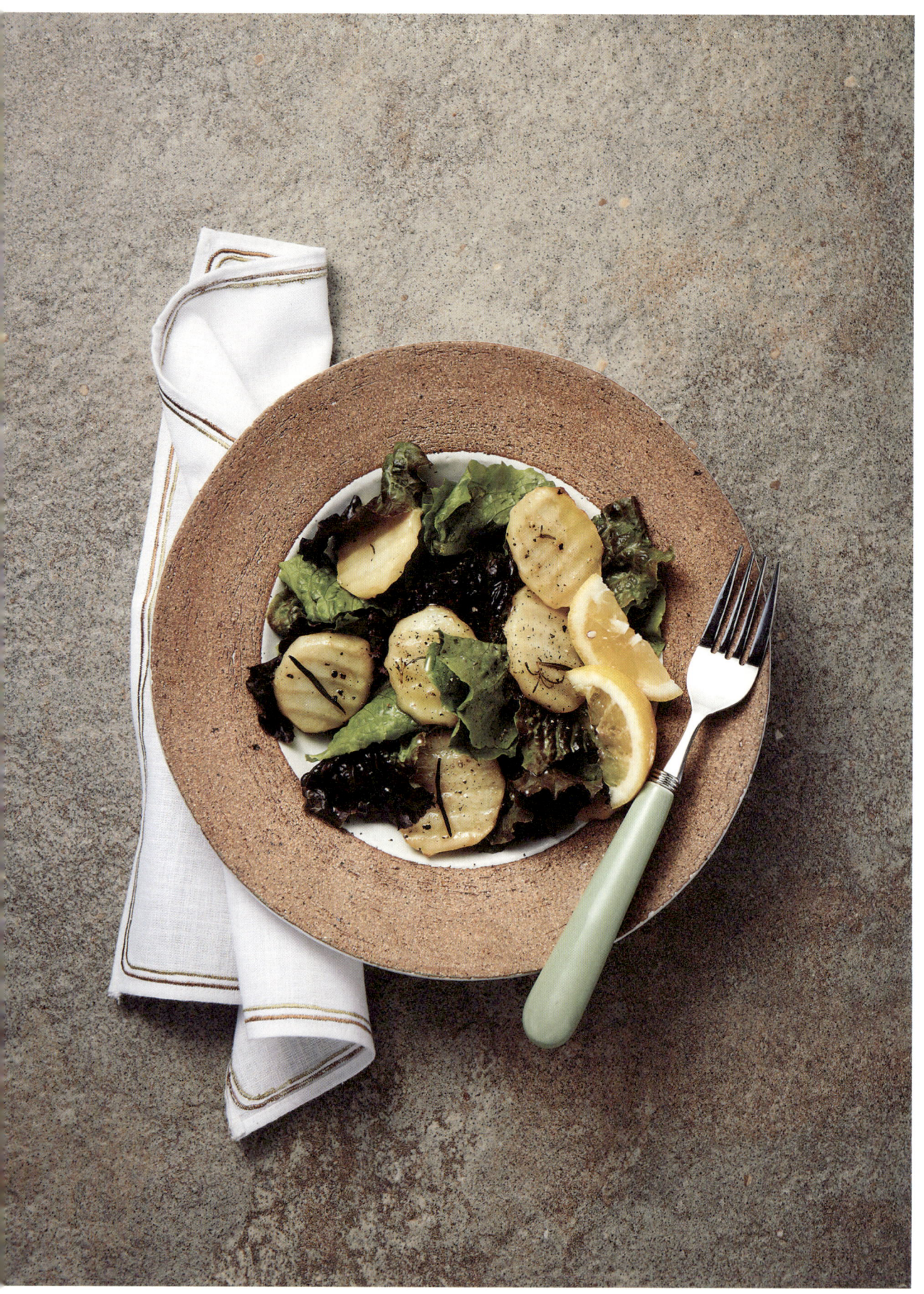

감자구이샐러드

물결 모양으로 썬 감자의 생김새가 재미있는 샐러드입니다. 오븐에 구운 포슬포슬한 감자가 포만감을 주어 든든하지요. 생 채소와도 잘 어울리지만 토마토, 가지 등과 함께 구우면 메인 요리의 장식으로 활용할 수 있습니다.

재료 1인분

감자 130g(중간 크기 1개), 적상추·청상추 20g씩
소금·후춧가루·로즈마리·올리브유 약간씩
레몬 드레싱 올리브유 1큰술, 레몬즙 1/4작은술, 소금 약간

만들기

1. 감자는 물결 모양칼로 얇게 썰어 오븐 용기에 담는다. 소금, 후춧가루, 로즈마리, 올리브유를 넣고 버무린 뒤 170℃로 예열한 오븐에서 15분간 굽는다.

2. 볼에 분량의 재료를 넣고 섞어 레몬 드레싱을 만든다.

3. 적상추와 청상추는 깨끗이 씻고 물기를 탈탈 털어 먹기 좋은 크기로 뜯는다.

4. 그릇에 적상추와 청상추를 담고 오븐에 구운 감자를 올린 뒤 레몬 드레싱을 뿌린다.

감자를 굽기 15분 전 미리 양념을 재우면 속까지 간이 배 맛있어요.

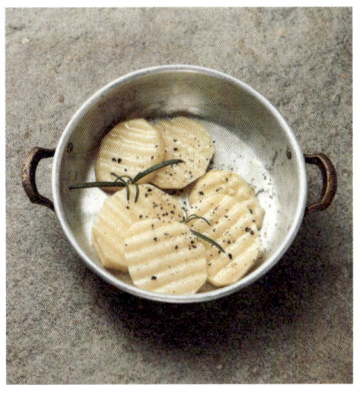

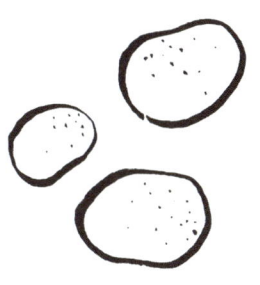

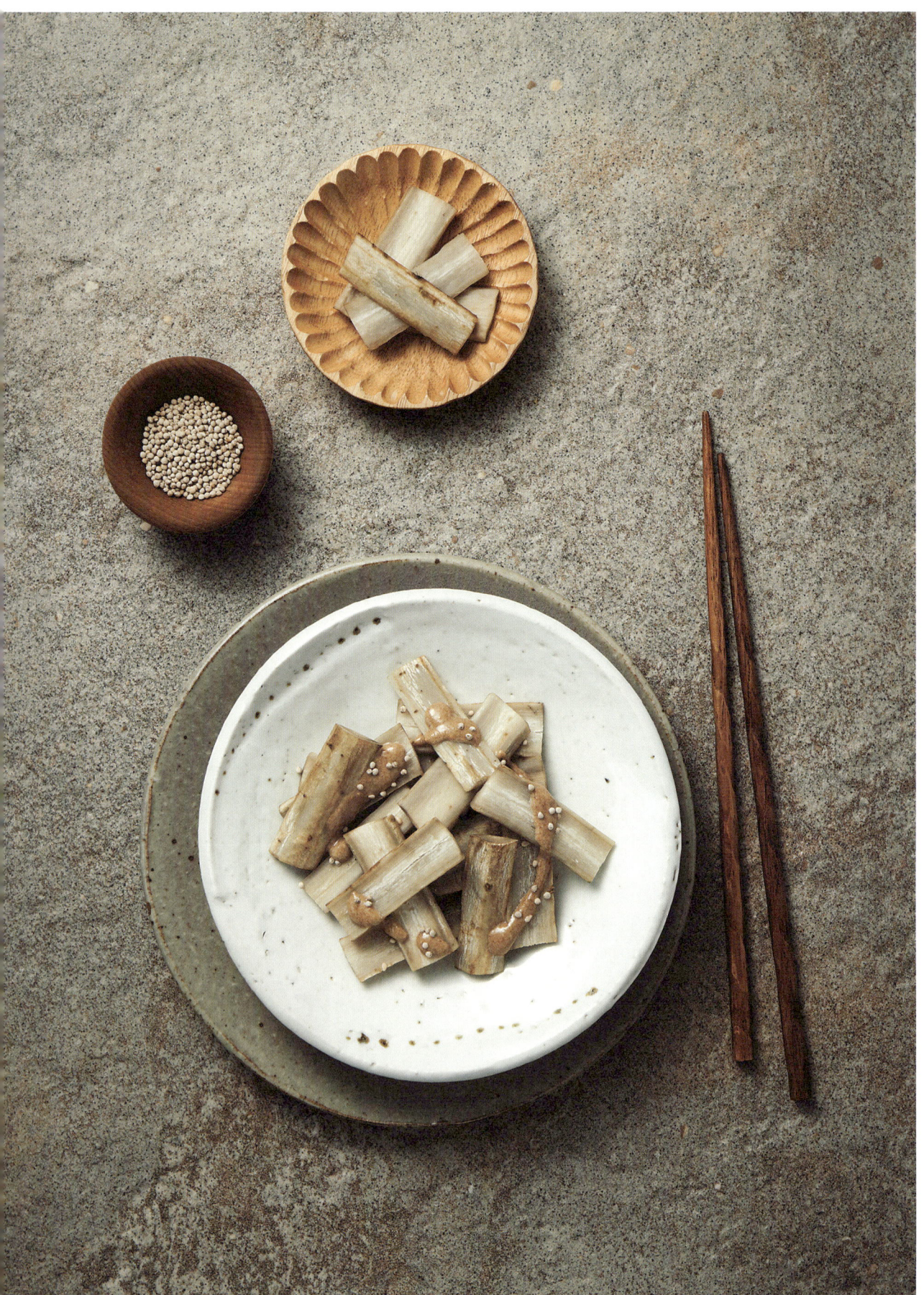

우엉샐러드

찐 우엉과 고소한 들깨 소스가 어우러져 입맛 돋우는 따뜻한 샐러드입니다. 우엉은 체내 독소를 제거하고 항암 효과가 뛰어나지만 조려서 반찬으로 먹는 경우가 대부분이라 많은 양을 먹기에는 무리가 있지요. 샐러드로 만들면 부담 없이 양껏 섭취할 수 있습니다.

재료 2인분

우엉 200g, 들깨가루 약간
들깨 소스 들깨 4큰술, 물 3큰술, 꿀·레몬즙
1큰술씩, 올리브유·다진 양파 1작은술씩
가루간장 1/4작은술, 소금 약간

만들기

1. 우엉은 껍질을 제거하고 5cm 길이로 잘라 세로로 3등분한다. 김 오른 찜기에서 10분간 찐다.

2. 믹서에 들깨를 넣어 곱게 간 뒤 올리브유를 제외한 나머지 소스 재료를 모두 넣어 곱게 간다. 마지막으로 올리브유를 넣어 크림 상태가 될 때까지 갈아 소스를 만든다.

3. 접시에 찐 우엉을 담고 들깨 소스를 끼얹은 뒤 들깨가루를 약간 뿌린다.

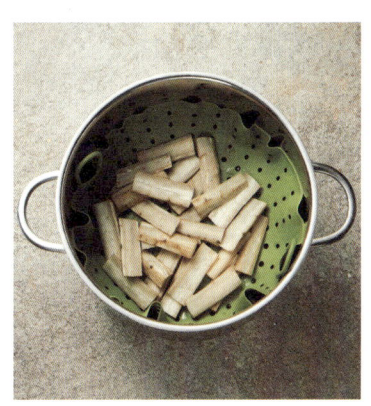

미리 삶은 우엉은 상에 내기 직전, 찜기에서 한 번 더 김을 올려 따뜻하게 드세요.

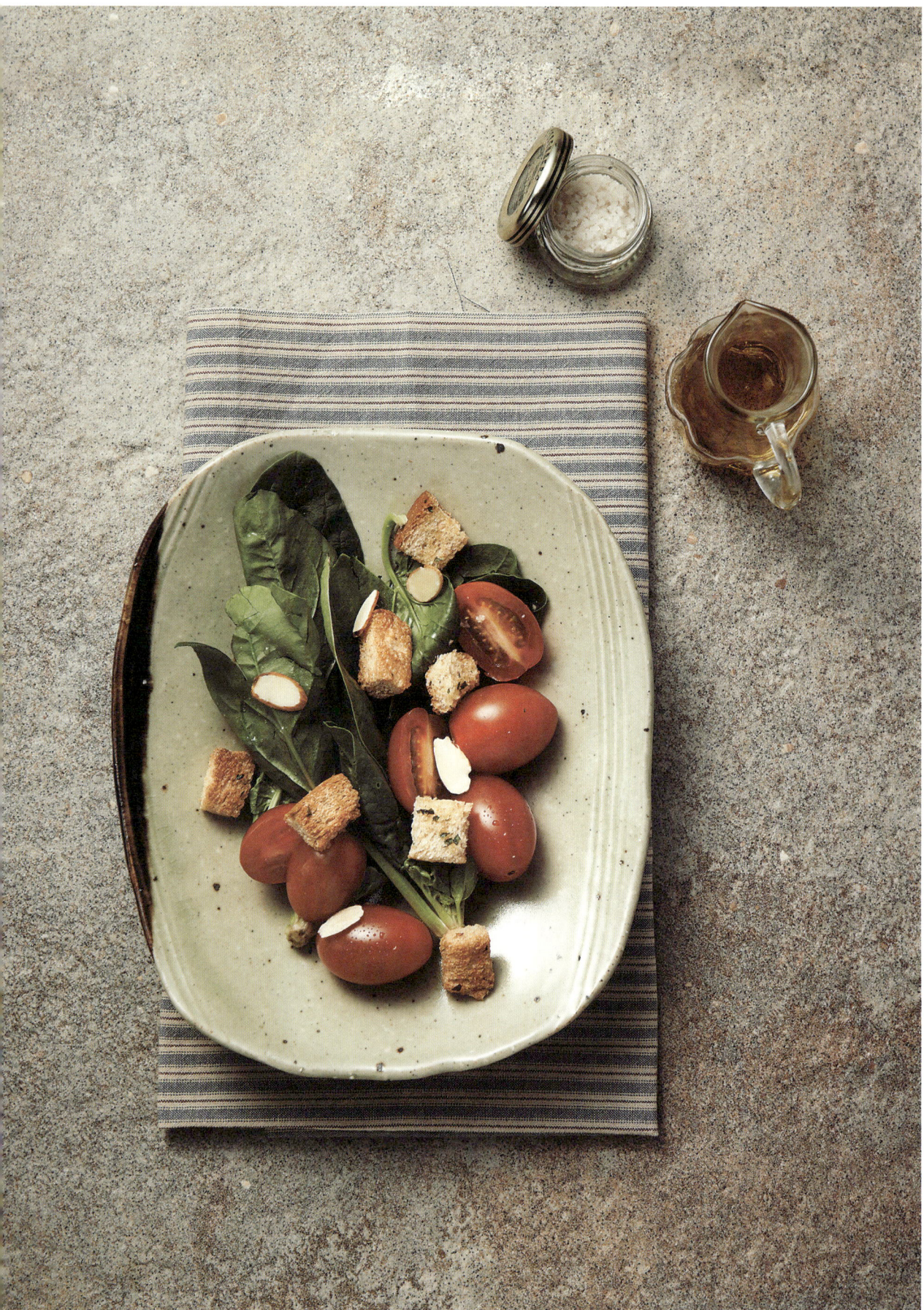

포항초샐러드

포항초나 섬초 등 바닷바람을 맞고 자란 시금치는 크기는 작지만 일반 시금치보다 영양이 풍부하고 단맛과 아삭한 맛이 강해 생으로 먹어도 맛있습니다. 신선한 겨울 포항초에 약간의 재료만 더해 샐러드로 즐겨 보세요.

재료 1인분

포항초 35g, 방울토마토 5개
소금·후춧가루·올리브유·아몬드 슬라이스 약간씩
크루통 통밀식빵 1개, 올리브유·파슬리가루 약간씩

만들기

1. 통밀식빵은 사방 1.5cm 크기로 잘라 오븐 팬에 담고 올리브유와 파슬리가루를 뿌려 잘 버무린다. 180℃로 예열한 오븐에서 10분간 바삭하게 구워 한 김 식힌다.

2. 포항초는 찬물에 깨끗이 씻어 밑동을 제거한다. 방울토마토는 씻어 꼭지를 떼고 반 자른다.

3. 볼에 포항초와 방울토마토를 담고 올리브유와 소금, 후춧가루를 뿌려 시금치 숨이 죽지 않도록 조심하면서 잘 섞는다.

4. 그릇에 ③을 담고 크루통과 아몬드 슬라이스를 뿌린다.

식빵에 올리브유를 버무려 구우면 간단하게 크루통을 만들 수 있습니다. 양파가루나 마늘가루, 치즈가루도 잘 어울려요.

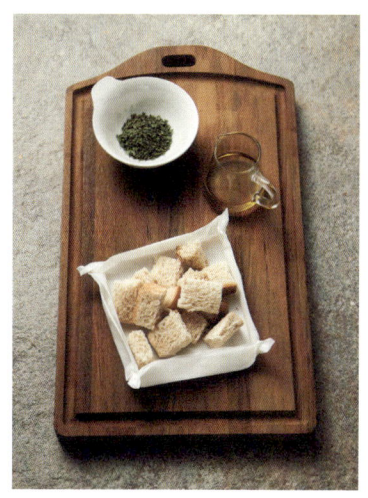

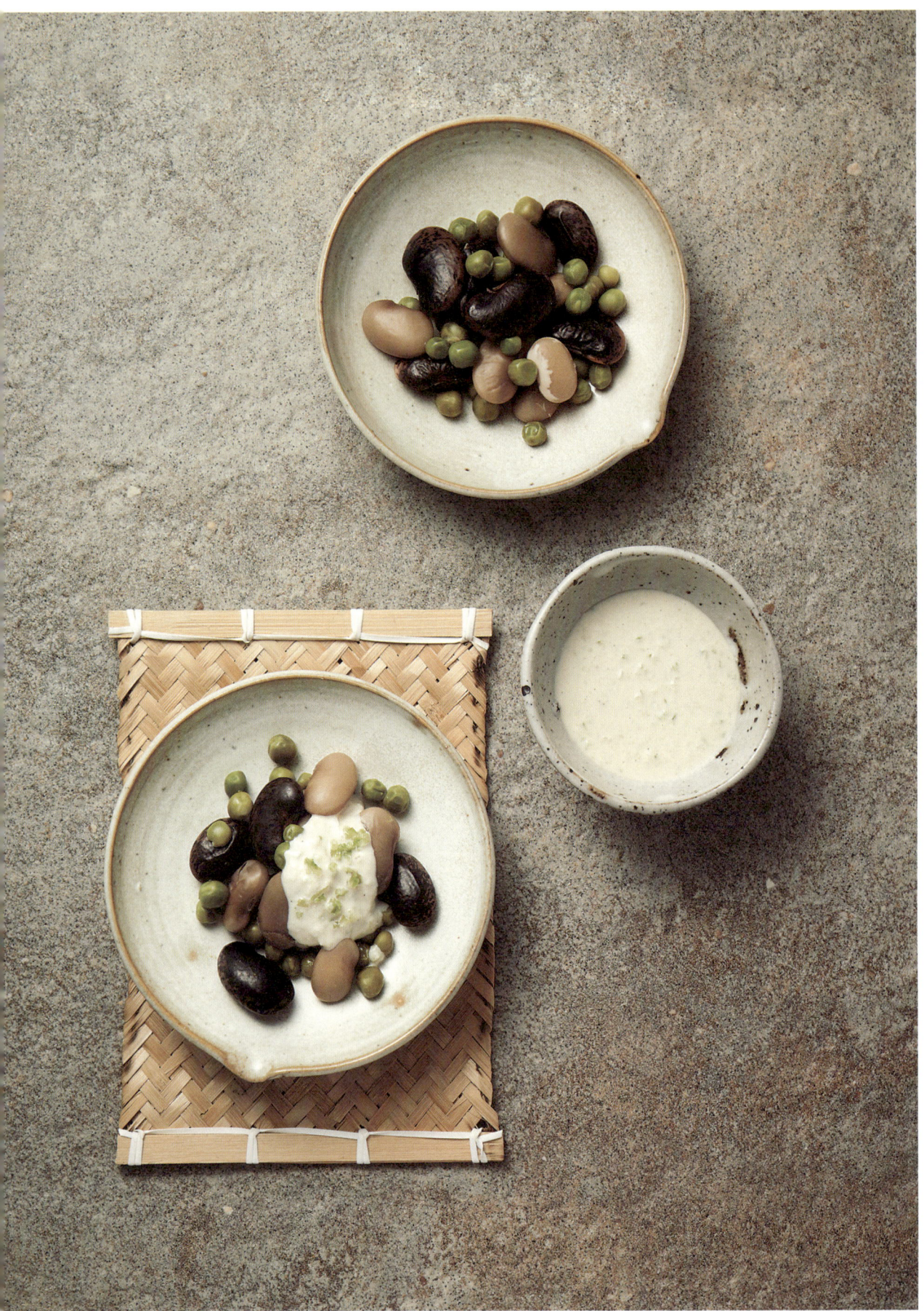

콩샐러드

씹으면 씹을수록 고소한 샐러드입니다. 통밀식빵을 곁들이면 한 끼 식사로도 손색없고 두부스테이크나 밀고기 요리의 곁들임 샐러드로도 훌륭해요.
현미밥에 밑반찬과 함께 내면 영양 밸런스를 맞춘 자연식 도시락이 됩니다.

재료 4인분

완두콩 80g, 흰색 작두콩·검은색 작두콩 40g씩
다진 셀러리 2작은술, 레몬즙 1/4작은술, 소금 약간
자연식 마요네즈 캐슈너트 4큰술, 물 3큰술
꿀·레몬즙 1큰술씩, 다진 양파·올리브유 1작은술씩
가루간장 1/4작은술, 다진 마늘 약간

만들기

1. 끓는 물에 소금을 약간 넣고 완두콩은 10분간, 작두콩은 15분간 푹 삶아 익힌 뒤 체에 밭쳐 물기를 제거하고 한 김 식힌다.

2. 믹서에 올리브유를 제외한 나머지 재료를 모두 넣어 곱게 간 뒤 올리브유를 넣어 부드러운 상태가 될 때까지 한 번 더 곱게 간다.

3. ②의 자연식 마요네즈에 다진 셀러리와 레몬즙을 넣고 섞어 소스를 만든다.

4. 볼에 콩을 담고 소스를 넣어 잘 버무린다.

말린 콩은 하룻밤 물에 담가 충분히 불린 뒤 삶으세요. 여름에는 콩을 냉장고에서 불리세요.

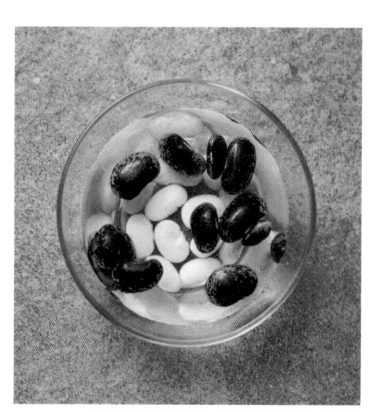

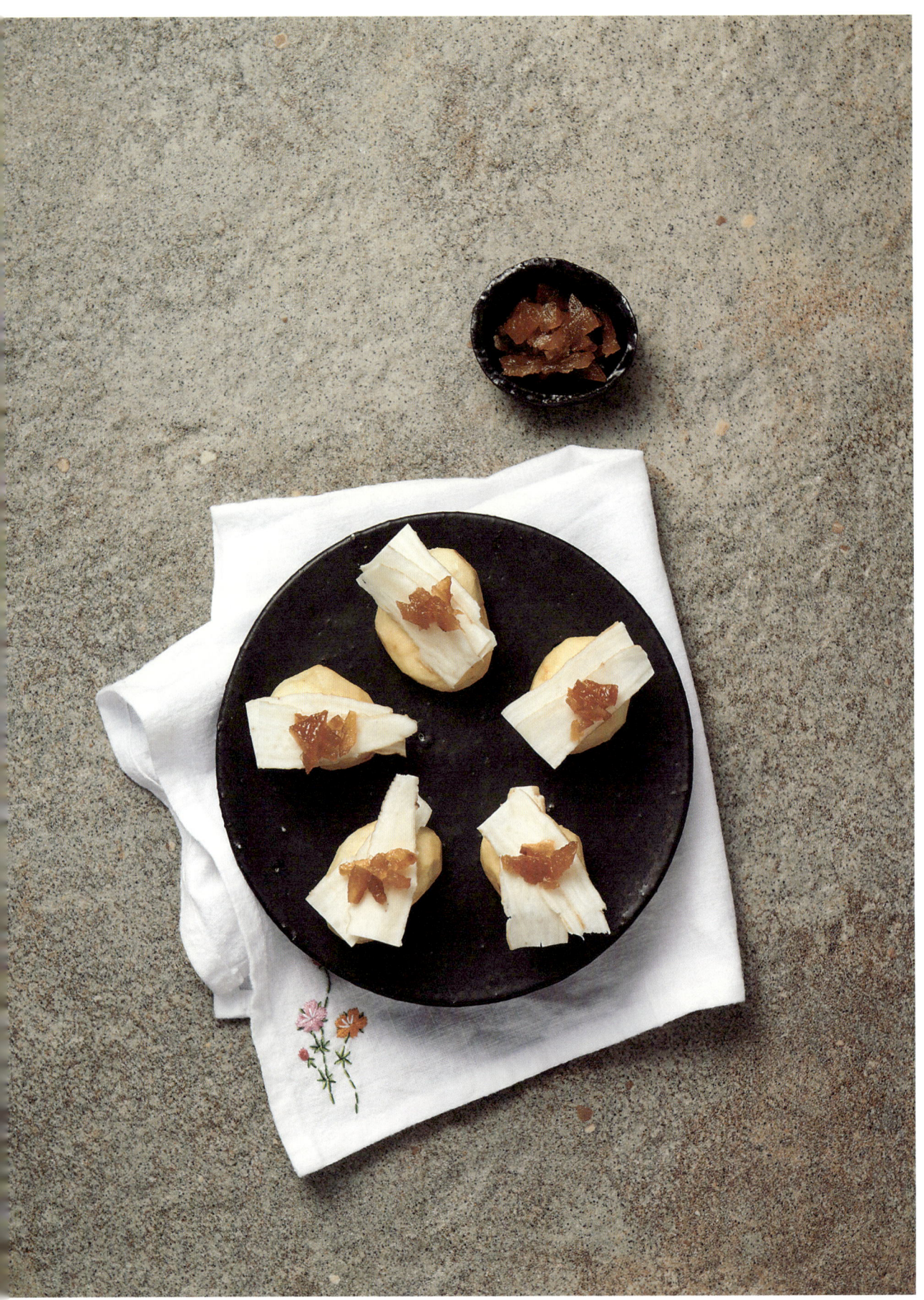

약선샐러드

아삭아삭한 생밤과 쌉싸래한 수삼에 유자의 향긋함을 더한 샐러드입니다. 손님상의 애피타이저로 좋고 간식으로 내도 잘 어울려요. 손이 많이 가지 않아 간단하게 재료 본연의 맛과 영양을 즐길 수 있어요.

재료 2인분

밤 6톨, 수삼 1뿌리, 유자청(건더기) 20g

만들기

1. 밤은 속껍질까지 깨끗하게 제거해 찬물에 담근다.
2. 수삼은 깨끗이 씻어 얇게 저민 뒤 5cm 길이로 자른다.
3. 유자청은 잘게 다진다.
4. 그릇에 생밤을 돌려 담고 수삼을 2~3겹씩 쌓은 뒤 다진 유자청을 올린다.

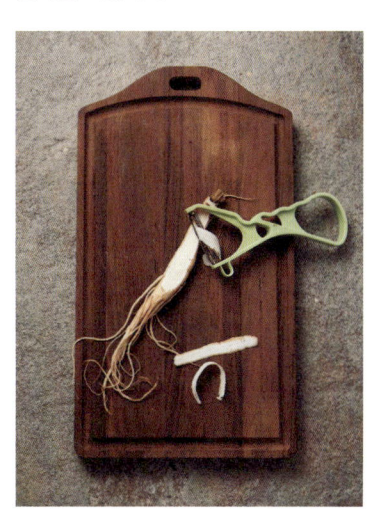

수삼을 얇게 저밀 때 감자 깎는 칼이나 필러를 이용하세요.

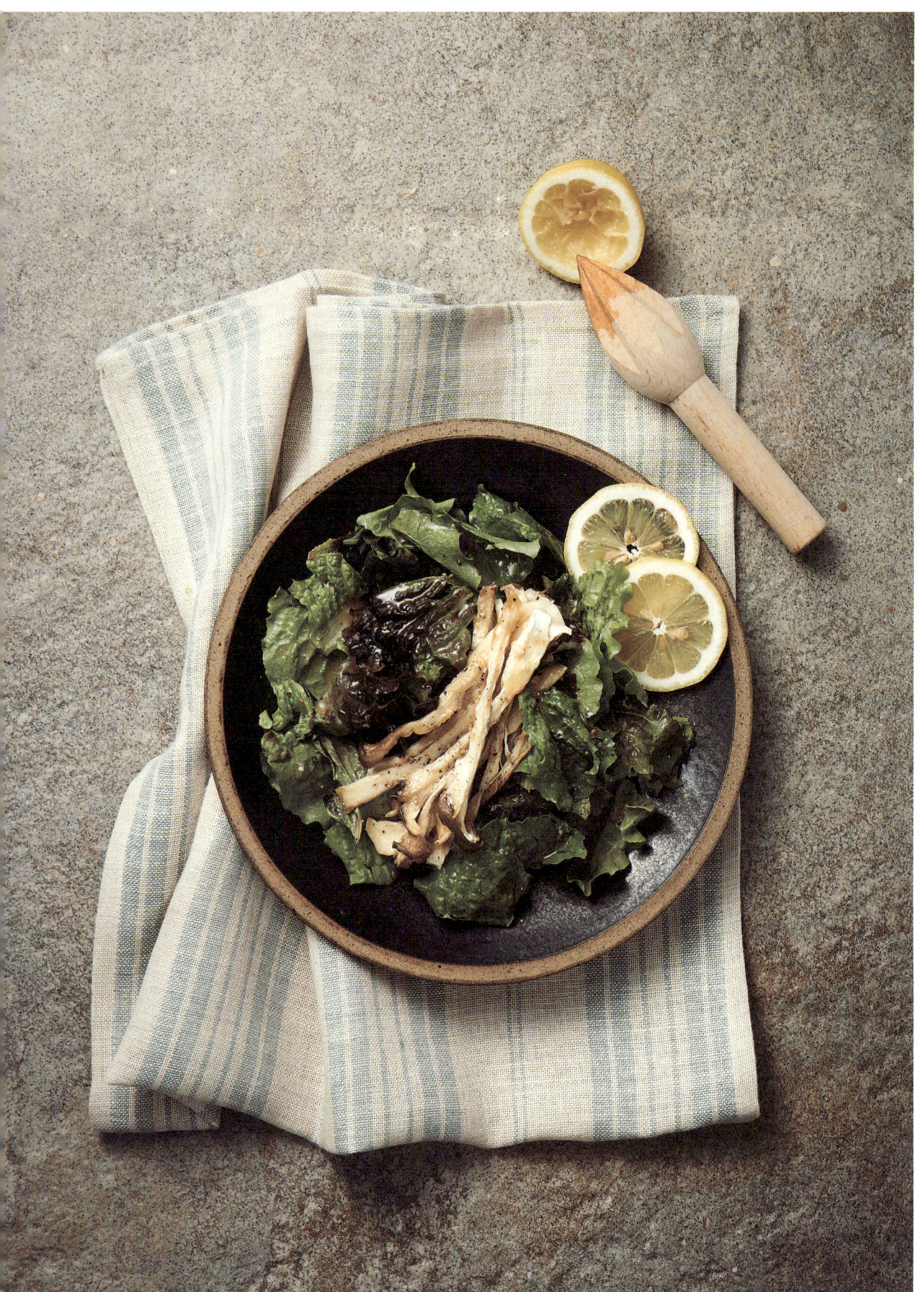

버섯샐러드

반 건조한 새송이버섯의 쫄깃한 맛과 산뜻한 오리엔탈 드레싱이 어우러져 입맛을 돋웁니다. 애피타이저나 간식, 밥 반찬으로도 손색없습니다.
새송이버섯은 반 건조해두었다가 끼니 때마다 샐러드로 만들면 비타민과 식이섬유를 보충할 수 있어요.

재료 1인분

새송이버섯 1개, 적상추·청상추 20g씩
소금·후춧가루·올리브유 약간씩
오리엔탈 드레싱 꿀·레몬즙 1큰술씩, 올리브유 1작은술
깨소금 1/2작은술, 가루간장 1/4작은술, 다진 마늘 약간

만들기

1. 새송이버섯은 밑동을 제거한 뒤 찢어 채반에 넌다. 자연 건조로 5시간, 식품건조기에서 30분간 반 건조한다.

2. 볼에 분량의 재료를 넣고 고루 섞어 오리엔탈 드레싱을 만든다.

3. 적상추와 청상추는 깨끗이 씻어 물기를 탈탈 털고 먹기 좋은 크기로 뜯는다.

4. 달군 프라이팬에 올리브유를 약간 두르고 말린 새송이버섯을 소금, 후춧가루로 간한 뒤 살짝 굽는다.

5. 접시에 적상추와 청상추를 담고 구운 새송이버섯을 올린 뒤 오리엔탈 드레싱을 뿌린다.

새송이버섯은 잘게 찢을수록 빨리 건조되지만 너무 잘게 찢으면 쫄깃함이 덜하므로 적당한 두께로 조절하세요.

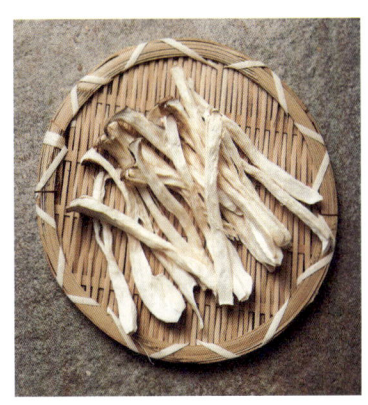

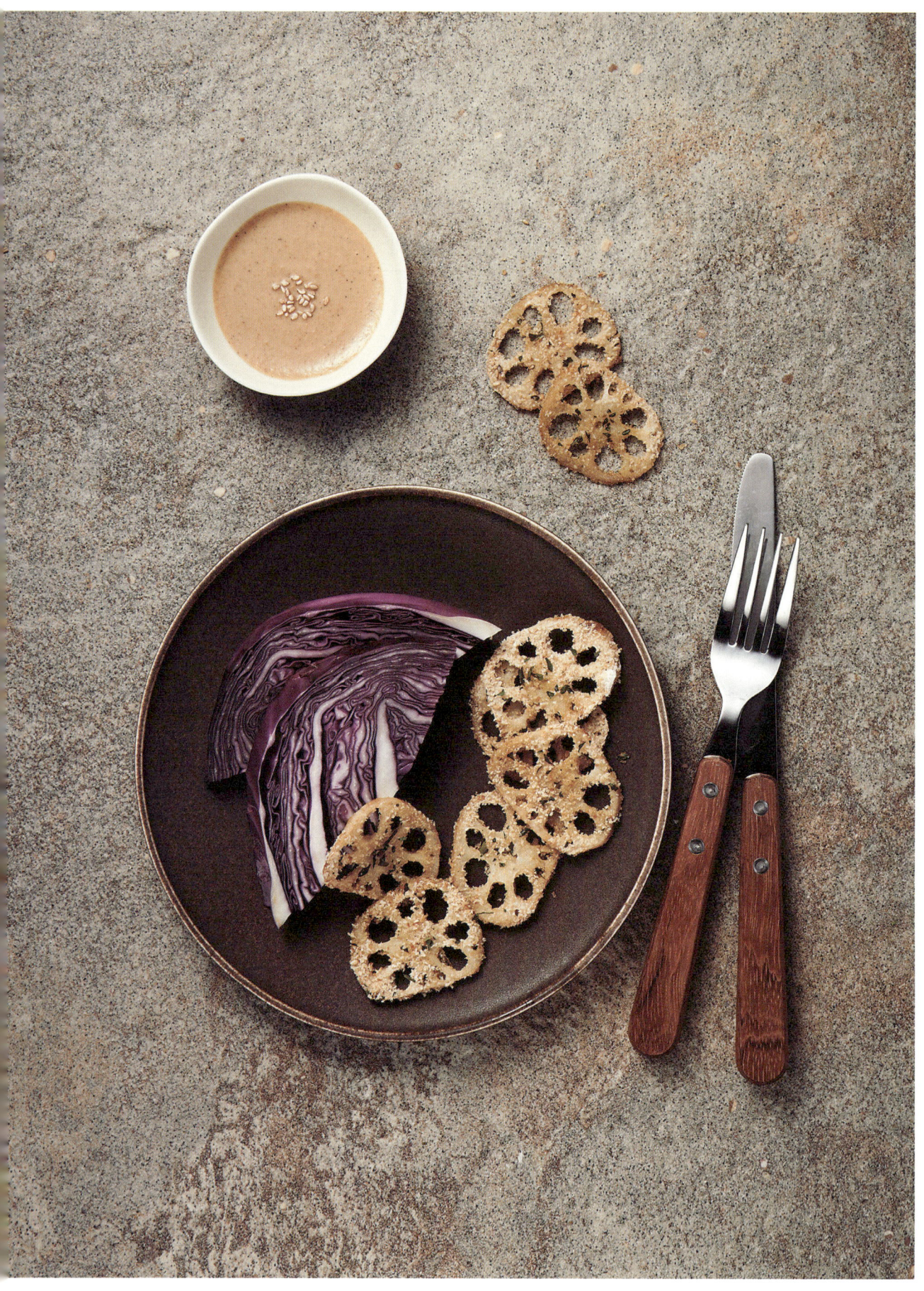

연근칩샐러드

통밀빵가루를 묻혀 바삭하게 구운 연근을 하나 둘 집어먹는 맛이 쏠쏠한 샐러드입니다. 양상추나 로메인 등 잎채소보다는 아삭한 식감이 비슷한 양배추가 잘 어울립니다. 적채를 얇게 썰어 원하는 만큼씩 덜어먹을 수 있도록 하세요.

재료 4인분

적채 200g, 연근 160g, 통밀식빵 1장, 통밀가루·파슬리가루·올리브유 적당량씩
깨 소스 통깨 4큰술, 물 3큰술, 꿀·레몬즙 1큰술씩 올리브유·다진 양파 1작은술씩 가루간장 1/4작은술, 소금 약간

만들기

1. 통밀식빵은 토스트기나 달군 프라이팬에 속까지 바삭하게 구워 곱게 으깬 뒤 파슬리가루를 넣고 섞는다.

2. 연근은 껍질을 벗겨 슬라이스하고 적채는 얇게 채 썬다.

3. 연근은 앞뒤로 통밀가루를 묻힌 뒤 다시 ①을 앞뒤로 묻힌다. 요리용 스프레이에 올리브유를 담아 연근 표면에 고루 뿌린 뒤 170℃로 예열한 오븐에서 10분간 바삭하게 굽는다.

4. 믹서에 올리브유를 제외한 소스 재료를 모두 넣어 곱게 간 뒤 올리브유를 넣고 크림 상태가 될 때까지 곱게 간다.

5. 접시에 적채와 구운 연근을 담고 깨 소스를 곁들인다.

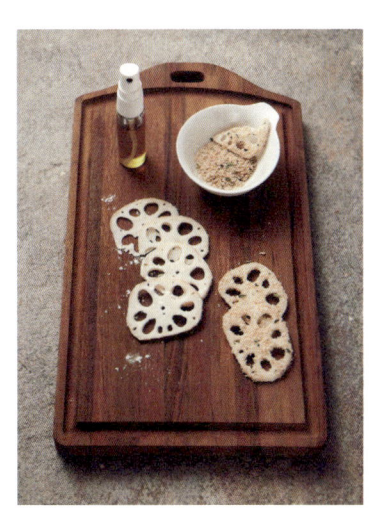

연근은 슬라이스한 뒤 올리브유를 가볍게 스프레이해 구워야 바삭해요.

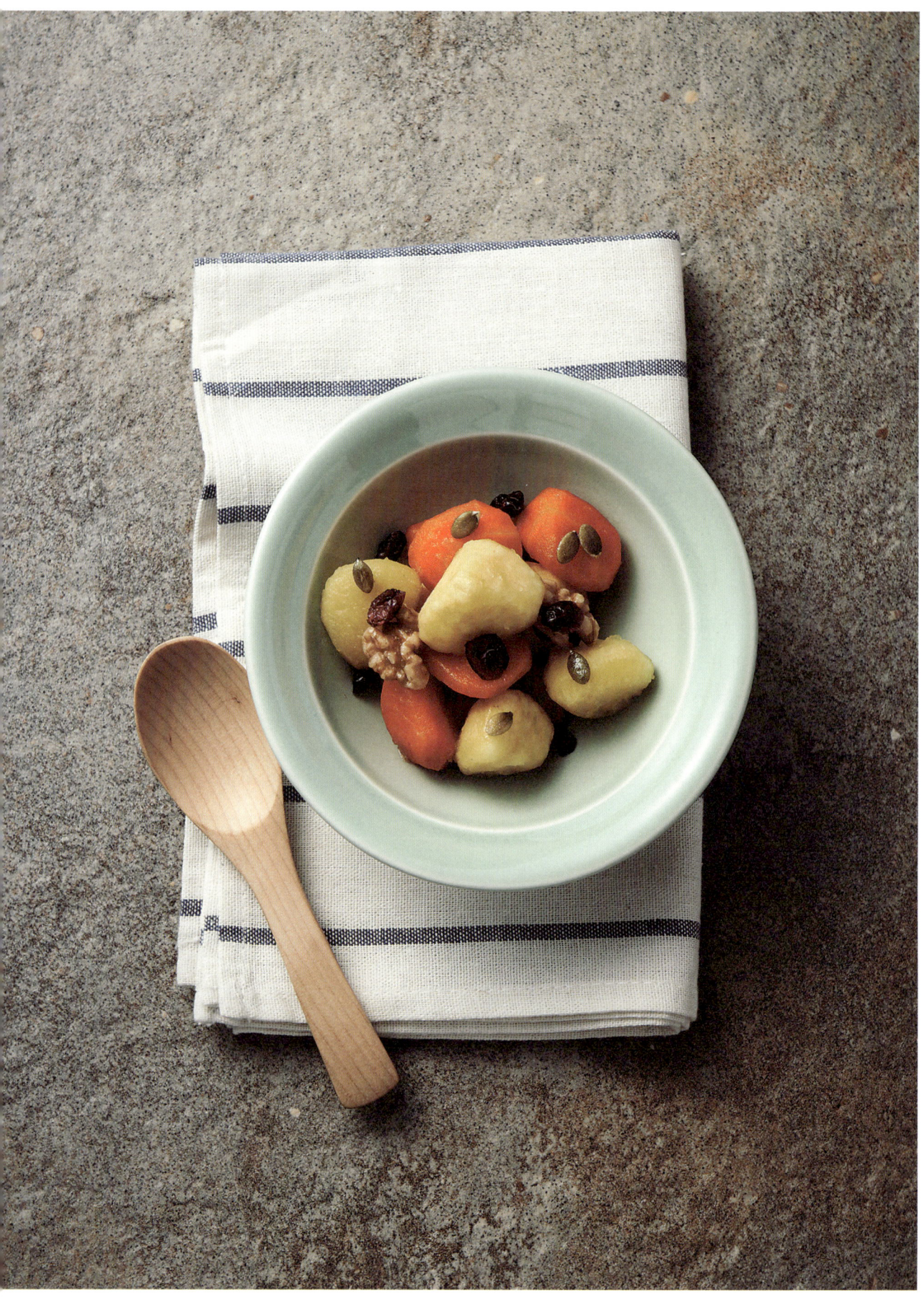

고구마범벅

부드러운 고구마에 고소한 견과류와 크랜베리를 넣어 달콤하게 버무린 간단 샐러드입니다. 고구마를 으깨지 않고 모양을 살려 입맛을 돋웁니다. 두유를 곁들이면 한 끼 식사로도 손색없고 영양 간식으로도 좋습니다.

재료 1인분

고구마 200g(중간 크기 1개), 당근 40g
크랜베리 30g, 호두 15g, 호박씨·피스타치오 10g씩
꿀 1큰술, 계핏가루 약간

만들기

1. 고구마와 당근은 먹기 좋은 크기로 썰어 끝을 둥글려 깎는다. 김 오른 찜기에서 부드럽게 쪄 한 김 식힌다.

2. 볼에 삶은 고구마와 당근을 담고 크랜베리와 호두, 호박씨, 꿀을 넣고 잘 버무린 뒤 그릇에 담는다.

3. 피스타치오와 계핏가루를 뿌린다.

고구마와 당근을 썰 때 끝을 둥글려 깎으면 예쁜 모양의 샐러드가 나와요.

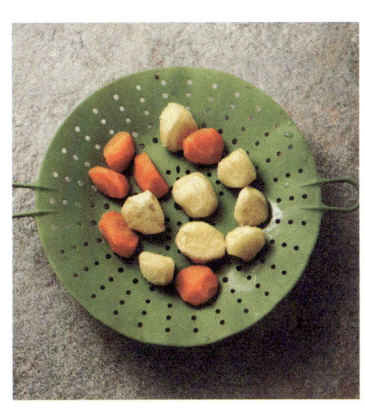

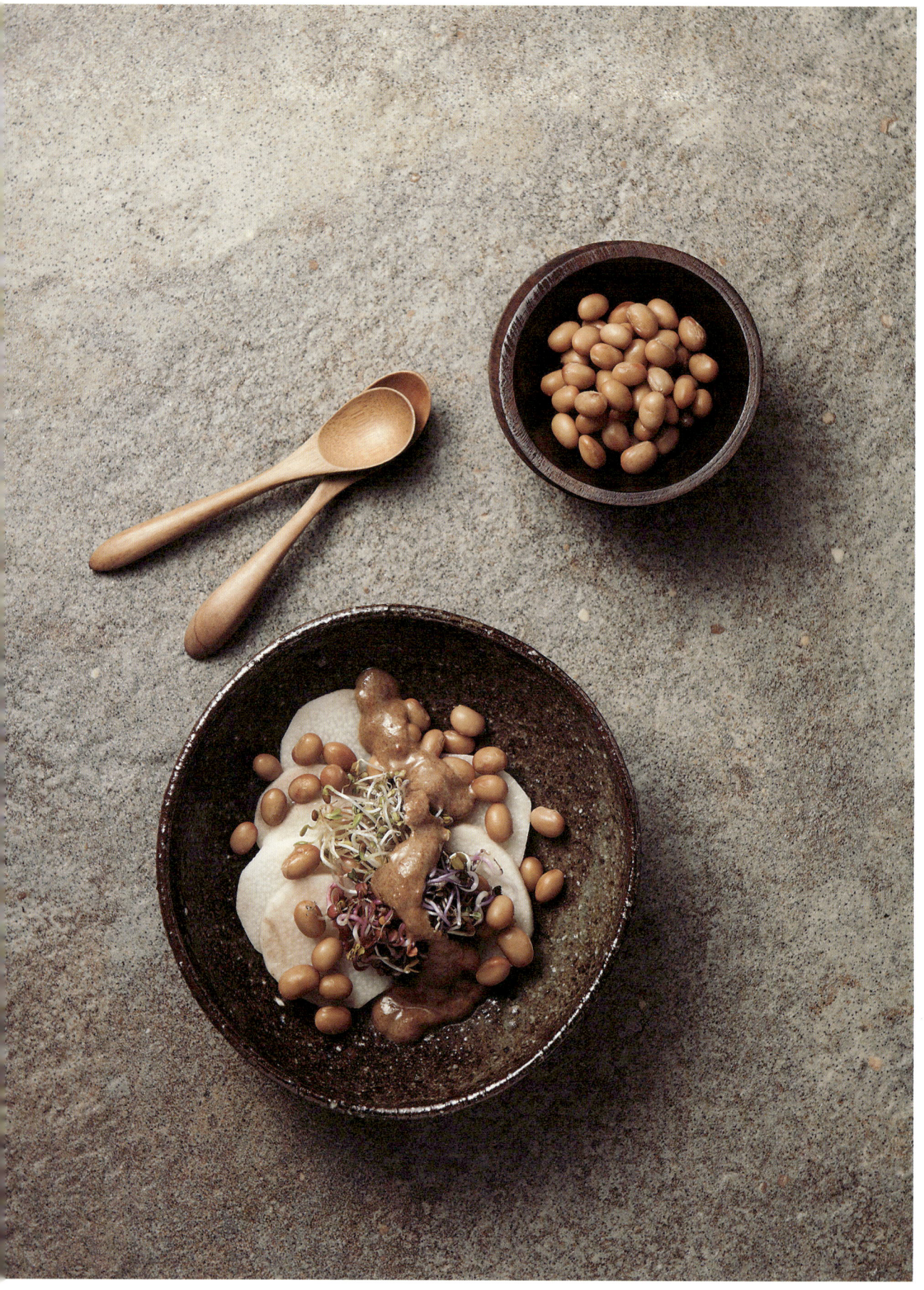

낫또샐러드

생 마를 얇게 저민 뒤 자연식 낫또를 더해 장 건강에 좋은 샐러드를 만들었어요. 완전 발효된 낫또가 아니라 낫또 특유의 구수한 냄새와 먹었을 때 물컹한 부드러운 식감만 나도록 만들었어요. 고소한 들깨 소스를 곁들이면 손님상에 내 놓아도 손색없어요.

재료 4인분

마 200g, 새싹채소 40g
낫또 물 1컵, 대두 1/2컵
들깨 소스 들깨 4큰술, 물 3큰술, 꿀·레몬즙 1큰술씩
올리브유·다진 양파 1작은술씩, 가루간장 1/4작은술, 소금 약간

만들기

1. 대두는 물을 붓고 6시간 불린다. 슬로쿠커에 불린 대두와 물을 넣고 100℃에서 하룻밤 익힌다. 대두가 부드럽게 익고 갈색 빛이 나면 한 김 식혀 낫또를 만든다.

2. 믹서에 들깨를 넣고 곱게 간 뒤 올리브유를 제외한 나머지 재료를 넣고 곱게 간다. 올리브유를 넣어 크림 상태가 될 때까지 갈아 소스를 만든다.

3. 새싹채소는 깨끗이 씻어 찬물에 담근다. 마는 깨끗하게 씻어 얇게 저며 썬다.

4. 그릇에 마를 돌려 담고 새싹채소의 물기를 탈탈 털어 올린다. 낫또를 올리고 들깨 소스를 뿌린다.

자연식 낫또는 실이 늘어나는 일반 낫또와 달라요. 일반 낫또를 만들고 싶다면 위의 레시피에서 청국장 종균이나 시판 낫또를 고루 섞은 뒤 밀폐용기에 담아 4~50℃를 유지하며 1~2일간 발효시키세요.

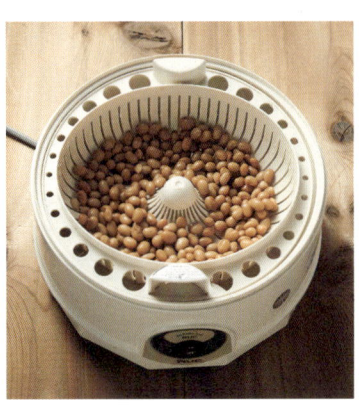

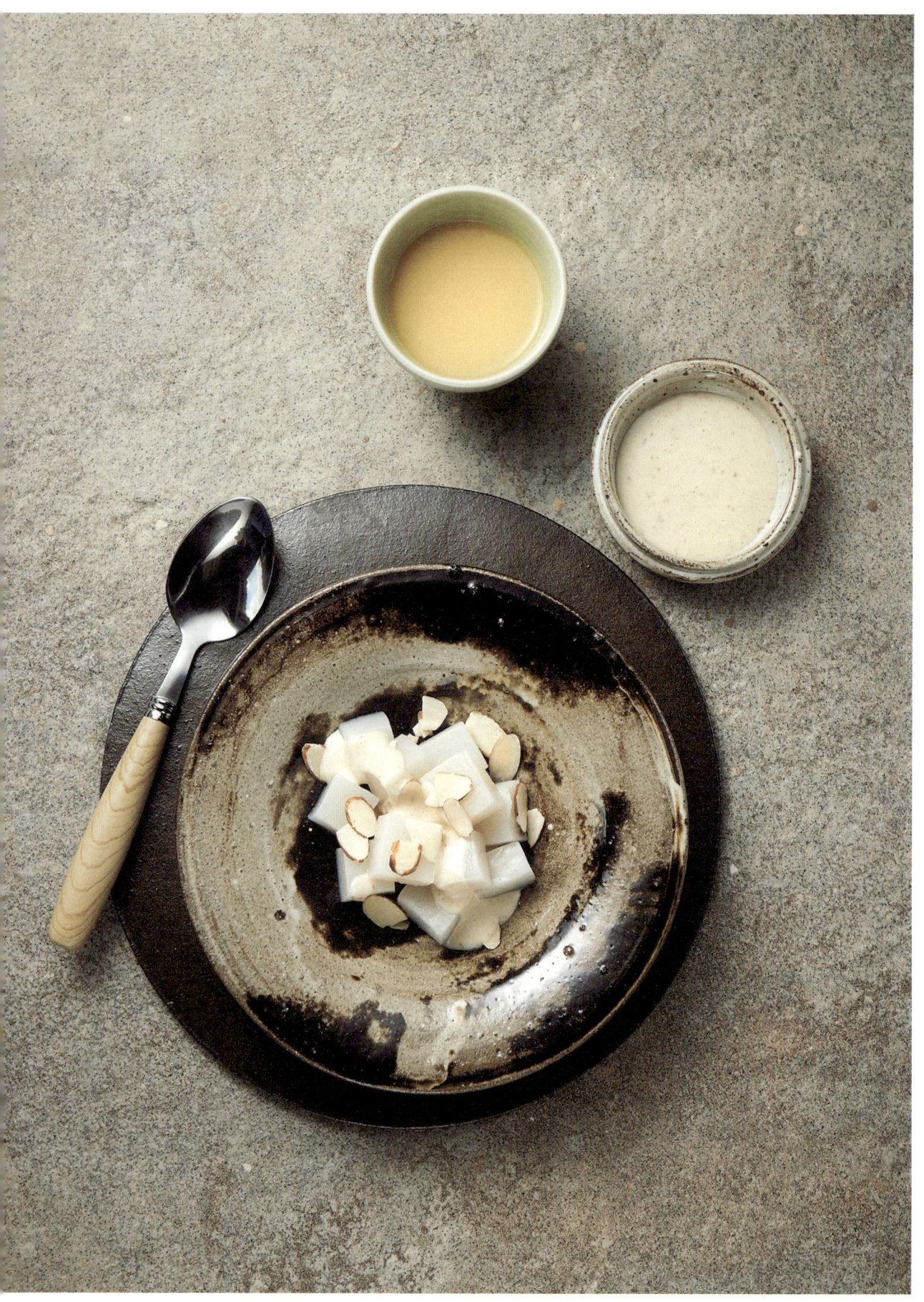

곤약샐러드

곤약은 대표적인 다이어트 식품이지만 특별한 맛이 나지 않아 맛있게 먹기 힘든 재료 중 하나입니다. 정사각형으로 썰어 곤약의 탱글탱글한 식감을 살리고 진한 잣 소스를 뿌려 별미 샐러드를 만들었어요. 위에 부담이 적어 간식으로도 좋고 변비로 고생하는 분께도 추천합니다.

재료 4인분

곤약 300g, 아몬드 슬라이스 20g
잣 소스 잣 4큰술, 물 3큰술, 꿀·레몬즙 1큰술씩
올리브유·다진 양파 1작은술씩, 가루간장
1/4작은술, 소금 약간

만들기

1. 곤약은 끓는 물에 살짝 데친 뒤 물기를 제거한 다음 사방 1.5cm 크기로 깍뚝 썬다.

2. 믹서에 올리브유를 제외한 나머지 재료를 모두 넣고 곱게 간 뒤 올리브유를 넣고 부드러운 상태가 될 때까지 간다.

3. 접시에 곤약을 담고 잣 소스를 뿌린 뒤 아몬드 슬라이스를 뿌린다.

잣은 고깔 부위에 많은 영양소가 응축되어 있습니다. 고깔 부분의 껍질을 그대로 두고 조리하세요.

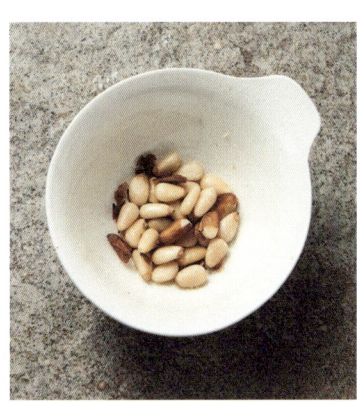

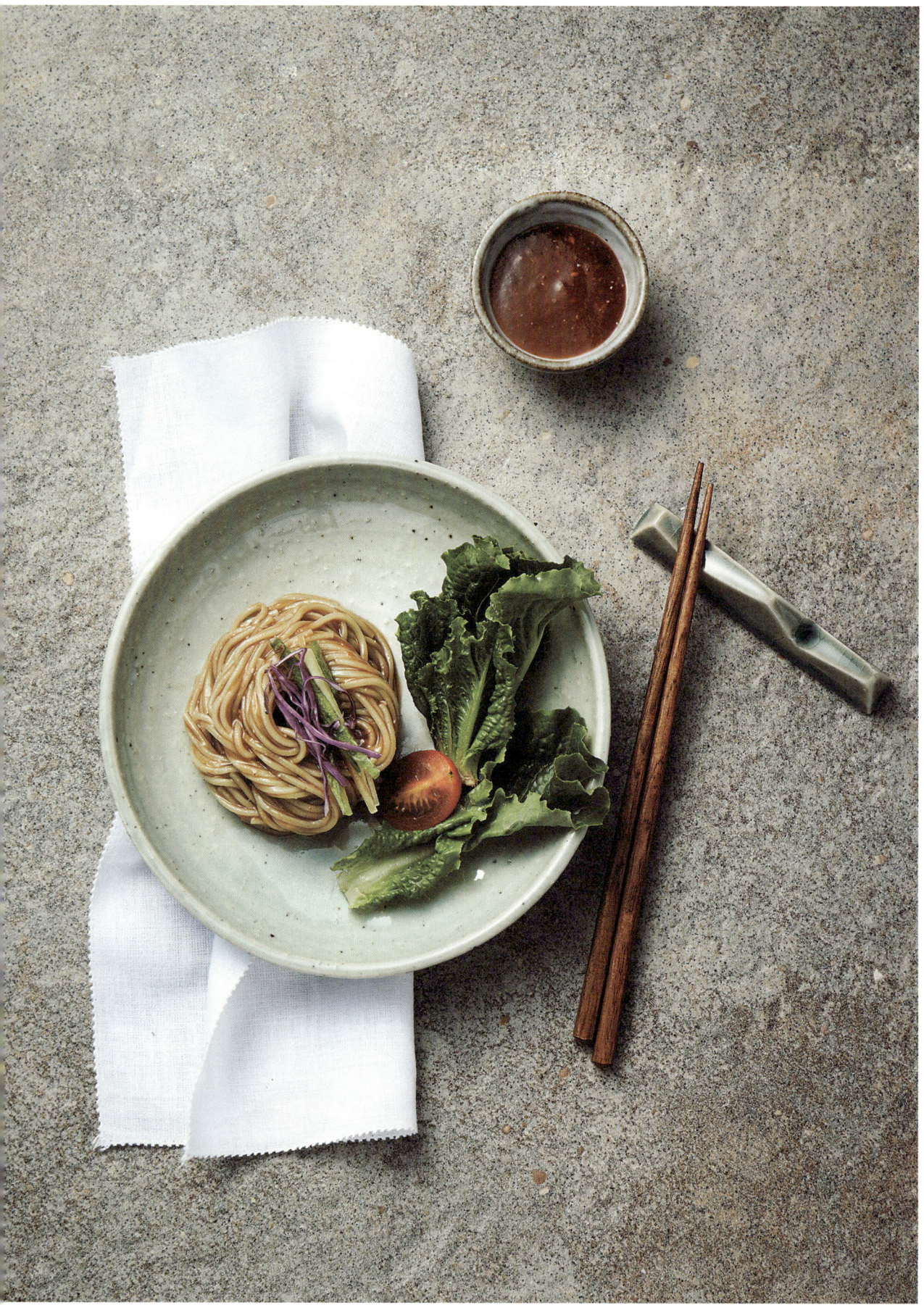

누들샐러드

홍시의 은은한 달콤함이 여운을 남기며 자꾸만 입맛 다시게 하는 누들샐러드입니다. 매콤하고 새콤해 출출할 때 간식으로, 손님상의 곁들임 음식으로도 잘 어울립니다.

재료 2인분

클로렐라면 60g, 오이 40g, 청상추 20g, 적채 10g, 방울토마토 1개
홍시 소스 홍시 1개, 고추장·토마토페이스트·매실청 1큰술씩
가루간장·레몬즙·깨소금 1/4작은술씩

만들기

1. 클로렐라면은 끓는 물에 넣고 우르르 끓이다 거품이 올라오면 찬물을 한 컵 붓고 다시 한 번 끓인 뒤 건져 체에 밭쳐 찬물에 헹군다.

2. 오이와 적채는 얇게 채 썰고 방울토마토는 2등분한다. 청상추는 깨끗이 씻어 물기를 턴다.

3. 홍시는 속살만 파 믹서에 곱게 간다. 볼에 곱게 간 홍시와 나머지 재료를 모두 넣고 잘 섞어 소스를 만든다.

4. 클로렐라면은 홍시 소스를 넣고 잘 버무린 뒤 그릇에 담고 오이와 청상추, 적채, 방울토마토를 곁들인다.

홍시 소스는 비빔국수, 밀고기 요리 등에 활용하면 잘 어울립니다.

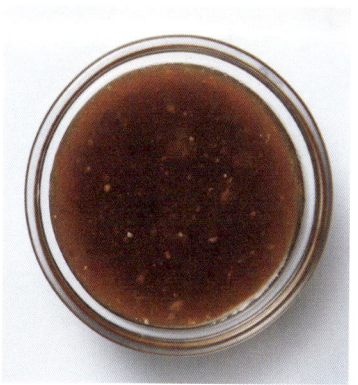

강낭콩마카로니범벅

고소한 달걀마요네즈 소스와 포근포근한 강낭콩, 탱글한 마카로니가 어우러져 자꾸만 손이 갑니다. 탄수화물과 단백질, 식이섬유가 풍부해 한 끼 식사로도 손색없어요. 식빵에 발라 샌드위치 속재료로 활용하면 잘 어울립니다.

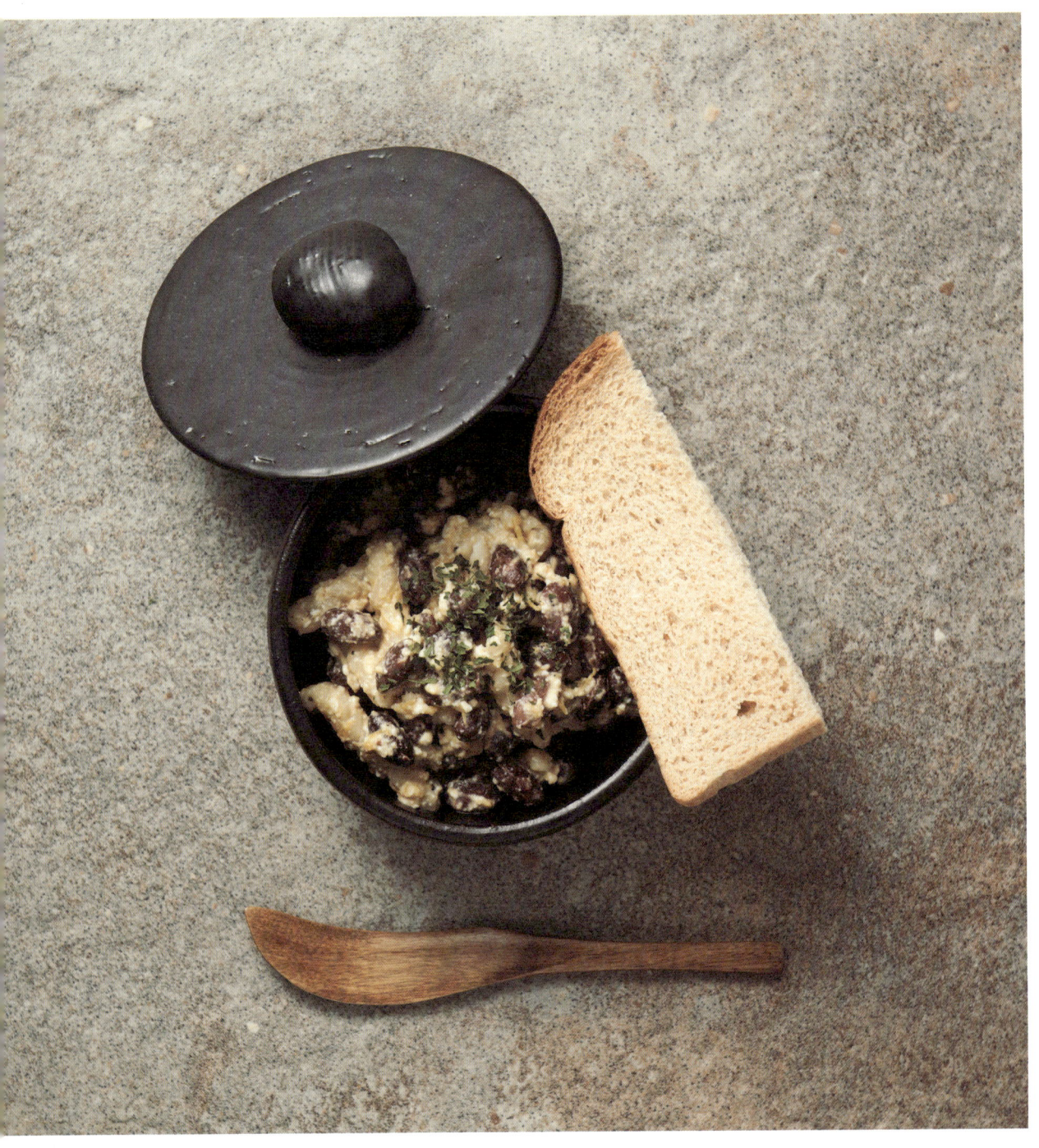

재료 4인분

강낭콩 120g, 마카로니 80g, 소금·파슬리가루· 올리브유 약간씩
달걀마요네즈 소스 **자연식달걀** 단호박 80g, 두부 50g, 소금 약간
자연식 마요네즈 캐슈너트 4큰술, 물 3큰술, 꿀·레몬즙 1큰술씩, 다진 양파·올리브유 1작은술씩, 가루간장 1/4작은술, 다진 마늘 약간

만들기

1. 강낭콩은 소금을 약간 넣은 끓는 물에 15분간 푹 삶은 뒤 체에 밭쳐 물기를 제거하고 한 김 식힌다.

2. 끓는 물에 소금 약간과 마카로니를 넣고 20분간 삶는다. 체에 밭쳐 물기를 제거하고 올리브유를 살짝 뿌려 버무린다.

3. 믹서에 올리브유를 제외한 나머지 재료를 모두 넣고 곱게 간 뒤 올리브유를 넣어 크림 상태가 될 때까지 갈아 자연식 마요네즈를 만든다.

4. 단호박은 찜기에 푹 쪄 속살만 바른다. 두부는 끓는 물에 살짝 데친 뒤 체에 밭쳐 물기를 제거한다. 체에 단호박과 두부를 함께 담고 주걱으로 눌러가며 함께 으깬 뒤 잘 섞어 자연식달걀을 만든다.

5. 자연식 마요네즈에 자연식달걀을 넣고 고루 섞어 달걀마요네즈 소스를 만든다.

6. 볼에 삶은 강낭콩과 마카로니를 담고 달걀마요네즈 소스를 넣어 고루 섞은 뒤 그릇에 담고 파슬리가루를 뿌린다.

자연식달걀과 마요네즈를 섞을 때 완전히 풀어지지 않도록 조심하며 적당히 뒤적이세요.

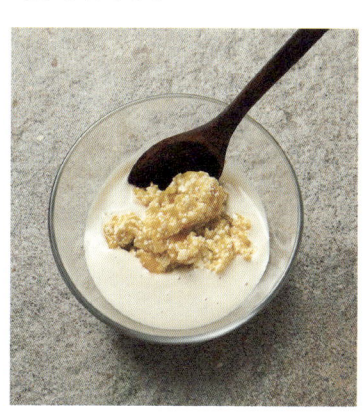

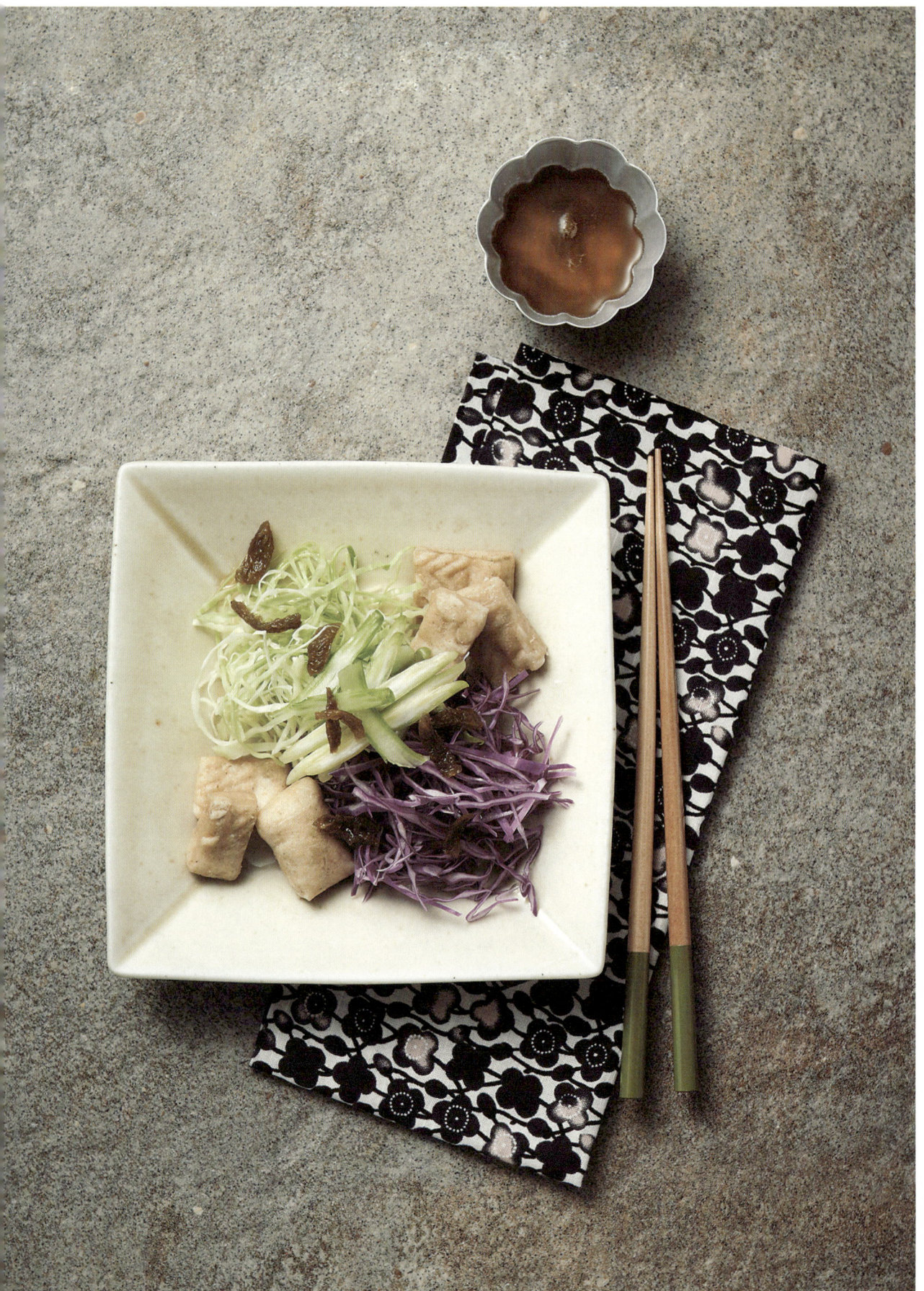

양배추떡샐러드

쫀득하게 구운 떡에 채 썬 양배추와 매실청을 곁들이는 것만으로 퓨전 샐러드가 완성됩니다. 떡만 먹는 것보다 영양적으로 훌륭하고 맛도 물리지 않아 좋아요. 냉동실에 보관해둔 떡이 있다면 센스 있는 다과상을 만들어 주세요.

재료 1인분

현미절편 100g, 양배추·적채 20g씩, 셀러리 10g
매실청 드레싱 매실청 3큰술, 물 1큰술

만들기

1. 현미절편은 2.5cm 길이로 잘라 160℃로 예열한 오븐에서 15분간 굽는다.

2. 양배추와 적채는 얇게 채 썬다. 셀러리는 줄기를 골라 어슷 썬다.

3. 매실청과 물을 섞어 매실청 드레싱을 만든다.

4. 그릇에 양배추와 적채, 셀러리를 담고 구운 현미 절편을 올린 뒤 매실청 드레싱을 뿌린다.

떡을 구울 때 전자레인지보다는 프라이팬이나 오븐을 사용해야 겉은 바삭하고 속은 촉촉하게 구워져 맛있어요.

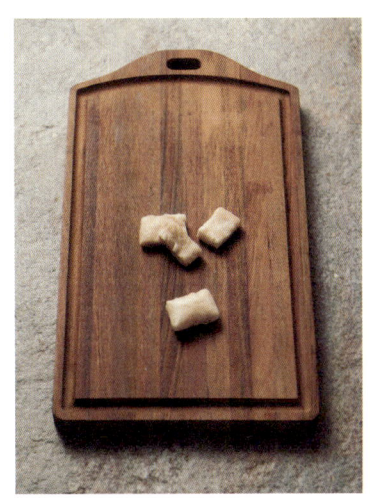

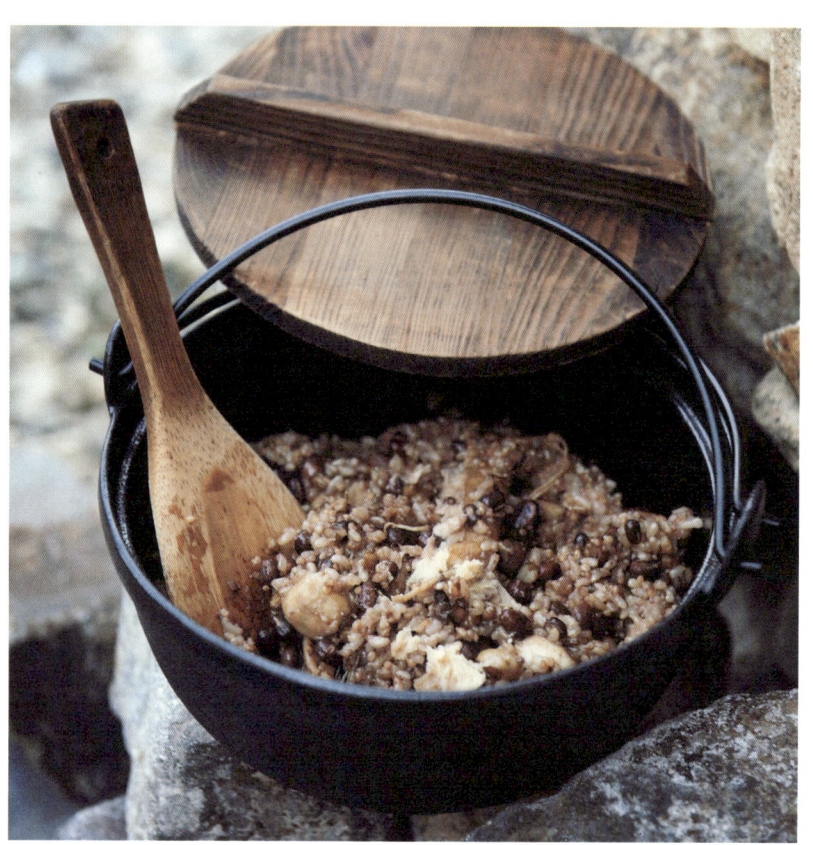

맷심 살리는 한 그릇 밥

이제 일반식을 먹을 수 있는 암 환자에게 어떤 밥을 차려줘야 할지, 보호자의 고민이 깊어집니다. 일반식을 주자니 조심스럽고, 건강만 생각해서 음식을 차리자니 무언가 부족해 보입니다. 후다닥 간편하게 준비할 수 있는 한 그릇 메뉴도 조리법과 재료를 조금만 달리하면 건강하고 맛있는 자연식이 됩니다.

수술 직후에는 목 넘김이 쉽도록 국물 위주의 메뉴를 짰다면 이제는 여러 가지 질감의 식재료와 다양한 조리법으로 식욕을 한층 왕성하게 만드세요. 숙주와 대파의 아삭한 질감을 살려 볶음밥을 만들고 평범한 된장찌개나 곤약조림은 부드러운 덮밥이나 지라시스시로 만들면 음식에 대한 흥미가 높아집니다.

무엇보다도 암 세포가 자라지 않을 몸 만들기를 위해 '자연식 원칙'을 지켜야 합니다. 채소 국물로 맛을 내고 된장과 간장 등의 장류는 발효되지 않은 것을 사용합니다. 다양한 곡물을 사용해 영양소를 고루 섭취할 수 있도록 돕고 제철 채소를 풍부하게 식탁에 올리세요. 고기를 섭취하지 않아 부족한 단백질은 콩으로 대체합니다. 처음에는 생소하게 느껴질 수도 있지만 몇 가지 원칙을 자연스럽게 익혀 자연식에 익숙해지면 다양한 요리에 창의력을 발휘하는 재미도 알게 됩니다.

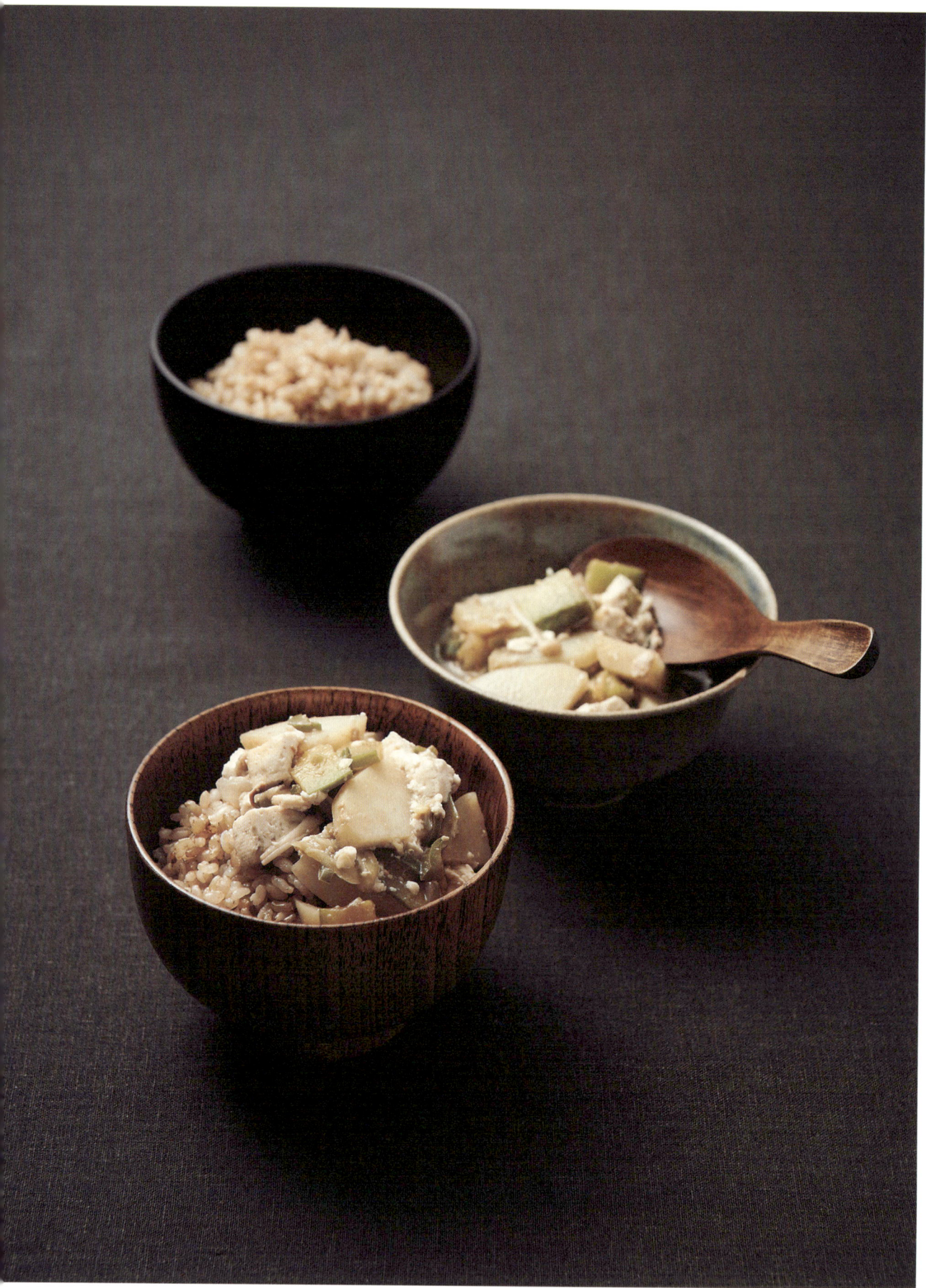

된장덮밥

자작하게 끓인 된장을 구수한 보리밥에 비벼먹는 된장덮밥은 입 안이 깔깔할 때 제격이죠. 발효하지 않은 자연식 된장은 염도는 낮고 훨씬 고소해 되직하게 끓여도 자극적이지 않고 부드러워요.

재료 1인분

현미 130g, 보리 25g, 물 1과 2/3컵
강된장 감자 70g, 애호박 60g, 두부 50g, 양파 40g
팽이버섯 20g, 풋고추 1개, 채소국물 2/3컵
자연식 된장 1큰술, 대파 약간

만들기

1. 현미와 보리를 씻어 압력밥솥에 밥을 짓는다.

2. 감자와 애호박은 도톰하게 나박 썰어 1/4등분하고 두부와 양파는 사방 2cm 크기로 자른다. 팽이버섯은 밑동을 제거하고 풋고추와 대파는 어슷썬다.

3. 냄비에 채소국물을 붓고 감자와 애호박, 양파를 넣고 끓이다 감자가 어느 정도 익으면 자연식 된장을 푼다. 팽이버섯과 풋고추를 넣고 끓인다.

4. 국물이 자작하게 졸면 대파와 두부를 넣고 한소끔 끓인 뒤 그릇에 보리밥을 담고 그 위에 얹는다.

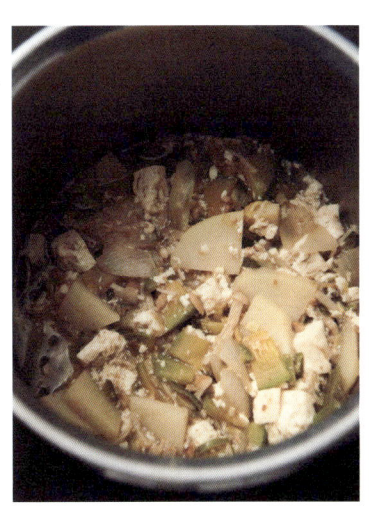

두부는 잘 으스러지므로 맨 마지막에 넣고 살짝 끓이세요.

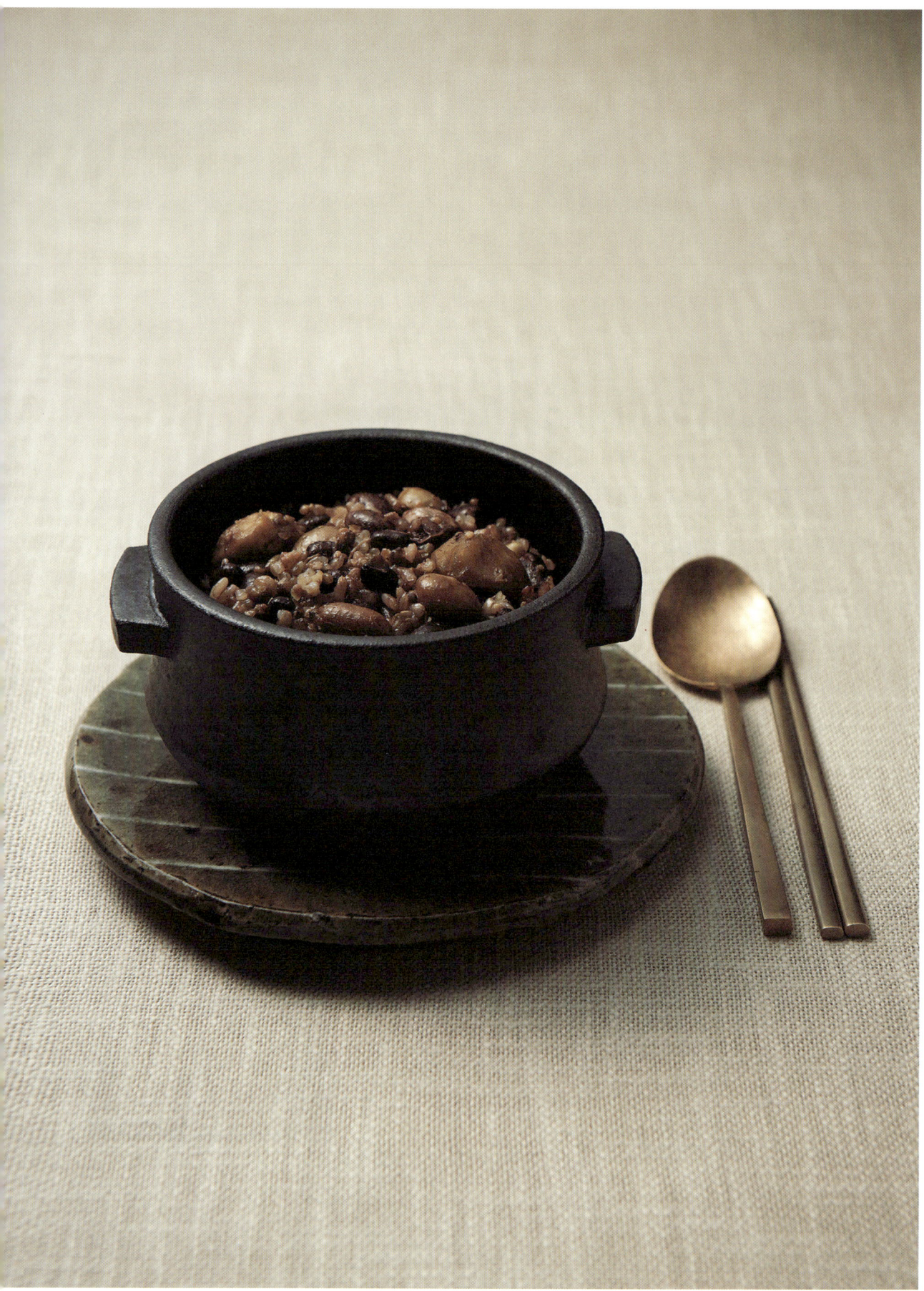

영양찰밥

쫀득한 찰밥에 몸에 좋은 각종 재료를 가득 넣고 지어 특별한 반찬이 필요없는 별미 영양밥입니다. 무쇠솥에 지으면 특유의 구수한 향이 강해져 더욱 입맛이 돌아요. 기력이 없는 환자에게 영양찰밥으로 힘을 실어 주세요.

재료 2인분

현미·현미찹쌀 1/2컵씩, 기장 1/4컵, 녹두·팥·강낭콩 20g씩
물 3컵, 인삼 1뿌리, 땅콩(생 것) 10개, 은행 7개, 밤·대추 2개씩
잣·굵은 소금 약간씩

만들기

1. 녹두와 팥, 강낭콩은 물에 담가 하룻밤 불린다.
2. 현미와 현미찹쌀은 씻어 1시간 불린다.
3. 인삼은 반 가르고 밤은 속껍질까지 제거한다. 은행은 프라이팬에 볶아 껍질을 제거한다.
4. 무쇠솥에 현미, 현미찹쌀, 기장을 섞어 담고 나머지 재료를 모두 올린 뒤 물을 붓고 굵은 소금으로 간해 강불에서 밥을 짓는다.
5. 밥물이 끓어오르고 김이 나기 시작하면 중불로 줄여 5분간 끓이다 다시 약불로 줄여 10분간 끓인다. 5분간 뜸을 들인 뒤 고루 섞는다.

잡곡은 충분히 불린 뒤 밥을 지어야 소화가 잘 됩니다.

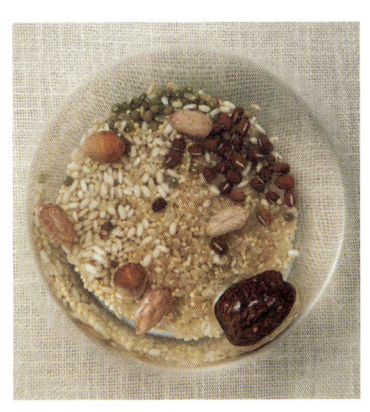

누들밥

각종 채소를 통밀면과 함께 걸쭉하게 졸여 밥 위에 얹어 먹는 별미입니다. 채소가 숨이 푹 죽어 많은 양을 부담 없이 섭취할 수 있습니다. 통밀면은 밥과 함께 비벼 숟가락으로 푹푹 퍼 먹어도 될 정도로 부드럽게 삶아야 소화에 무리가 없습니다.

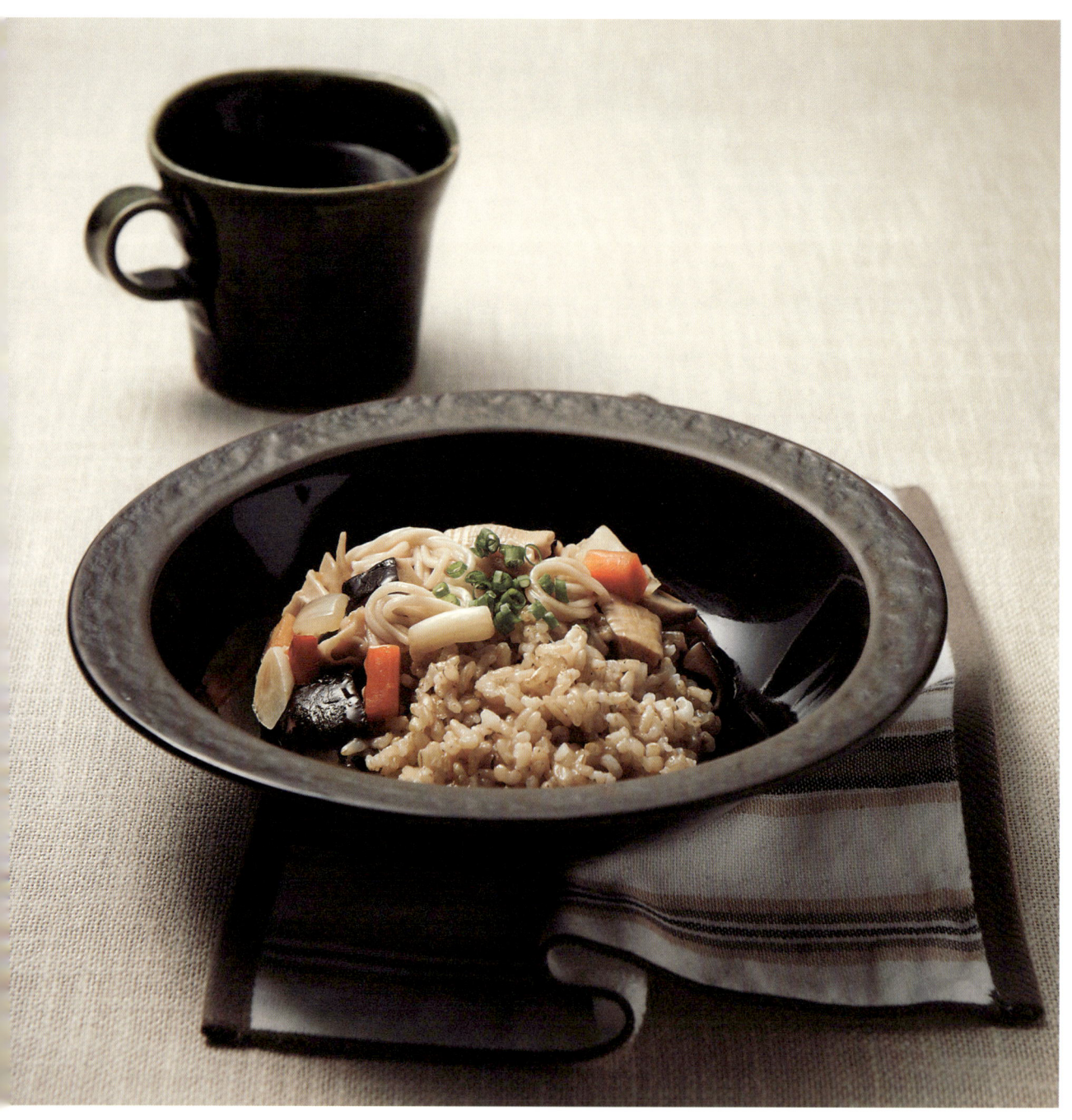

재료 2인분

현미밥 200g, 통밀면 30g, 양배추 150g, 양파·당근 50g씩
죽순·표고버섯 40g씩, 피망 20g, 양송이버섯 1개, 홍고추 1/2개, 마늘 2톨
채소국물 3컵, 가루간장 2큰술, 소금·올리브유·아마씨유 약간씩
녹말물 물 1큰술, 녹말가루 1/2큰술

만들기

1. 끓는 물에 통밀면과 소금 약간 넣어 면이 풀어지고 거품이 끓어 오르기 시작하면 찬물 한 컵을 붓는다. 다시 물이 끓어 오르면 건져 찬물로 헹구고 체에 받친다.

2. 양배추와 양파, 피망은 사방 2.5cm 크기로 썰고 당근과 죽순은 얇게 채 썰어 2.5cm 길이로 썬다. 표고버섯과 양송이버섯은 얇게 슬라이스한다. 홍고추는 어슷 썰고 마늘은 얇게 편 썬다.

3. 달군 프라이팬에 올리브유를 약간 두르고 마늘을 볶다가 양파와 당근, 채소국물 1큰술을 넣고 한번 더 볶는다. 양파가 투명해지면 나머지 채소와 채소국물을 모두 넣고 끓인다.

4. 채소가 모두 익고 국물이 어느 정도 졸아들면 녹말물을 부어 걸쭉하게 농도를 내고 가루간장으로 간한 뒤 아마씨유를 한 방울 떨어뜨린다. 불을 끄고 삶은 통밀면을 넣고 섞는다.

5. 그릇에 현미밥을 담고 ④를 붓는다.

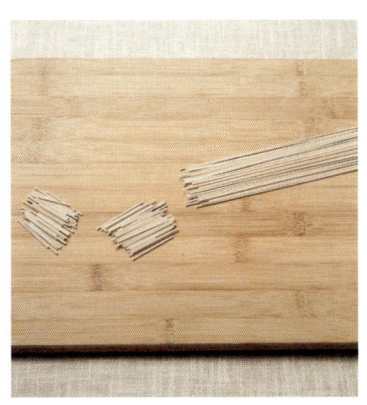

통밀면은 5cm 길이로 잘라 삶으면 소화가 잘 안되는 사람도 잘 먹을 수 있어요.

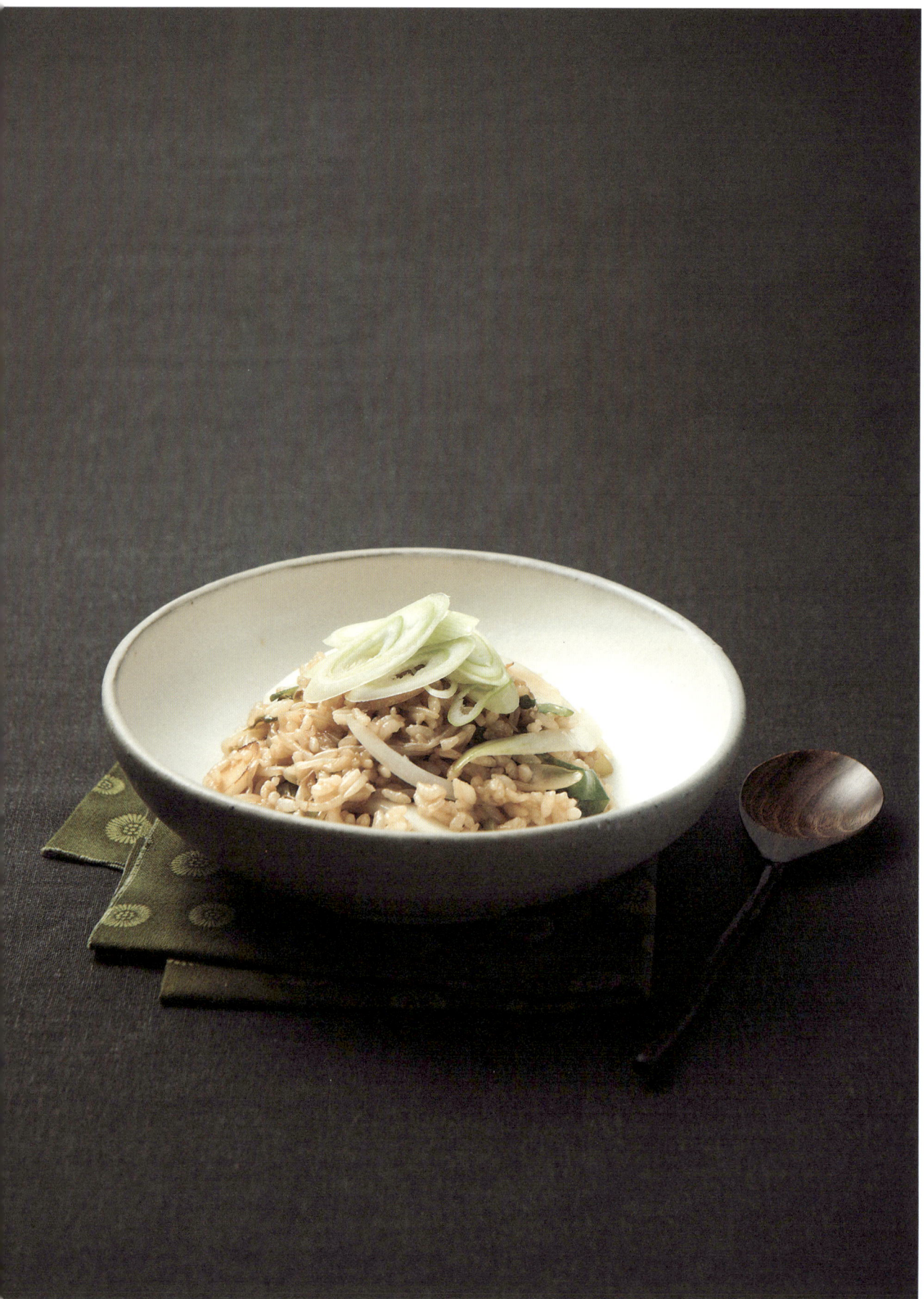

숙주대파볶음밥

숙주의 아삭한 식감과 대파의 향을 살려 볶은 별미입니다. 촉촉하고 부드러운 밥을 주로 먹었던 환자에게는 훌훌 날리는 식감의 볶음밥이 입맛을 자극합니다. 기름진 음식이 부담스러울 경우 채소국물로 볶으세요.

재료 1인분

밥 150g, 숙주 90g, 대파 40g, 마늘 2쪽
채소국물 1/2컵, 가루간장 1작은술
올리브유·후춧가루 약간씩

만들기

1. 숙주는 깨끗이 씻는다. 대파는 어슷 썰고 마늘은 얇게 편 썬다.

2. 달군 프라이팬에 올리브유를 약간 두르고 마늘을 볶아 향을 낸 뒤 대파와 숙주를 넣어 강불에서 볶는다.

3. 숙주가 반 정도 숨이 죽으면 한 쪽에 밥을 담고 채소국물과 가루간장을 뿌려 고루 섞어가며 볶는다.

4. 후춧가루를 뿌려 간이 잘 배도록 볶아 그릇에 담는다.

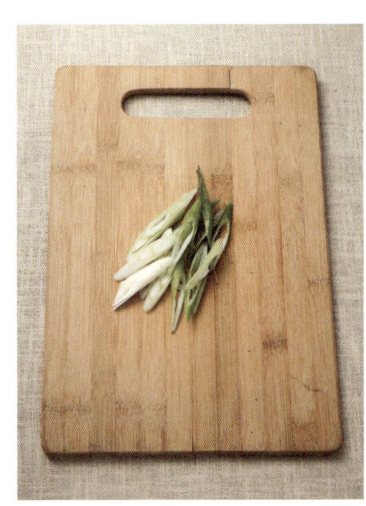

대파는 흰 부분을 골라 써야 아삭한 식감과 개운한 맛이 살아납니다.

삼색초밥

쫀득하게 조린 버섯과 아삭한 오이, 부드러운 자연식달걀이 조화로운 삼색 초밥으로 특별한 식사를 선사하세요. 알록달록 예쁜 색과 모양이 입맛을 돋웁니다. 자연식달걀은 단호박과 두부를 으깨어 만든 것으로 부들부들한 질감과 노란색, 고소한 맛까지 달걀을 빼 닮았어요.

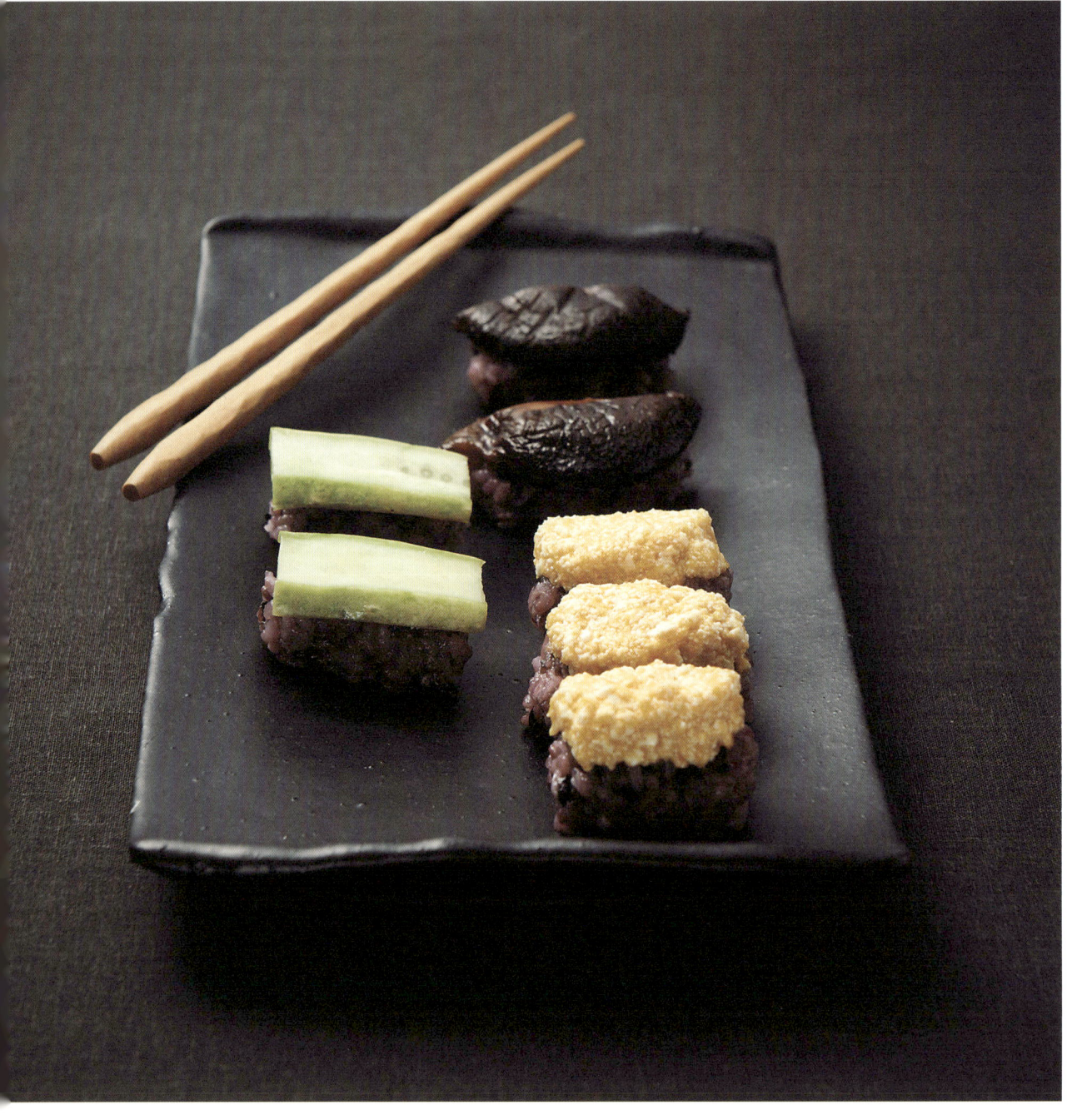

재료 2인분

단촛밥 흑미밥 240g, 꿀 2큰술, 레몬즙·고추냉이·물 1큰술씩
자연식달걀초밥 단호박 80g, 두부 50g, 소금 약간
오이초밥 오이 50g, 꿀 2작은술, 레몬즙 1작은술, 소금 약간
표고버섯초밥 표고버섯 40g, 채소국물 1/4컵, 조청 2큰술, 가루간장 1/4작은술

만들기

1. 단호박은 찜기에 푹 쪄 속살만 바른다. 두부는 끓는 물에 살짝 데친 뒤 체에 밭쳐 물기를 제거한다. 체에 단호박과 두부를 함께 담고 주걱으로 눌러가며 함께 으깬 뒤 고루 섞어 자연식달걀을 만든다. 밑에 거른 물은 버린다.

2. 오이는 필러로 얇게 저며 꿀과 레몬즙, 소금을 뿌려 10분간 잰다. 어느 정도 숨이 죽으면 물기를 꼭 짠다.

3. 표고버섯은 밑동을 제거하고 2등분해 냄비에 채소국물과 조청, 가루간장을 넣고 간이 배도록 졸여 그릇에 옮겨 담고 한 김 식힌다.

4. 흑미밥에 꿀과 레몬즙을 넣고 밥알이 으깨지지 않도록 섞는다. 밥을 먹기 좋은 크기로 떼어 초밥 모양을 잡고 고추냉이와 물을 개어 만든 것을 초밥 위에 조금씩 묻힌다. 밥 위에 각각의 토핑을 얹어 다시 한 번 꾹 눌러 흐트러지지 않게 모양을 잡는다.

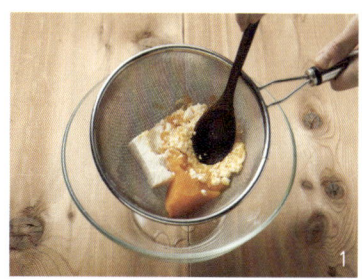

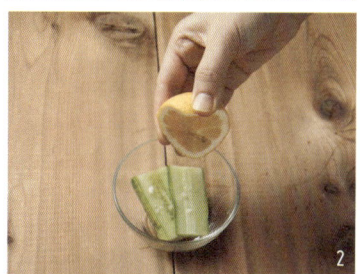

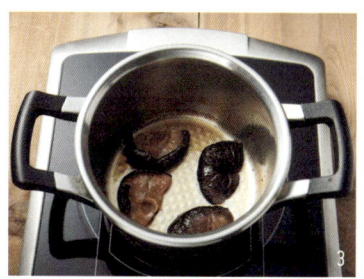

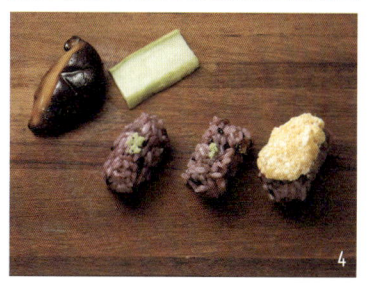

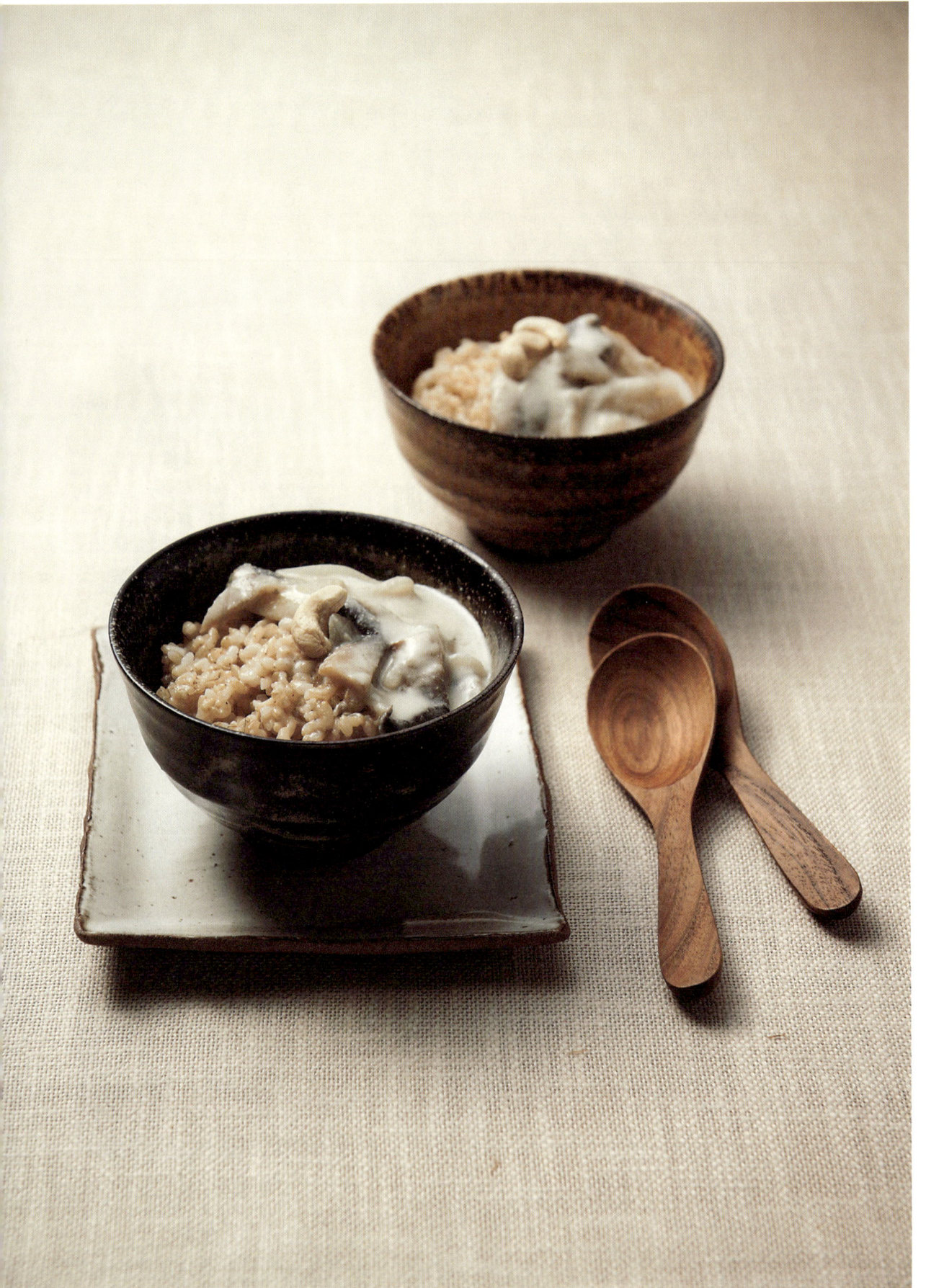

크림 소스 채소덮밥

캐슈너트를 갈아 부드럽고 고소한 크림 소스를 만들었습니다. 캐슈너트는 식물성 단백질이 풍부하고 콜레스테롤 걱정이 없어 유제품을 먹고 싶어 하는 이들에게 좋은 대체 재료가 됩니다. 깊은 풍미의 소스를 비벼먹는 채소덮밥은 기존 메뉴에 싫증을 느낀 사람들에게 새로운 맛을 선사합니다.

재료 1인분

현미밥 150g, 양파 100g, 감자 65g, 캐슈너트 30g
양송이버섯 1개, 채소국물 1컵, 소금 1/2작은술

만들기

1. 믹서에 캐슈너트와 채소국물 1/2컵을 넣고 곱게 간다.

2. 양파는 얇게 채 썰고 감자는 나박 썰어 1/4등분한다. 양송이버섯은 얇게 썬다.

3. 냄비에 채소국물 1/4컵과 감자를 넣고 감자가 익을 때까지 끓인다.

4. ③에 ①을 붓고 양파와 양송이버섯, 나머지 채소국물을 넣어 국물이 걸쭉해질 때까지 끓인 뒤 소금으로 간한다.

5. 그릇에 현미밥을 담고 ④를 얹는다.

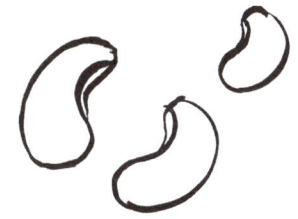

캐슈너트는 최대한 곱게 갈아야 부드럽고 크리미한 질감을 낼 수 있어요.

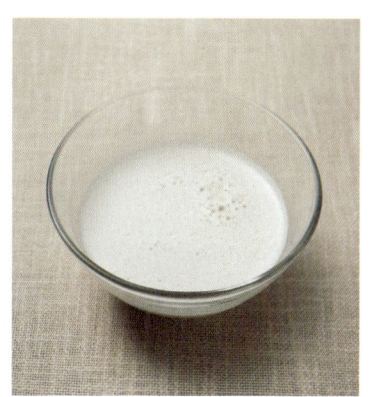

자연식잡채밥

채소를 푸짐하게 넣은 자연식잡채는 누구나 좋아하는 메뉴입니다.
잡채는 한 번에 많은 양을 만들어 냉동실에 얼려 두었다가 밥과
함께 볶으면 그 맛이 또 색다릅니다. 달짝지근하고 입에 착착 감기는
잡채밥으로 식욕을 돋우세요.

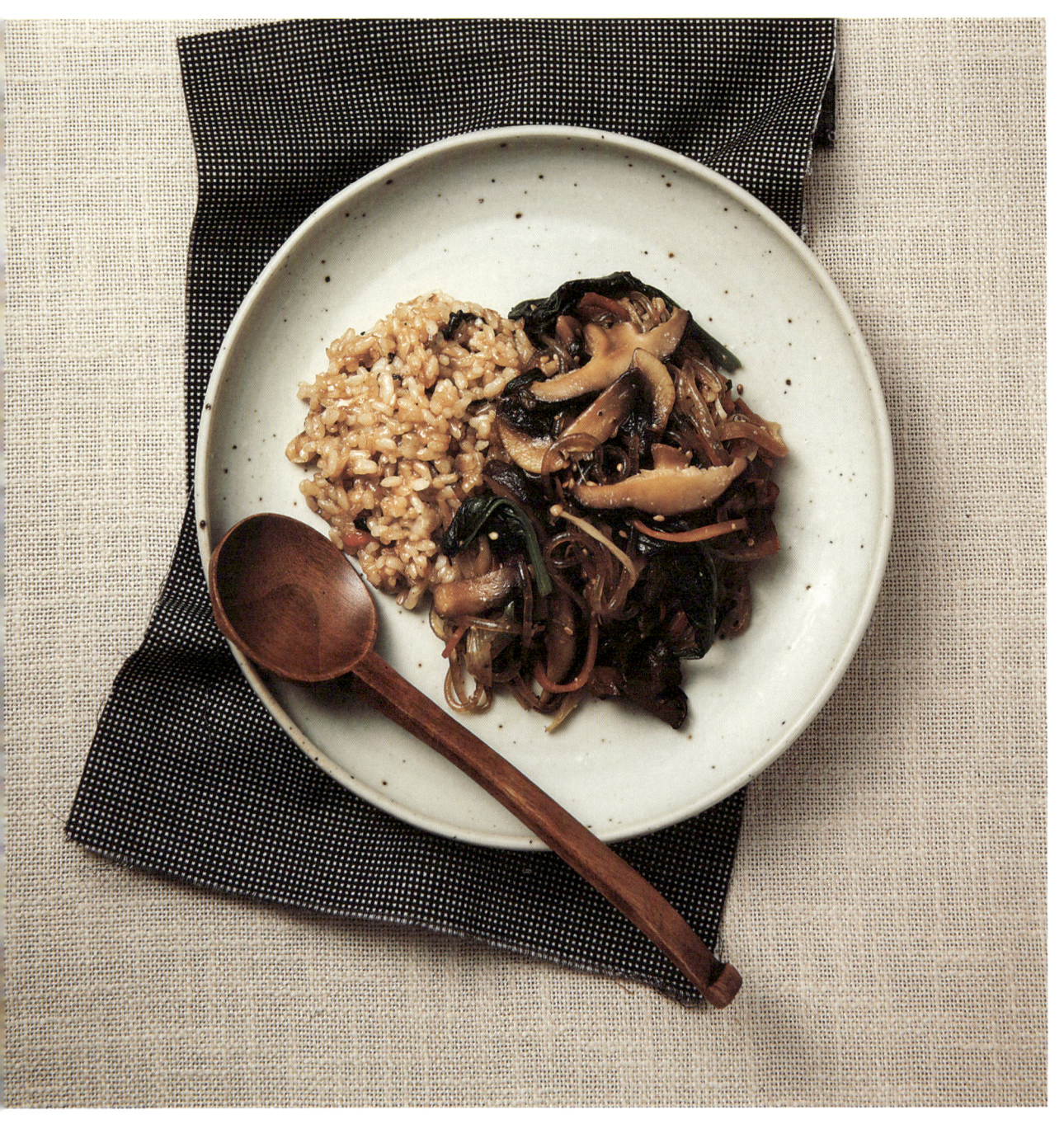

재료 2인분

현미밥 180g, 양파 50g, 당면·당근·표고버섯 40g씩, 팽이버섯·시금치·부추 20g씩, 목이버섯 10g, 사탕수수설탕 2큰술, 가루간장 2작은술, 생강즙 1작은술 올리브유 적당량, 소금·통깨·아마씨유 약간씩

만들기

1. 당면은 끓는 물에 6분간 삶아 건져 체에 밭친다. 시금치는 끓는 소금물에 살짝 데쳐 5cm 크기로 썬다.

2. 목이버섯은 물에 10분간 불려 먹기 좋은 크기로 썬다. 양파와 당근은 얇게 채 썬다. 표고버섯은 밑동을 제거해 슬라이스하고 부추는 5cm 길이로 자른다. 팽이버섯은 밑동을 제거한다.

3. 달군 프라이팬에 올리브유를 약간 두르고 당근과 양파를 각각 볶아 덜어낸다.

4. ③의 팬에 올리브유를 약간 두르고 표고버섯과 팽이버섯, 목이버섯을 넣어 볶는다.

5. 볼에 삶은 당면과 볶은 채소, 시금치, 부추를 담고 사탕수수설탕, 가루간장 1과 1/2작은술을 넣어 조물조물 무친다.

6. 달군 프라이팬에 ⑤를 넣고 볶다가 한쪽으로 밀어 두고 나머지 한쪽에 아마씨유를 살짝 두른 뒤 현미밥과 생강즙, 남은 가루간장을 넣고 밥알이 날리도록 볶는다.

7. 그릇에 볶은 밥을 담고 잡채를 올린 뒤 통깨를 뿌린다.

깔끔하게 만드려면 프라이팬을 반으로 나눠 채소와 밥을 볶아 담고 잡채와 밥이 잘 어우러지도록 먹고 싶다면 한꺼번에 같이 볶으세요.

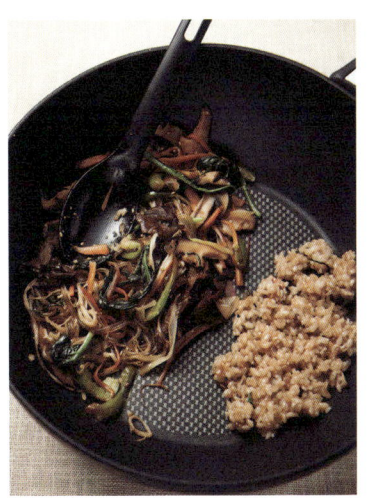

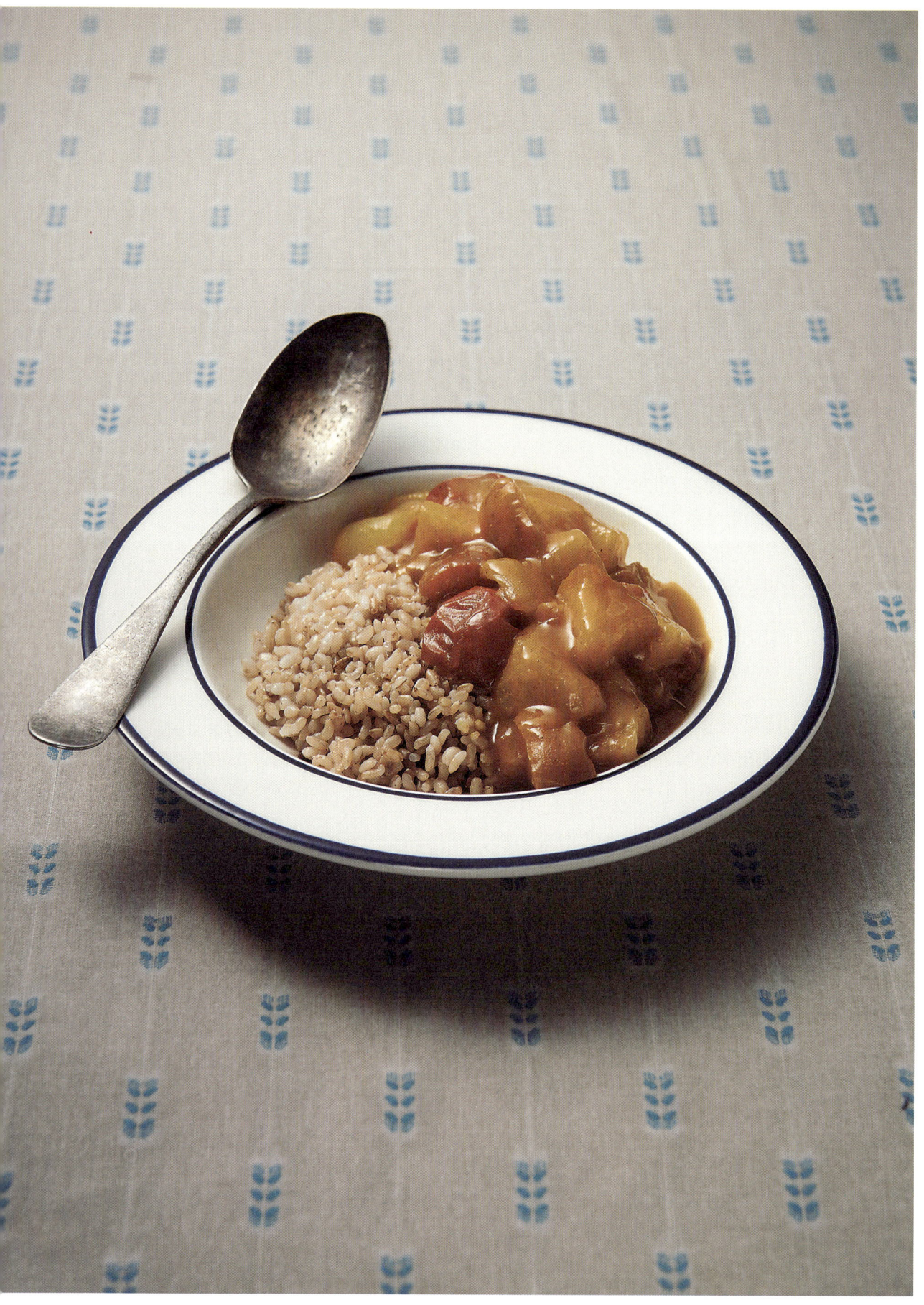

과일카레밥

사과와 배, 파인애플 등 각종 과일을 넣어 달콤한 향이 일품인 카레입니다. 카레에 들어있는 강황은 항암 효과가 뛰어나고 면역력을 키워줘 〈자연생활교육원〉에서 즐겨 요리하는 재료이지요. 이렇게 달콤하게 만든 카레는 남녀노소 누구나 좋아합니다.

재료 1인분

현미밥 150g, 카레가루 40g, 배 100g
사과·파인애플 70g씩, 양파 50g
방울토마토 4개, 채소국물 1과 1/2컵, 올리브유 약간

만들기

1. 배, 사과, 파인애플은 도톰하게 썰어 2cm 길이로 썰고 양파는 사방 2cm 크기로 썬다. 방울토마토는 꼭지를 뗀다.

2. 달군 냄비에 올리브유를 두르고 양파를 넣어 향을 내며 볶다가 나머지 과일과 방울토마토를 넣고 살짝 볶는다.

3. 채소국물에 카레가루를 넣고 개어 ②에 붓는다. 국물이 걸쭉해질 때까지 푹 끓인다.

4. 그릇에 현미밥을 담고 카레를 붓는다.

단맛을 줄이고 싶다면 파인애플 양을 줄이고 개운한 맛을 더 하고 싶다면 방울토마토 양을 늘리세요.

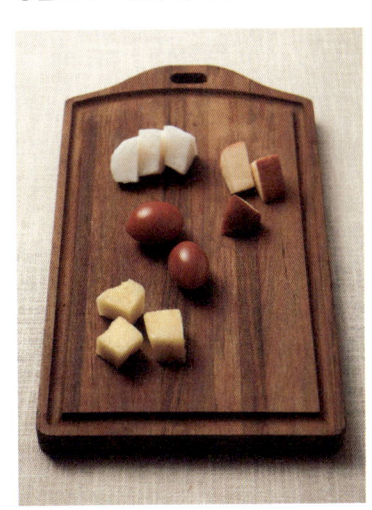

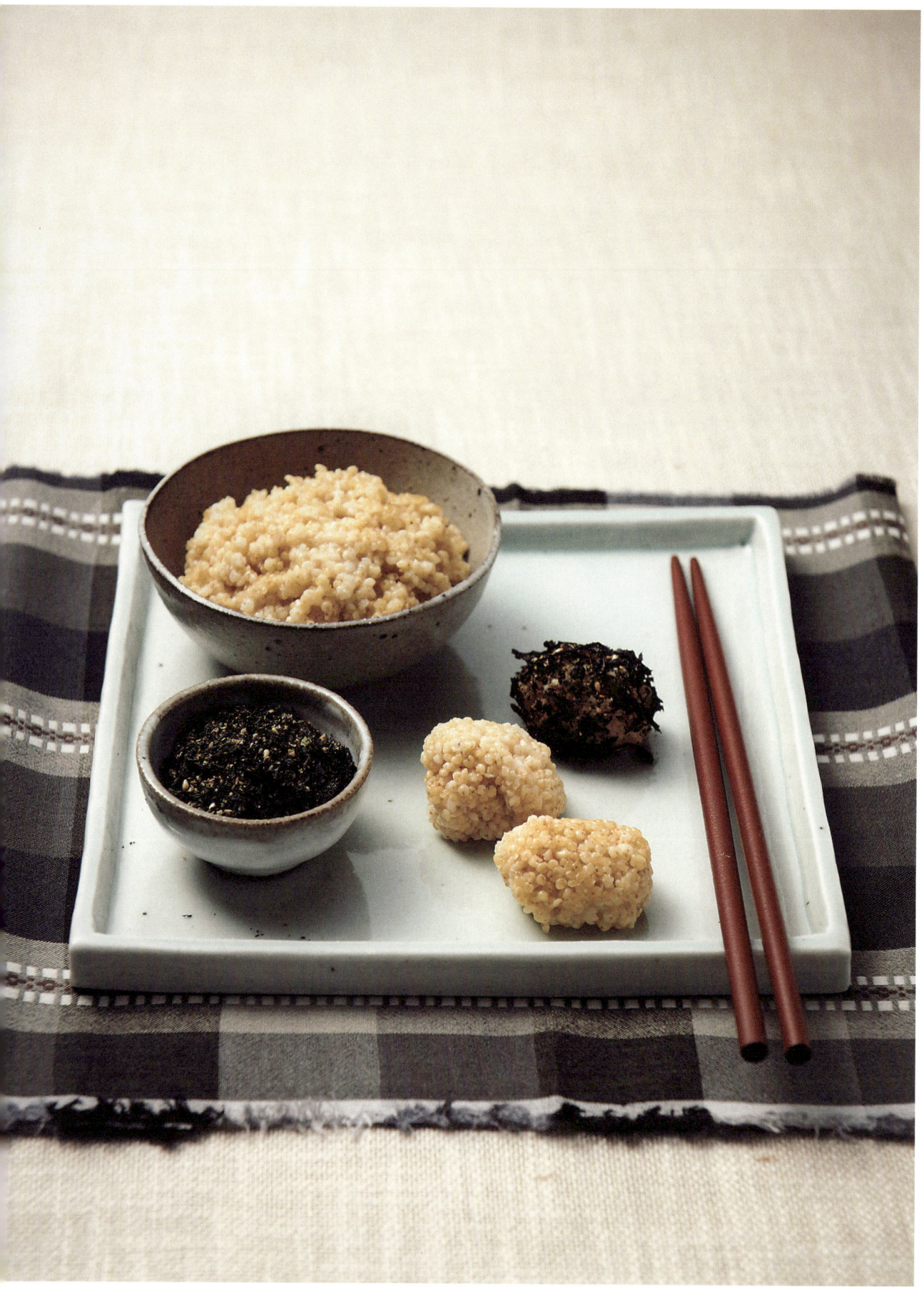

돌자반 후리가케

찰기장밥을 동그랗게 빚어 후리가케에 굴리면 개성 넘치는 주먹밥이 완성됩니다. 돌자반과 각종 양념을 파삭하게 볶아 만드는 후리가케는 밥이나 국수에 뿌려먹는 등 다양하게 활용할 수 있어요

재료 2인분

기장밥 300g
후리가케 돌자반 20g, 통깨 2큰술
파슬리가루·가루간장 1/2작은술씩
고춧가루 약간

만들기

1. 돌자반은 손으로 잘게 찢는다.

2. 달군 프라이팬에 분량의 재료를 모두 담고 약불에서 주걱으로 잘 저어가며 돌자반이 파삭해질 때까지 볶은 뒤 평평한 접시에 담는다.

3. 기장밥은 먹기 좋은 크기로 떼어 동글게 빚은 뒤 ②에 굴려 표면에 골고루 묻힌다.

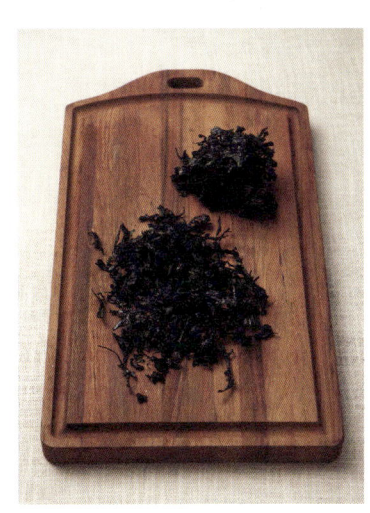

돌자반을 잘게 찢을수록 고운 후리가케를 만들 수 있어요.

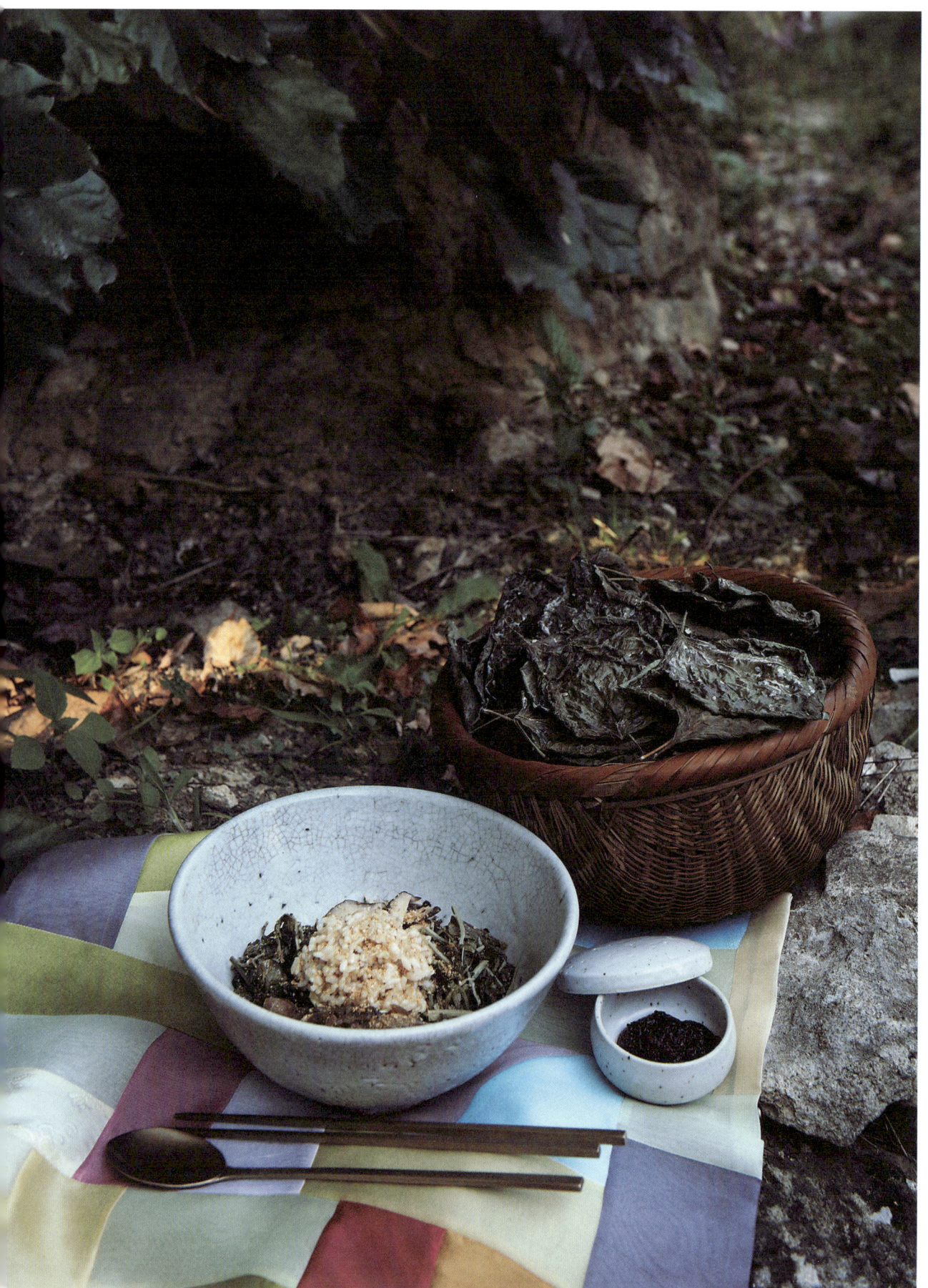

묵은나물비빔밥

겨울철 부족한 식이섬유와 비타민을 보충할 수 있는 묵은나물을 이용해 비빔밥을 만들었습니다. 아직 소화 기능이 회복되지 않은 분을 위해 묵은나물은 충분히 불려서 사용하고, 씁쓸한 맛의 고추장 대신 잣과 아마씨유 등을 더한 약고추장을 만들어 감칠맛을 살렸어요.

재료 1인분

현미밥 100g, 표고버섯 40g, 말린 취나물·말린 가지·말린 고사리 10g씩, 아마씨유 약간
나물 양념 가루간장 1/4작은술, 다진 마늘·아마씨유 약간씩
약고추장 고추장 1과 1/2큰술, 포도씨유 1/2큰술, 다진 마늘·조청 1/4작은술씩, 다진 잣·아마씨유 약간씩

만들기

1. 말린 나물은 물에 7시간 불린다. 표고버섯은 밑동을 제거해 슬라이스한다.

2. 분량의 재료를 고루 섞어 약고추장을 만든다.

3. 불린 나물은 끓는 물에 10분간 삶은 뒤 물기를 꼭 짜 먹기 좋은 크기로 썬다. 볼에 담고 분량의 양념을 넣어 조물조물 무친다.

4. 달군 프라이팬에 아마씨유를 약간 두르고 밑간한 나물을 볶다가 부드러워지면 표고버섯을 넣고 함께 볶는다.

5. 그릇에 현미밥을 담고 ④를 보기 좋게 담은 뒤 약고추장을 곁들인다.

나물을 불릴 때에는 중간 중간 물을 갈아 주어야 특유의 냄새가 나지 않습니다. 따뜻한 물을 사용하면 불리는 시간을 반으로 단축할 수 있어요.

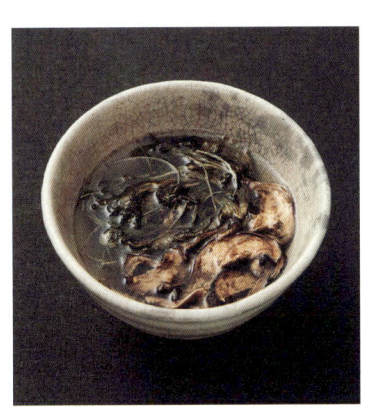

곤약지라시스시

버섯 향이 은은하게 배어 있는 곤약을 새콤한 밥 위에 흩뿌려 떠먹는 한 그릇 음식입니다. 알싸한 깻잎 향과 은근한 생강의 풍미가 개운해 밥을 먹고 나서도 속이 부대끼지 않습니다. 별다른 반찬이 필요 없어 도시락 메뉴로도 제격입니다.

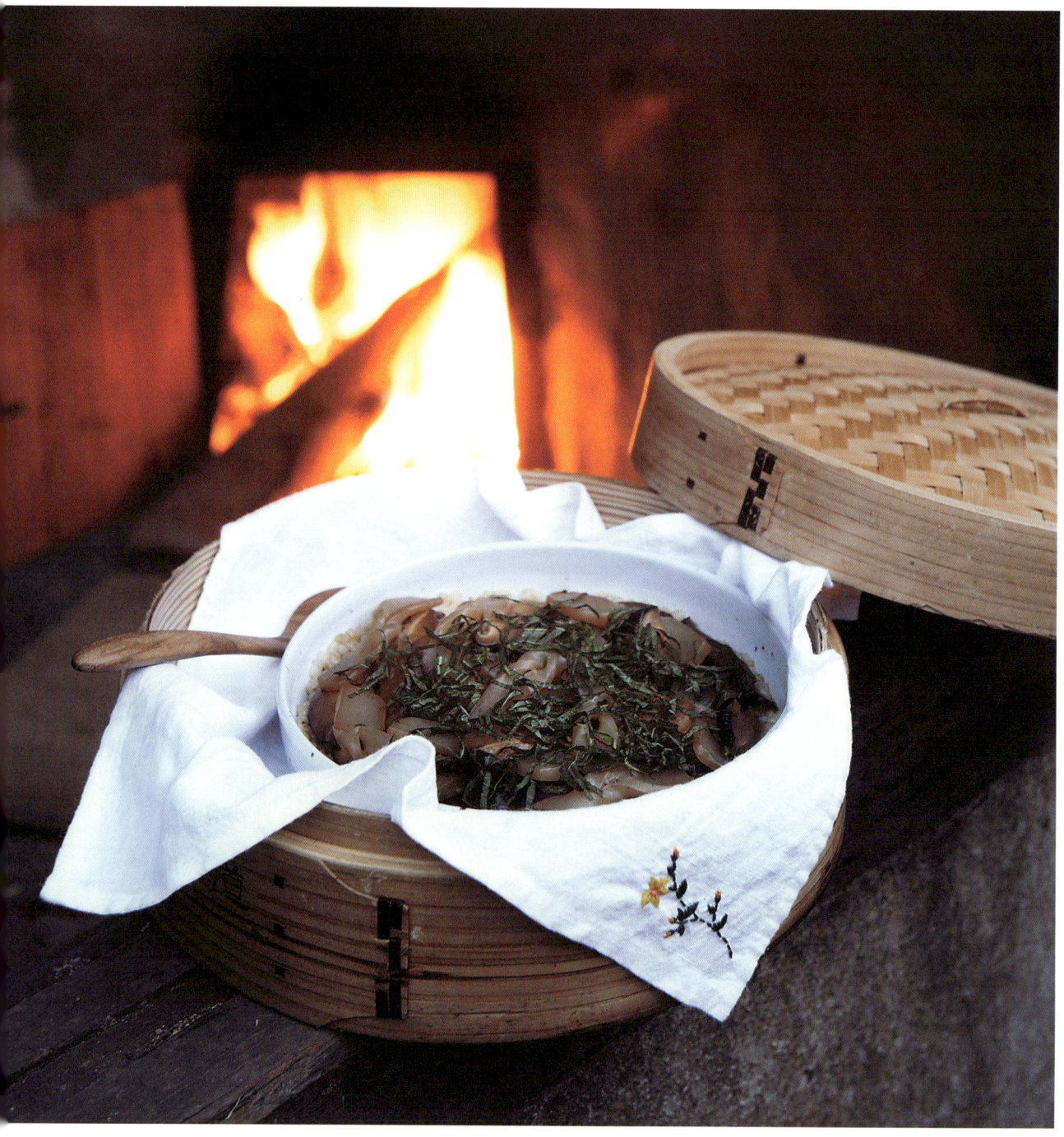

재료 2인분

현미밥 240g, 곤약 100g, 표고버섯 80g
생강 10g, 깻잎 3장
단촛물 꿀 2작은술, 레몬즙 1작은술
조림 양념 채소국물 1/4컵, 조청 2큰술, 가루간장 1작은술, 아마씨유 약간

만들기

1. 곤약은 얇게 포를 떠 가운데 칼집을 낸 뒤 한쪽 끝을 구멍으로 집어 넣고 반대 방향으로 빼 타래과 모양으로 만든다.

2. 현미밥은 한 김 식혀 꿀과 레몬즙을 넣고 고루 섞어 단촛밥을 만든다.

3. 표고버섯은 얇게 슬라이스하고 생강은 얇게 편 썬다. 냄비에 곤약, 표고버섯, 생강을 담고 양념 재료를 모두 넣어 중불에서 국물이 다 졸아들 때까지 끓인다.

4. 그릇에 단촛밥을 편편하게 깔고 ③을 하나씩 올린다. 깻잎은 얇게 채 썰어 흩뿌린다.

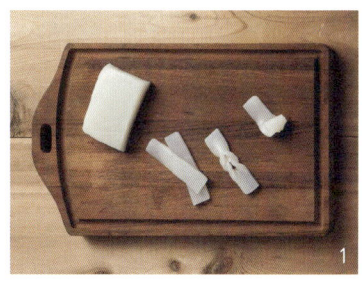
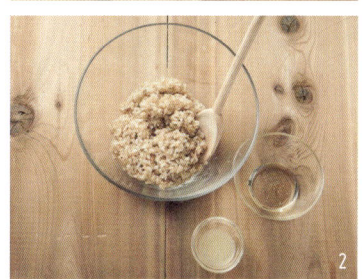
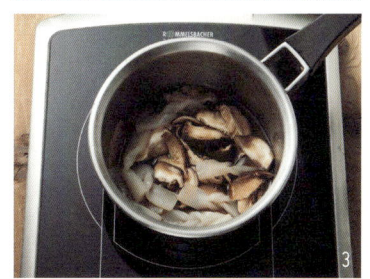
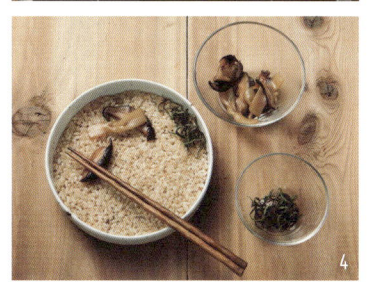

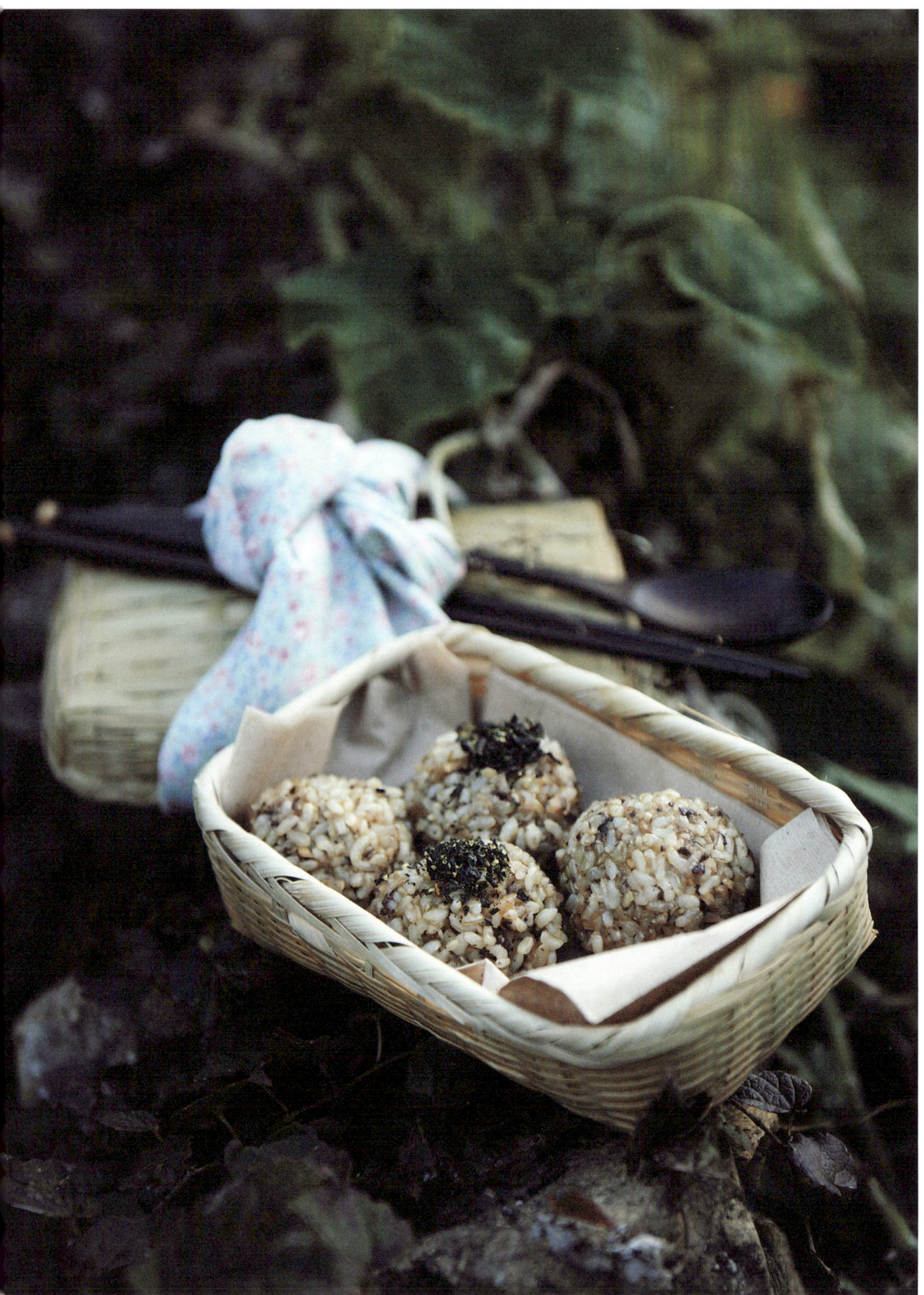

버섯우엉주먹밥

사근사근한 우엉이 씹는 맛을 더하는 버섯주먹밥은 입맛이 없을 때나 도시락을 쌀 때 좋습니다. 주먹밥은 생각보다 많은 양의 밥이 필요해 쉽게 적정 양을 섭취할 수 있습니다. 자꾸 밥을 남기는 사람에게는 입맛 당기는 주먹밥을 만들어 주세요.

재료 2인분

현미밥 300g, 표고버섯 200g, 우엉 100g
채소국물 1/2컵, 조청 4큰술, 가루간장 2/3큰술

만들기

1. 표고버섯은 밑동을 제거해 얇게 썰고 우엉은 얇게 채 썬다.

2. 냄비에 채소국물과 조청, 가루간장을 넣고 잘 섞은 뒤 표고버섯과 우엉을 넣는다. 중불에서 국물이 배고 졸아들 때까지 끓인다.

3. ②의 표고버섯과 우엉을 잘게 다진다.

4. 볼에 현미밥을 담고 ③을 부어 주걱으로 섞은 뒤 주먹밥을 만든다.

현미밥에 단촛물을 섞어 주먹밥을 만든 뒤 후리가케를 살짝 뿌려 먹어도 좋습니다.

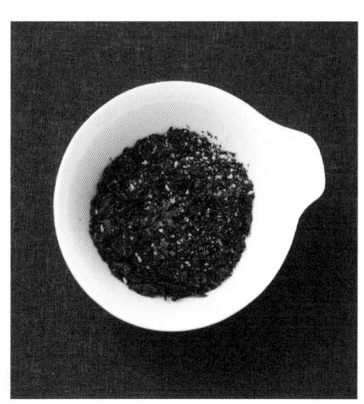

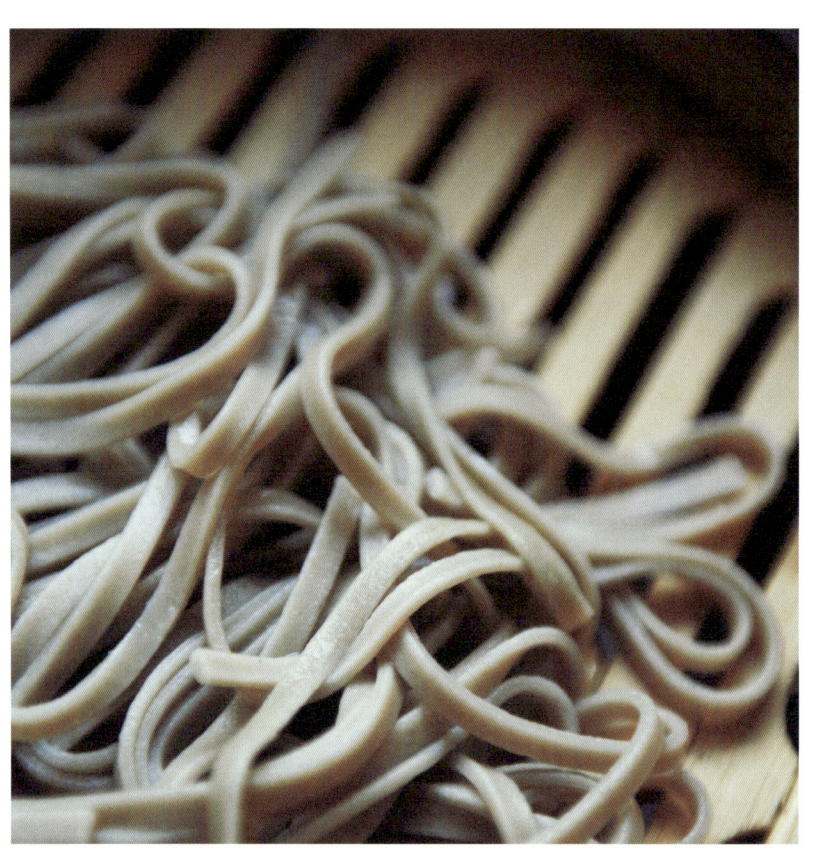

후루룩
한 그릇 국수

뜨끈한 국물에 말아 후루룩, 누구나 식욕이 없어도 국수 한 그릇은 부담 없이 먹습니다. 유독 면 요리를 좋아하는 환자들은 기력을 회복한 뒤 라면을 먹었다가 며칠을 고생하기도 합니다. 어떤 재료로 어떻게 요리하냐에 따라 얼마든지 영양적으로도 훌륭하고 맛있는 요리를 만들 수 있습니다. 면 요리에서 가장 중요한 것은 바로 국물입니다. 〈자연생활교육원〉에서는 천연 재료를 활용해 감칠맛 있는 국물을 냅니다. 다시마와 표고버섯, 양파를 넣어 푹 끓인 채소국물은 추가 재료에 따라 고기국물 같기도 하고 해산물국물 같기도 합니다. 입맛 당기는 매콤한 비빔면의 양념장에는 각종 과일을 갈아 넣어 시원하고 개운한 맛이 일품입니다. 검정 콩을 직접 갈아 만든 자연식짜장은 시판 짜장보다도 더 담백하고 입에 착, 감기는 맛을 냅니다. 짜장 특유의 풍부한 맛을 내기 위해 콩으로 만든 베지미트도 더합니다.
〈자연생활교육원〉에서도 '오늘은 왠지 밥이 땅기지 않는데, 국수 한 그릇 말아 주세요'라는 부탁을 하는 분들이 많습니다. 그렇게 한 그릇 국수를 말아 드리면 다른 분들도 너나없이 먹고 싶다 하십니다. 국수에는 그런 힘이 있습니다. 식욕이 없다가도 먹고 싶고, 옆에서 먹는 것만 봐도 자연스레 입안에 침이 돕니다. 유난히 밥이 땅기지 않는 날, 국수 한 그릇 후루룩 말아 주세요.

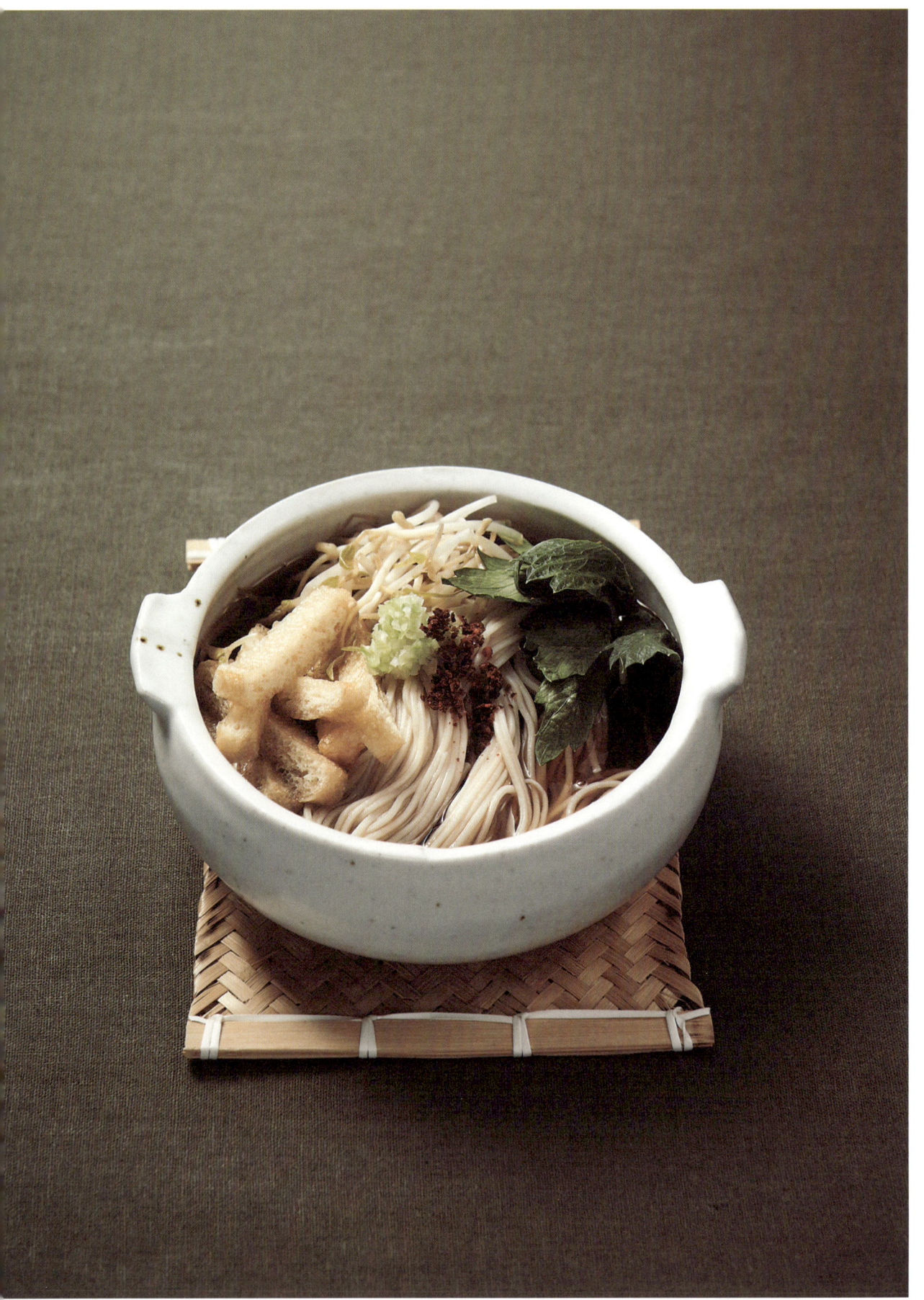

유부국수

깔끔한 국물과 부드러운 유부가 어우러진 국수입니다. 쑥갓 대신 셀러리 잎을 넣어 개운한 맛을 더하고 숙주의 아삭한 식감을 그대로 살렸어요. 영양을 생각해 통밀면으로 만들었지만 우동면으로 바꿔도 괜찮습니다.

재료 1인분

통밀면 50g, 숙주 30g, 셀러리 잎 10g
유부 2개, 채소국물 2컵, 가루간장 1/2큰술
김가루·고춧가루·대파 약간씩

만들기

1. 통밀면은 끓는 물에 넣고 우르르 끓이다 거품이 올라오면 찬물을 한 컵 붓고 다시 한 번 끓인 뒤 건져 체에 밭쳐 찬물에 헹군다.

2. 셀러리는 씻어 잎만 길쭉하게 뜯고 유부는 0.5cm 폭으로 채 썬다. 숙주는 깨끗이 씻고 대파는 잘게 다진다.

3. 냄비에 채소국물을 붓고 끓어 오르면 유부를 넣고 가루간장으로 간해 한소끔 끓인다.

4. 그릇에 통밀면을 담고 숙주와 셀러리 잎을 올린 뒤 ③을 붓는다. 김가루와 고춧가루, 다진 대파를 고명으로 올린다.

국물 요리에 셀러리 잎을 넣으면 개운한 맛이 일품입니다. 우동 외에 전골이나 쌀국수 등에도 어울려요.

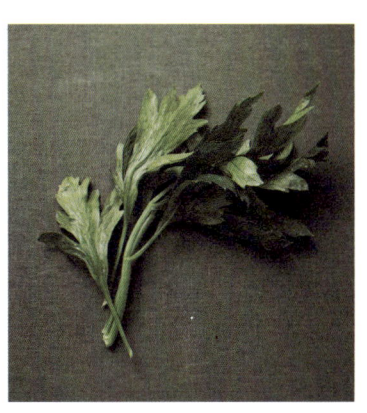

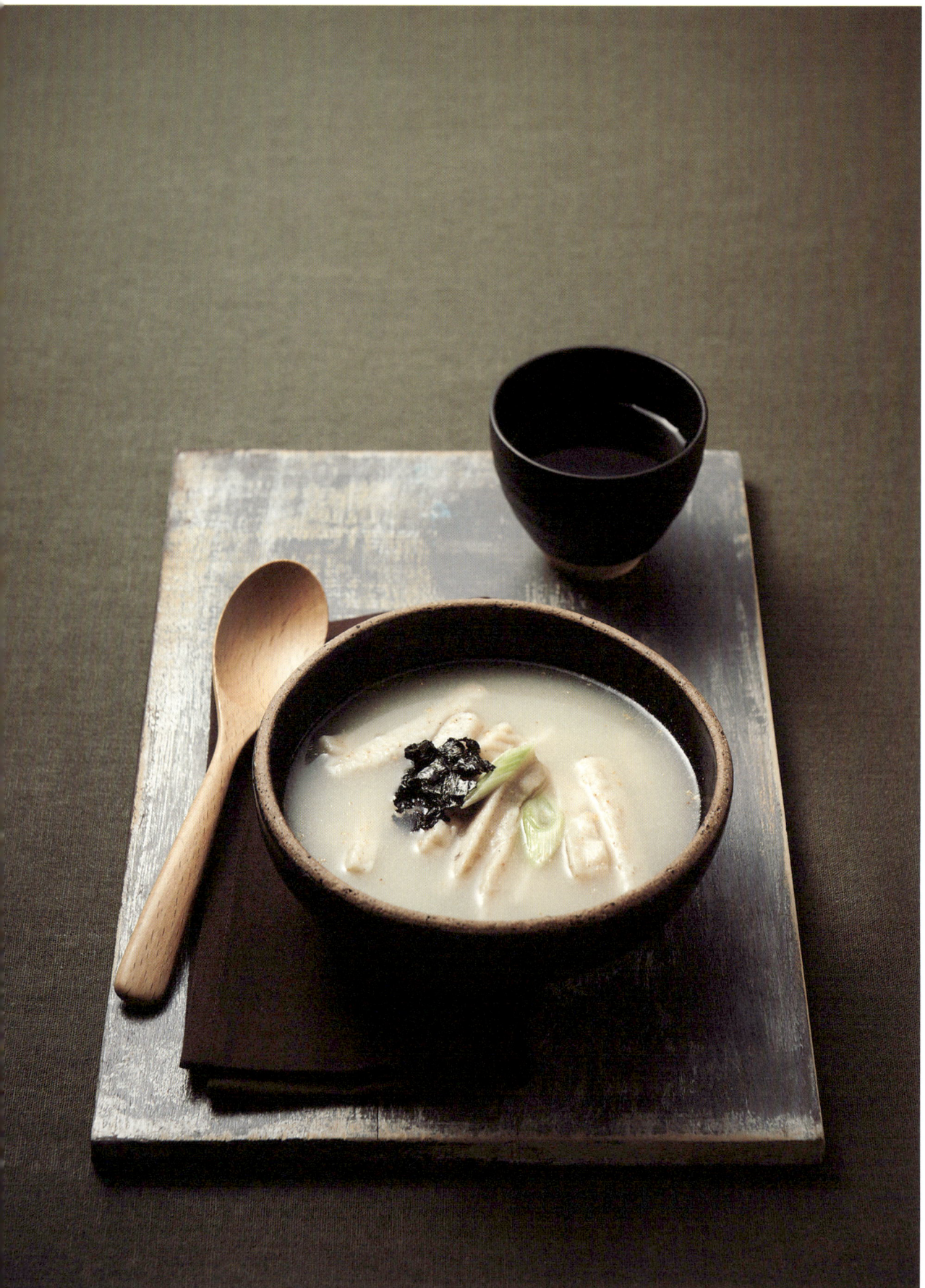

현미떡국

구수한 맛의 현미절편으로 만든 색다른 느낌의 떡국입니다. 소화가 잘되도록 떡은 미리 불려 부드럽게 요리하세요. 참기름 대신 항암 효과가 뛰어난 아마씨유를 넣어 고소함을 더했습니다.

재료 1인분

현미절편 140g, 채소국물 2컵, 가루간장 1/2큰술
김가루·대파·깨소금·다진 마늘·아마씨유 약간씩

만들기

1. 현미절편은 1cm 두께로 잘라 찬물에 담가 불린다. 대파는 얇게 어슷 썬다.

2. 냄비에 채소국물과 다진 마늘을 넣고 끓어 오르면 현미절편을 넣어 뚜껑을 덮고 끓인다.

3. 가루간장으로 간하고 아마씨유를 한 방울 떨어뜨린다.

4. ③을 그릇에 담고 김가루와 대파, 깨소금을 얹는다.

떡이 국물 위로 하나 둘 떠 오르기 시작하면 다 익은 거에요.

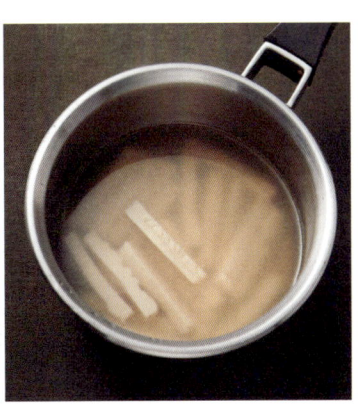

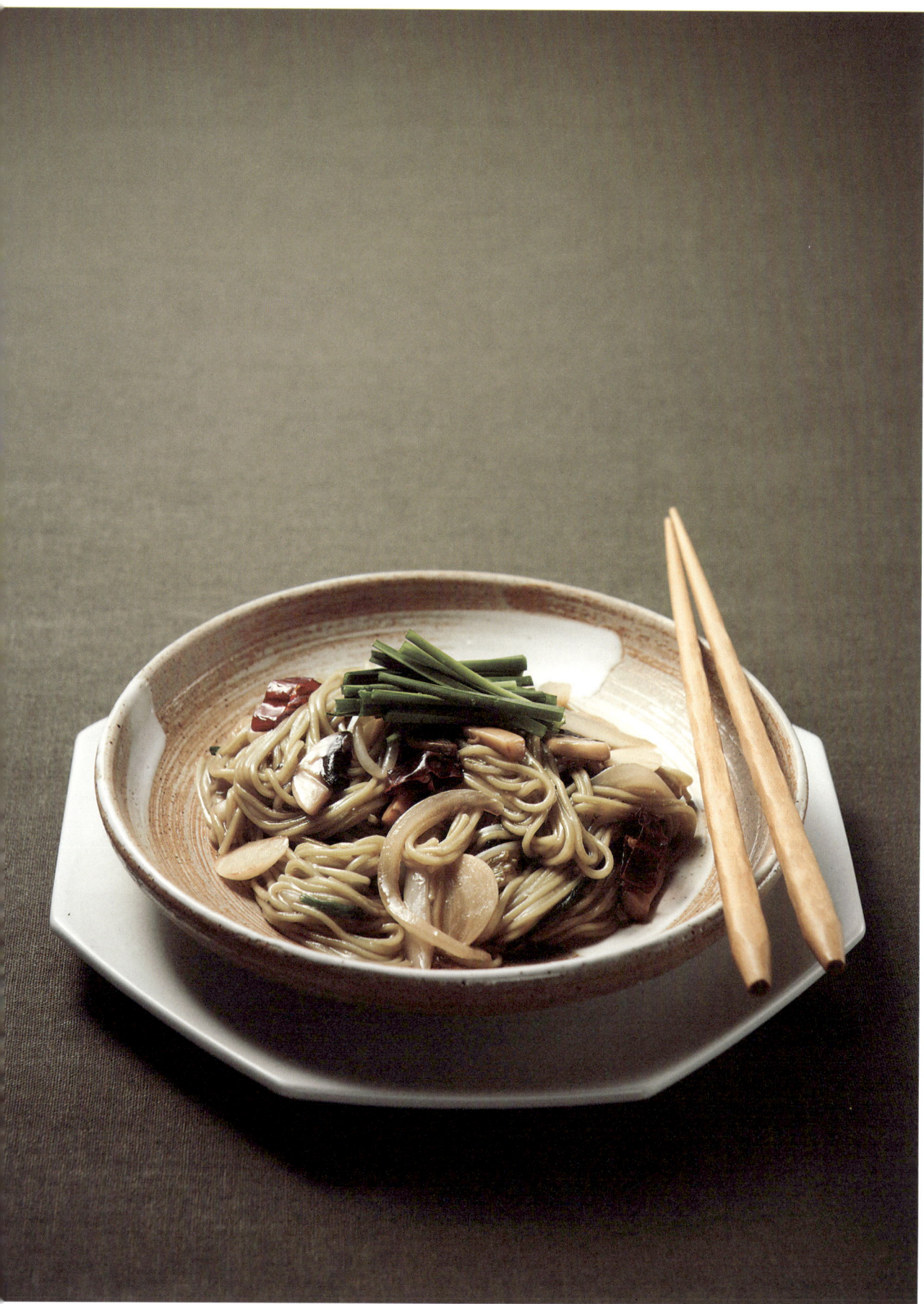

클로렐라볶음면

걸쭉한 소스와 부드러운 면이 입에 착 감기는 중화풍의 면 요리입니다. 면이 푹 퍼져 소화력이 약한 분도 편안하게 먹을 수 있어요. 숙주와 부추 등 채소의 양을 늘려서 섭취해도 좋습니다.

재료 1인분

클로렐라면 50g, 양송이버섯 50g, 양파 40g
숙주 30g, 부추 10g, 마른 홍고추 1/2개, 마늘 1쪽
채소국물 1/2컵, 가루간장 1/2큰술, 대파·올리브유 약간씩
녹말물 녹말가루 · 물 1/2큰술씩

만들기

1. 클로렐라면은 끓는 물에 넣어 우르르 끓이다 거품이 올라오면 찬물을 한 컵 붓고 한소끔 끓인 뒤 체에 밭쳐 찬물에 헹군다.

2. 양송이버섯은 얇게 슬라이스하고 양파는 얇게 채 썬다. 부추는 5cm 길이로 썰고 마른 홍고추와 대파는 어슷 썬다. 마늘은 편 썬다.

3. 달군 팬에 올리브유를 두르고 마른 홍고추와 마늘을 넣어 향을 내 볶다가 양송이버섯과 양파를 넣고 볶는다. 채소국물을 붓고 면과 숙주, 대파를 넣어 볶다가 가루간장으로 간한다.

4. 녹말가루와 물을 섞어 녹말물을 만들어 ③에 넣고 걸쭉하게 농도가 나면 부추를 넣어 가볍게 뒤적인 뒤 그릇에 담는다.

처음부터 마른고추를 넣으면 매콤한 맛의 볶음면을 즐길 수 있습니다. 매운 것이 부담스럽다면 마지막 부추를 넣을 때 같이 넣어 향만 내세요.

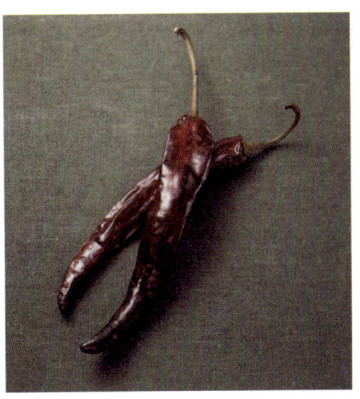

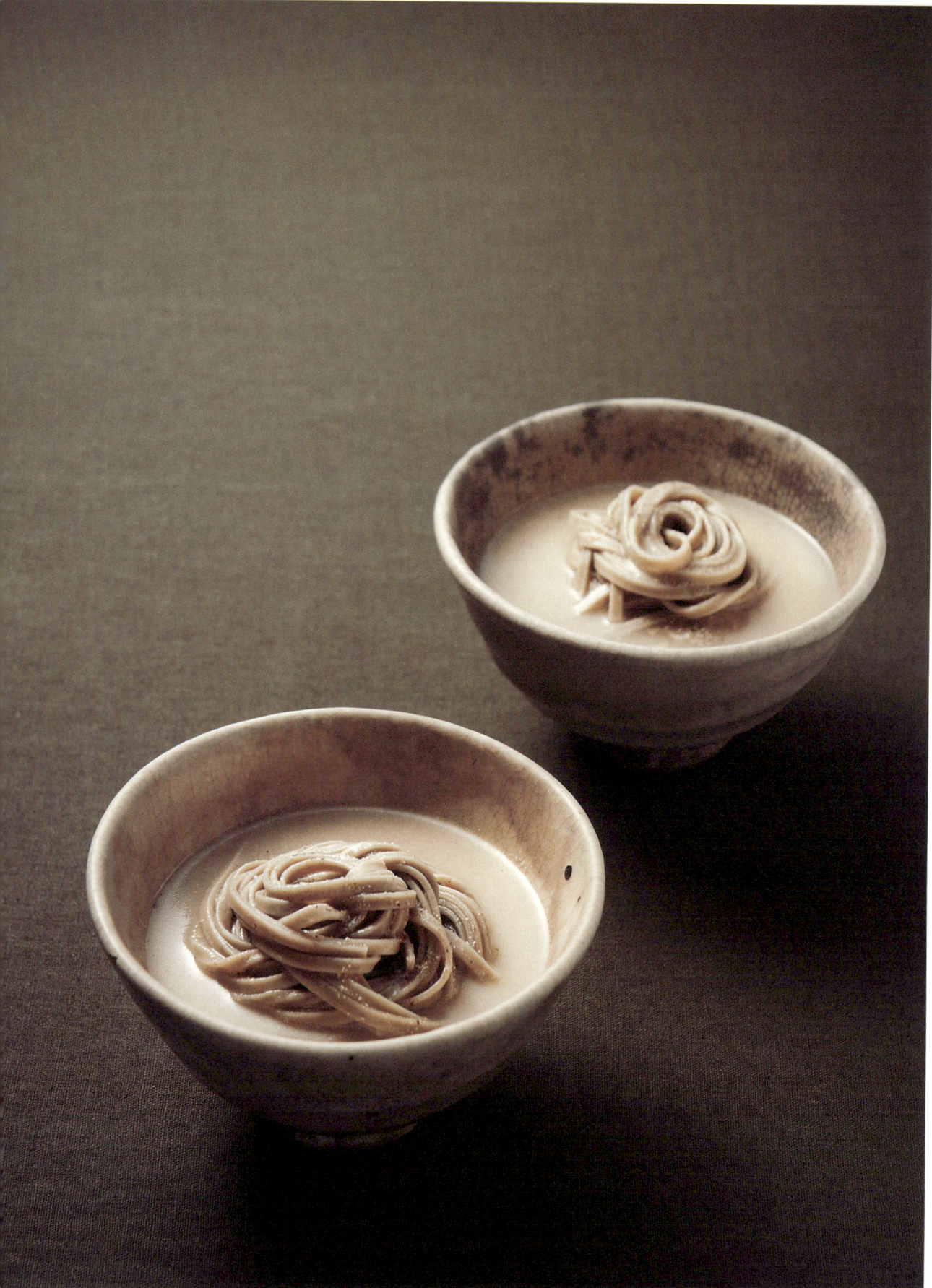

들깨칼국수

걸쭉하고 고소한 들깨국물이 힘을 주는 영양 칼국수입니다. 일반 칼국수보다 국물의 맛이 진해 추울 때 먹으면 제격이에요. 맵싸한 아삭이고추장아찌나 아삭한 청경채겉절이를 함께 곁들이면 맛있어요.

재료 1인분

통밀칼국수 100g, 들깨가루 5큰술, 현미찹쌀가루 3큰술, 채소국물 2와 1/2컵, 소금 1/2큰술

만들기

1. 통밀칼국수는 끓는 물에 넣고 푹 삶아 건진 뒤 찬물로 헹궈 체에 밭친다.

2. 냄비에 채소국물을 붓고 들깨가루와 현미찹쌀가루를 넣어 끓인다.

3. 국물이 끓어 오르면 통밀칼국수를 넣고 소금으로 간한다.

통밀로 만든 칼국수는 일반 칼국수보다 오래 삶아야 소화가 잘 됩니다. 대신 삶은 뒤에는 바로 찬물에 헹궈야 탱탱해요.

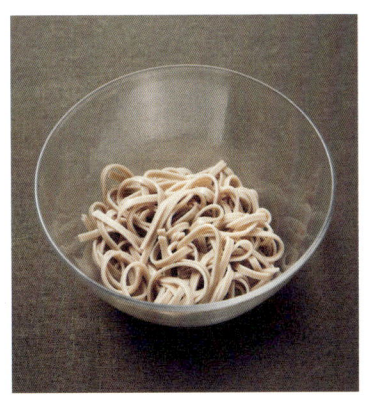

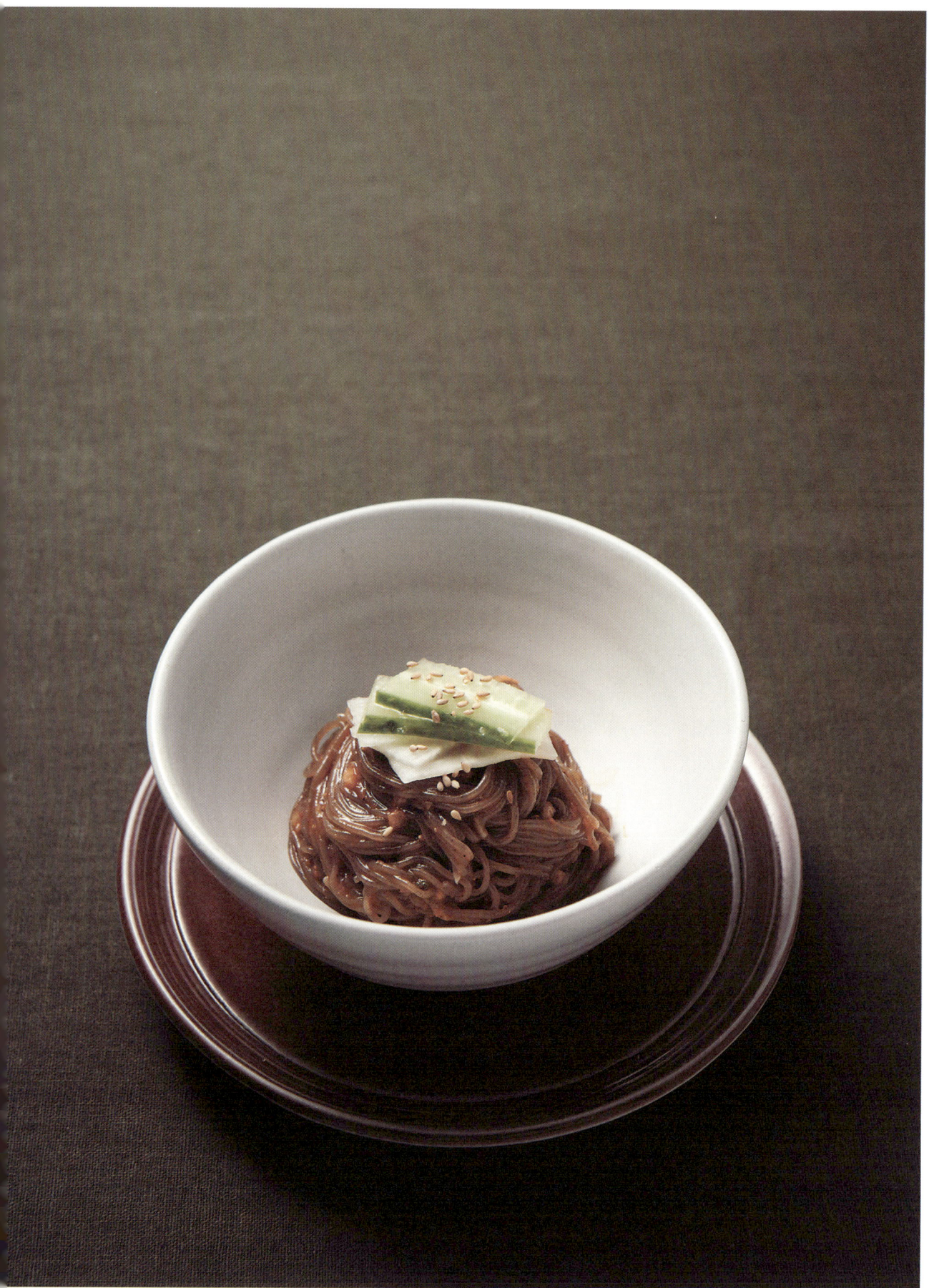

비빔냉면

매콤달콤한 양념이 자꾸만 입맛을 당기는 자연식 비빔냉면입니다. 파인애플과 배를 다져 넣어 건강에 좋은 것은 물론 개운한 매운맛이 일품이에요. 〈자연생활교육원〉에서도 비빔냉면만 나오면 한 그릇 싹싹 비우고 더 요청하는 분들이 많을 정도로 인기가 많습니다.

재료 2인분

냉면 140g, 파인애플·배 20g씩, 양파 10g, 통깨 약간
비빔 양념 고추장·매실청 2큰술씩, 깨소금 2/3큰술
꿀·레몬즙 1작은술씩, 가루간장 1/2작은술, 아마씨유 약간
냉면용 김치 무·오이 40g씩, 굵은 소금·레몬즙·꿀 약간씩

만들기

1. 끓는 물을 볼에 담고 냉면을 넣는다. 뚜껑을 덮어 3~5분간 불린 후 체에 밭쳐 찬물에 헹군다.

2. 무와 오이는 5cm 길이로 얇게 저며 썰고 굵은 소금과 레몬즙, 꿀을 뿌려 10분간 재운다.

3. 분량의 재료를 모두 섞어 비빔 양념을 만든다.

4. 파인애플과 배, 양파를 잘게 다져 ③에 넣고 잘 섞는다. 볼에 비빔 양념을 담고 냉면을 넣어 양념이 고루 배도록 섞는다.

5. 비빔면을 그릇에 담고 ②를 꼭 짜 올린 뒤 통깨를 뿌린다.

비빔 양념에 과일을 넣을 때, 한번에 갈면 시원한 맛이 덜 합니다. 과일과 양파를 잘게 다져 양념장과 섞으면 아삭아삭해요.

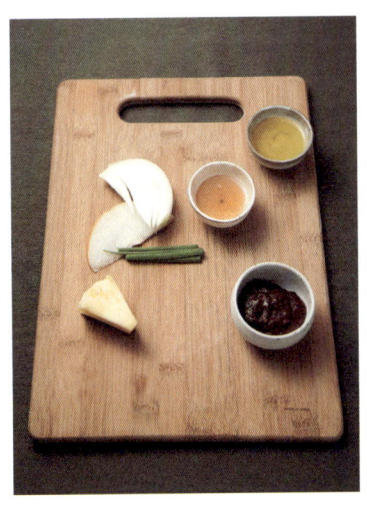

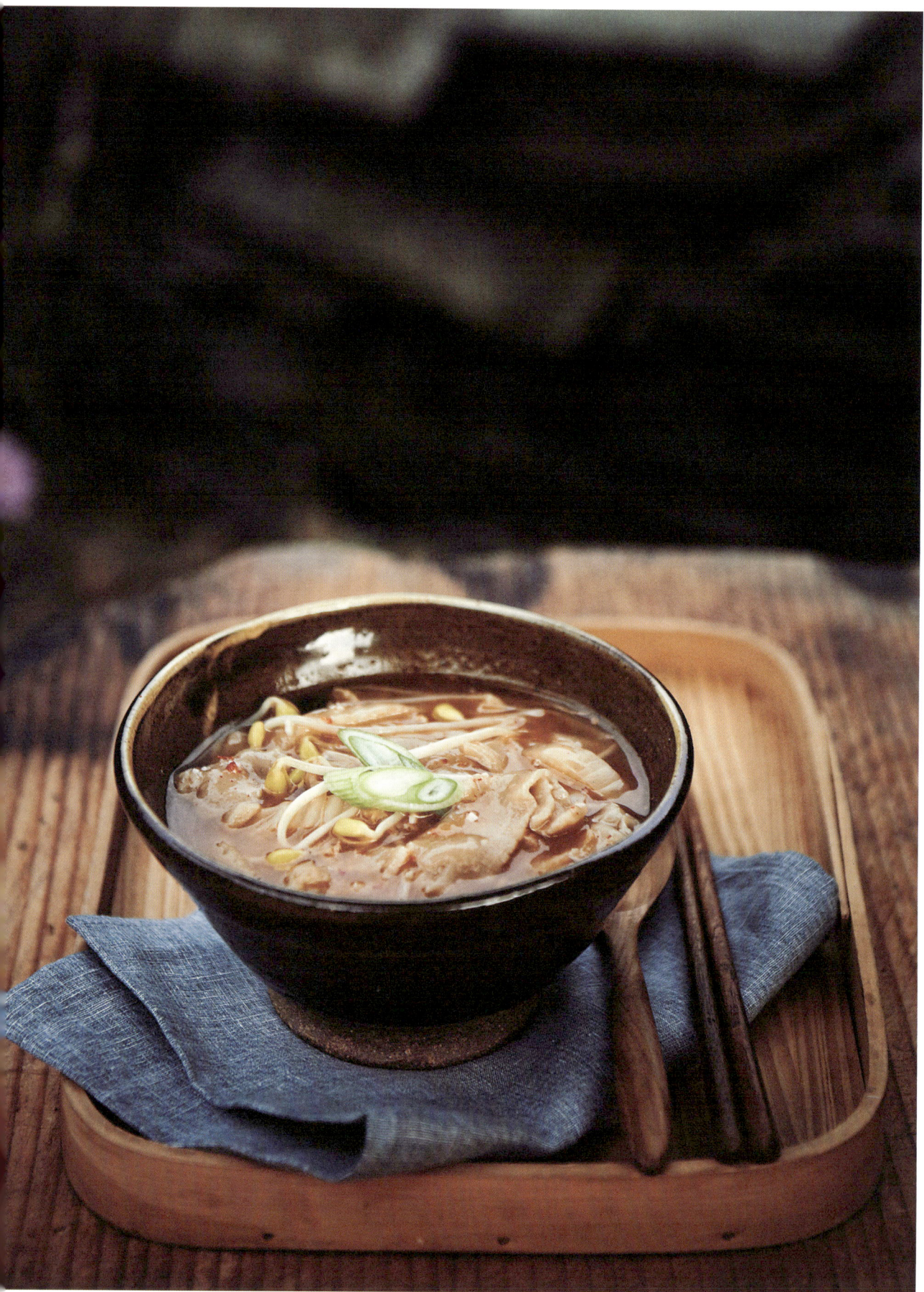

김치수제비

콩나물과 김치를 넣고 끓여 시원한 김치수제비입니다. 통밀가루로 반죽한 수제비가 구수한 맛을 더해요. 소화력이 떨어지는 분을 위해 반죽은 특별히 더 부드럽고 얇게 만들었습니다.

재료 1인분

배추김치 100g, 콩나물 50g, 채소국물 2와 1/2컵
소금 1/4작은술, 대파·다진 마늘 약간씩
수제비 반죽 통밀가루 1컵, 물 1/2컵

만들기

1. 볼에 통밀가루를 담고 물을 넣어가며 반죽한다. 표면이 매끄러워질 때까지 충분히 치댄 뒤 젖은 면보를 씌워 1시간 냉장고에서 숙성시킨다.

2. 배추김치는 송송 썰고 대파는 어슷 썬다. 콩나물은 씻어 손질한다.

3. 냄비에 채소국물과 김치, 다진 마늘을 넣고 끓인다.

4. 숙성한 반죽을 통째로 찬물에 넣고 조금씩 얇게 떼 ③의 끓는 국물에 떠넣은 뒤 뚜껑을 덮고 익힌다.

5. 수제비가 익으면 콩나물과 어슷 썬 대파를 넣어 한소끔 끓인 뒤 소금으로 간한다.

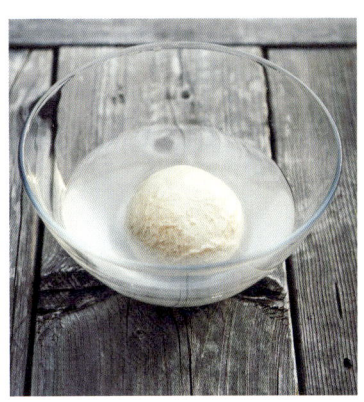

수제비 반죽은 끓는 국물에 떠 넣기 전 찬물에 담그면 모양이 한결 부드럽고 얇게 잡힙니다.

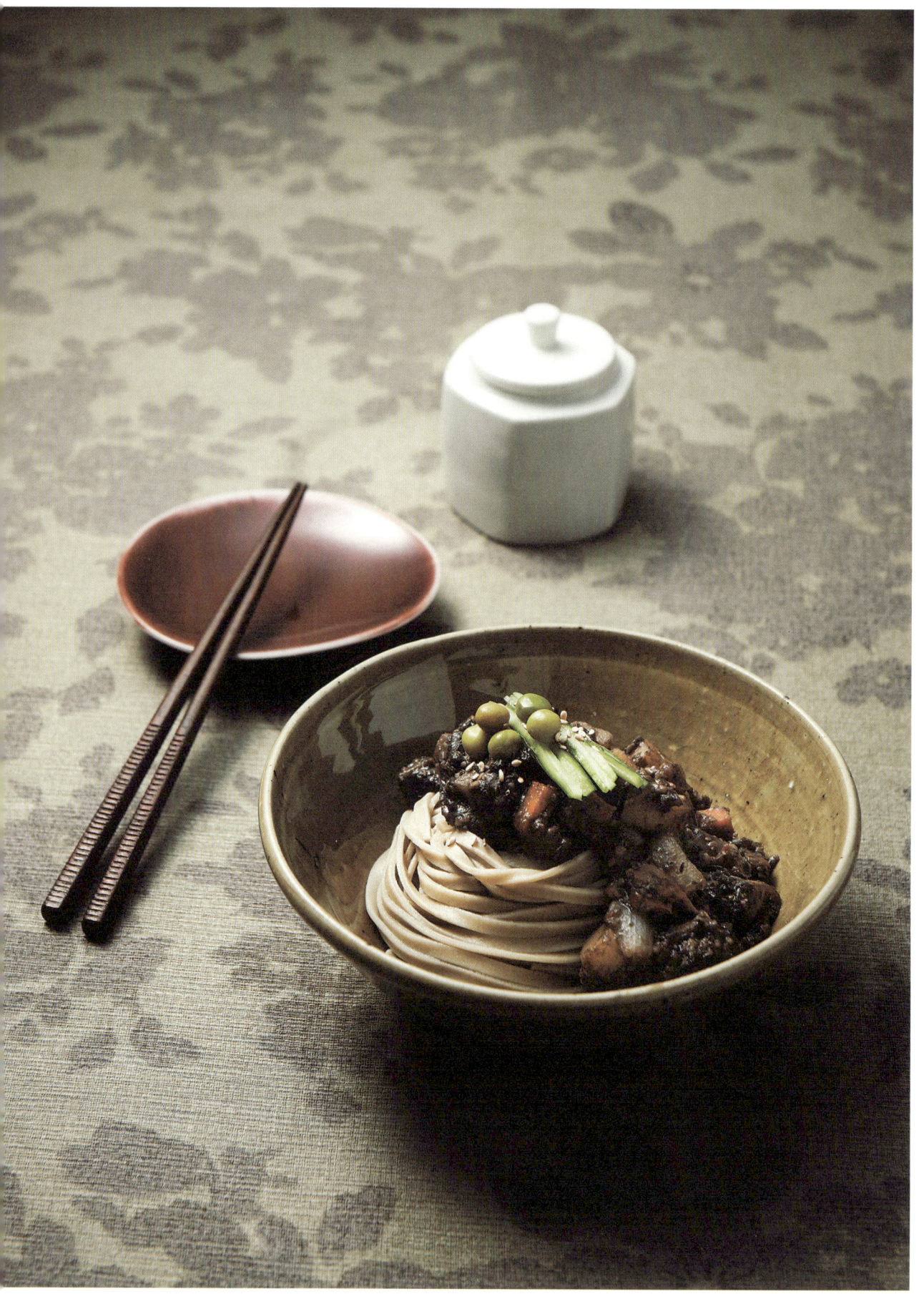

검정콩짜장면

춘장 대신 검정콩을 갈아 진한 감칠맛을 살린 자연식 웰빙 짜장면입니다. 각종 채소와 베지미트를 볶고 검정콩 간 것을 더해 옛날 짜장처럼 담백하면서도 맛이 풍부해 입에 착 감깁니다. 시판 짜장면보다도 뛰어난 맛의 자연식 짜장면으로 즐거운 시간을 나누세요.

재료 1인분

통밀칼국수 70g, 오이·완두콩 약간씩
짜장 소스 검정콩 1컵, 채소국물 1/2컵, 감자 70g, 양파 50g, 양송이버섯 1개 베지미트·당근 20g씩, 사탕수수설탕 1큰술, 가루간장 1/2큰술, 올리브유 약간
녹말물 녹말가루·물 1큰술씩

만들기

1. 검정콩은 물에 담가 2시간 충분히 불린다.

2. 통밀칼국수는 끓는 물에 푹 삶아 건진 뒤 찬물로 헹구고 체에 밭쳐 물기를 뺀다.

3. 믹서에 불린 검정콩과 채소국물을 넣어 곱게 간다.

4. 감자와 당근, 양파는 사방 1.5cm 크기로 썬다. 양송이버섯은 얇게 슬라이스하고 베지미트는 잘게 다진다. 오이는 얇게 채 썬다.

5. 달군 팬에 올리브유를 두르고 감자와 당근을 넣어 볶다가 양파를 넣고 투명해질 때까지 볶는다. 여기에 양송이버섯과 베지미트를 넣어 볶다가 ③을 부어 뚜껑을 덮고 푹 끓인다.

6. ⑤가 한소끔 끓어 오르면 녹말물을 붓는다. 걸쭉해지면 사탕수수설탕과 가루간장을 넣고 가볍게 볶아 짜장 소스를 만든다.

7. 그릇에 통밀칼국수를 담고 짜장 소스를 올린 뒤 채 썬 오이와 삶은 완두콩을 올린다.

로제파스타

진한 풍미의 크림 소스에 토마토 소스를 더해 느끼한 것을 싫어하는 이들도 맛있게 먹을 수 있는 로제 소스 파스타를 만들었어요. 식물성 단백질이 풍부한 캐슈너트과 항암 효과가 뛰어난 토마토가 듬뿍 들어가 소스만으로도 영양을 보충할 수 있습니다.

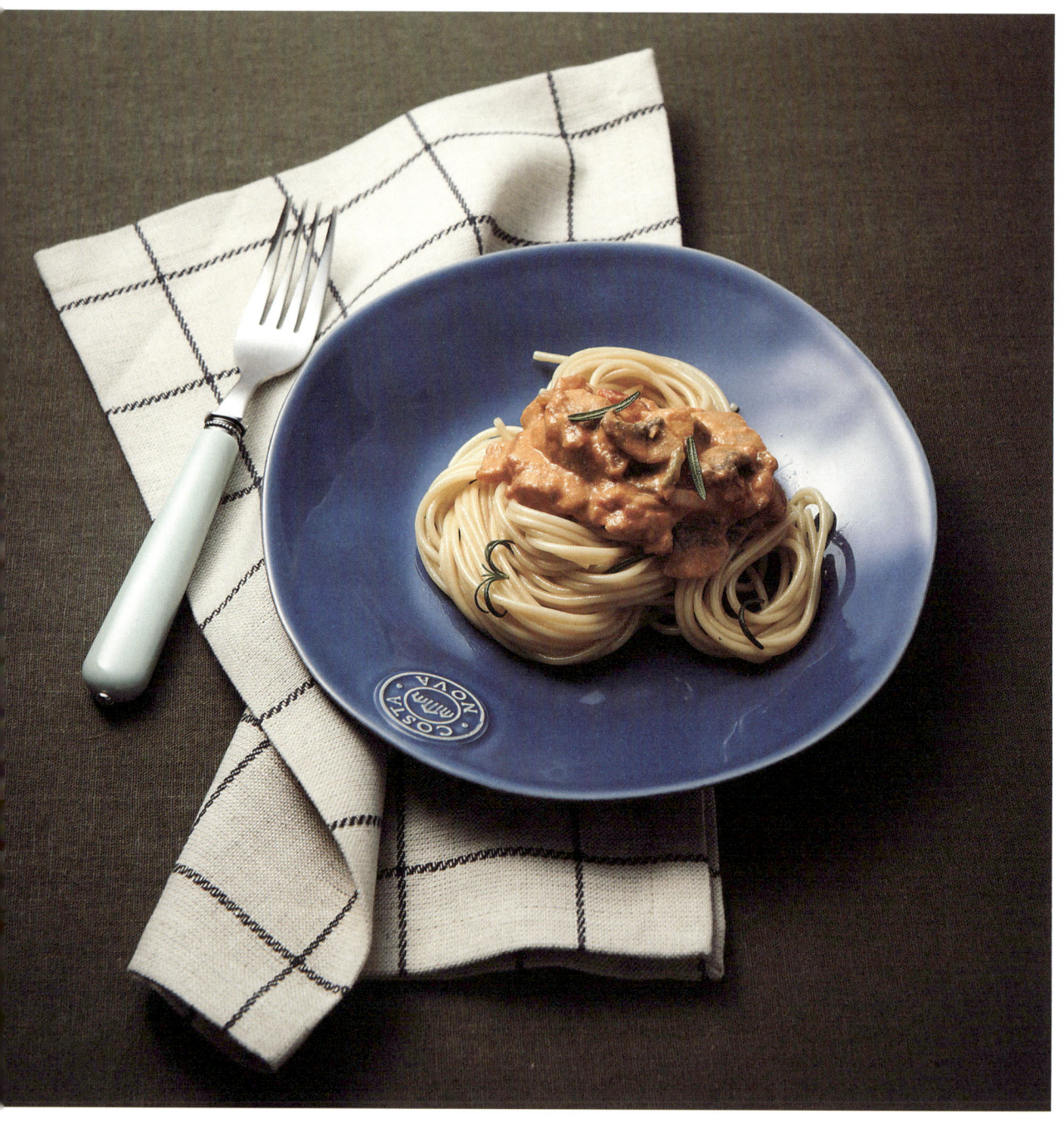

재료 1인분

스파게티니 80g, 소금 1/2큰술, 로즈마리·올리브유 적당량씩
크림 소스 캐슈너트 40g, 양파 20g, 마늘 1쪽, 물 3큰술
올리브유 2큰술, 소금 1/4작은술
토마토 소스 토마토 200g, 빨강·노랑 파프리카·피망 15g씩
양송이버섯 1개, 마늘 3쪽, 토마토페이스트 1큰술, 꿀 1/2큰술
가루간장 1/4작은술, 월계수 잎 1장, 올리브유 약간

만들기

1. 크림 소스 재료를 모두 믹서에 넣고 부드러운 상태가 될 때까지 곱게 간다.

2. 끓는 물에 소금을 넣고 스파게티니를 8분간 삶아 건진다. 올리브유와 로즈마리를 뿌려 버무린다.

3. 토마토는 적당한 크기로 썰고 파프리카와 피망은 사방 0.5cm 크기로 썬다. 양송이버섯은 얇게 슬라이스하고 마늘은 편 썬다.

4. 달군 팬에 올리브유를 두르고 마늘을 볶다가 토마토와 월계수 잎을 넣어 토마토의 형체가 사라질 때까지 한소끔 끓인다. 토마토페이스트를 넣어 되직하게 농도가 나면 파프리카와 양송이버섯, 꿀과 가루간장을 넣고 가볍게 볶아 토마토 소스를 만든다.

5. ④에 크림 소스를 붓고 고루 섞어 로제 소스를 만든다.

6. 그릇에 스파게티니를 담고 로제 소스를 얹는다.

면을 삶은 후 올리브유를 뿌리면 면끼리 달라 붙는 것을 막을 수 있어요. 이 때 허브를 뿌리면 자연스럽게 향이 배어납니다.

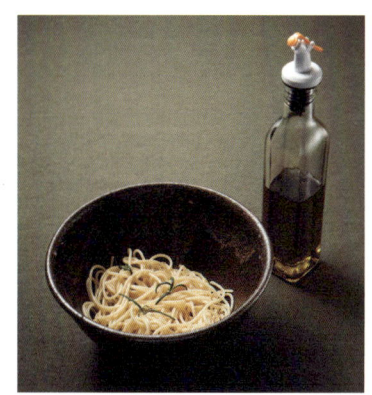

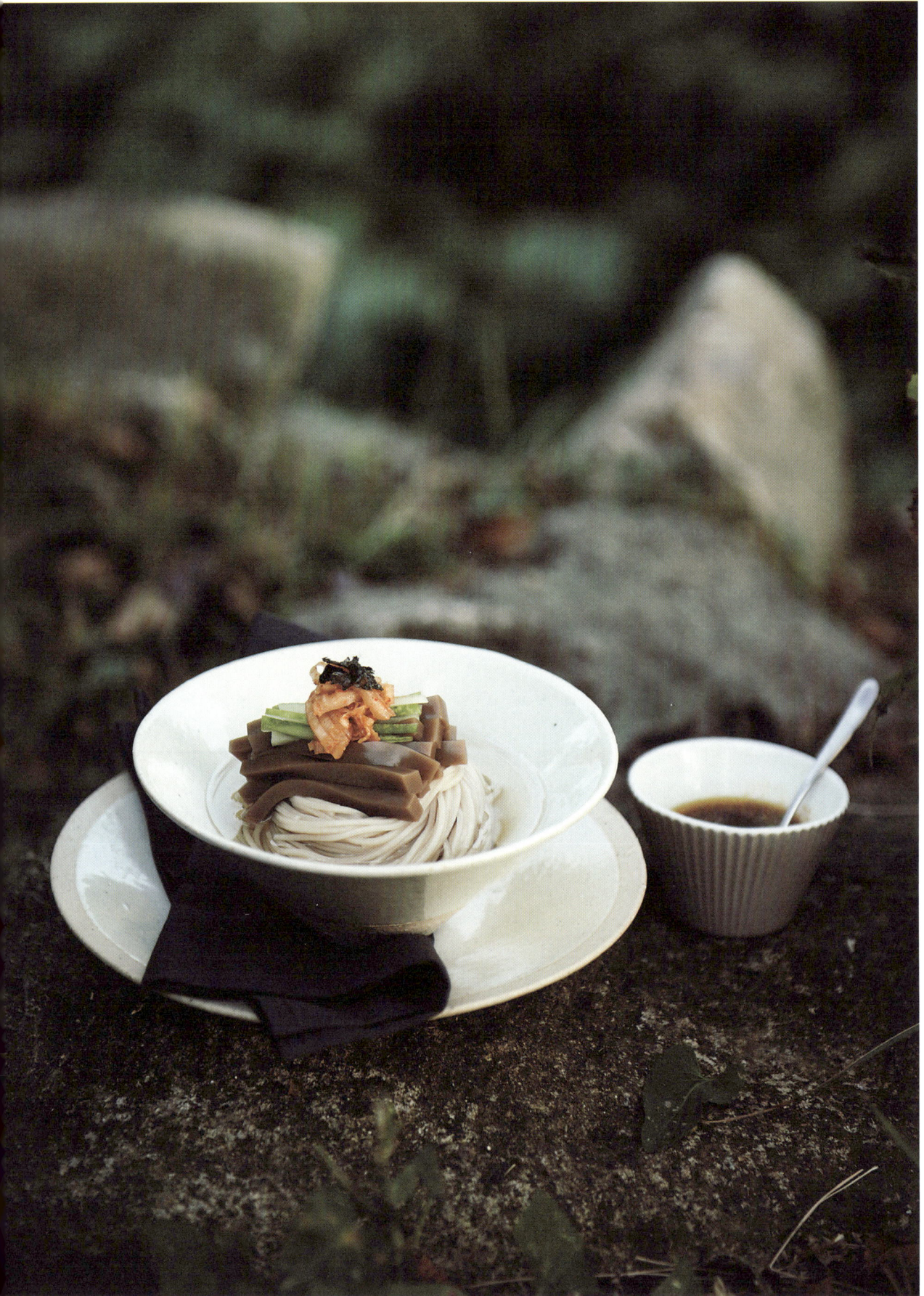

도토리물국수

속이 더부룩하거나 입맛이 없을 때 도토리묵과 시원한 국수를 말아 먹으면 언제 그랬냐는 듯 식욕이 돕니다. 도토리묵을 넉넉히 넣고 면의 양을 줄여 칼로리 부담도 없지요. 끼니 사이 출출할 때 간식으로 내도 좋습니다.

재료 1인분

도토리묵 200g, 오이 70g, 통밀면·김치 30g씩
채소국물 1컵, 김가루·깨소금·아마씨유 약간씩
양념장 채소국물 2큰술, 가루간장 1작은술, 다진 실파 적당량

만들기

1. 분량의 재료를 모두 섞어 양념장을 만든다.

2. 도토리묵과 오이는 얇게 채 썬다. 김치는 양념을 털어 송송 썬다.

3. 통밀면은 끓는 물에 넣고 우르르 끓이다 거품이 올라오면 찬물을 한 컵 붓고 한소끔 끓인 뒤 체에 밭쳐 찬물에 헹군다.

4. 그릇에 삶은 통밀면을 담고 채 썬 도토리묵과 오이, 김치를 빙 둘러 올린 뒤 채소국물을 붓는다. 김가루와 깨소금, 아마씨유를 취향에 맞게 뿌리고 양념장을 곁들인다.

채소국물을 끓일 때 향이 강하지 않은 느타리버섯을 마지막에 넣으면 감칠맛이 난다.

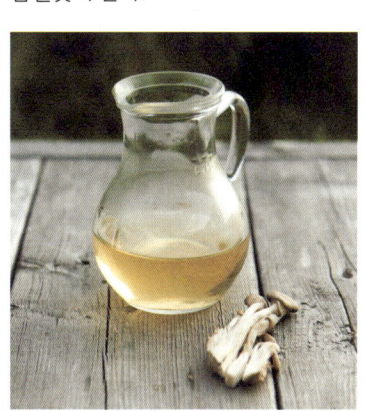

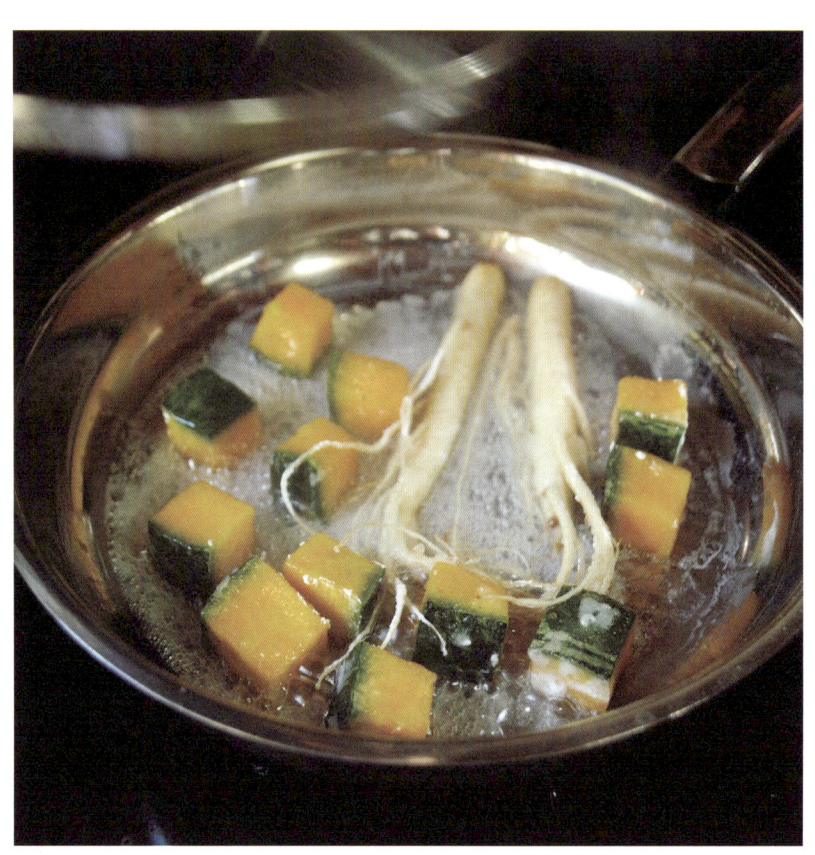

온 가족이
행복해지는
일품 요리

암 수술을 하고 나면 많은 이들이 인간관계가 소원해진다고들 합니다. 가장 큰 이유 중 하나는 외식이나 회식 등 다 함께 식사하는 일이 힘들어지기 때문이지요. 환자가 함부로 외식을 할 수도 없고, 친구들을 초대해 현미밥에 나물만 대접하기도 곤란한 노릇입니다. 그렇다고 좋은 사람들끼리 음식을 나누는 즐거움을 포기하기는 이릅니다.

생명을 살리는 자연식으로도 입맛 돋우는 애피타이저부터 푸짐한 메인 요리까지 한 상 푸짐하게 차릴 수 있습니다. 호사스러운 단호박탕수와 보글보글 끓는 버섯전골의 유부주머니 하나를 꺼내 먹자면 어떤 레스토랑의 외식도 부럽지가 않지요. 고된 투병생활로 지친 환자에게는 다시 한번 기운을 낼 수 있는 행복한 시간이 됩니다. 옆에서 지쳐 갔던 가족들은 서로의 소중함 깨닫는 시간이 될 것입니다.

'암'이라는 큰 병마를 얻고 힘든 투병 생활을 하더라도 잊지 말았으면 하는 것이 있습니다. 바로 '먹는 것의 즐거움'입니다. 자연식을 하며 다양한 상상력을 동원한 뜻밖의 자연식 요리를 맛보며 새삼 먹는 행위의 소중함과 행복을 느끼게 되지요. 자연식은 '많은 것을 먹지 말아야 하는 것'이 아니라 '좋은 것을 더 많이 먹는 것' 입니다. 더 맛있고 건강한, 행복한 시간을 스스로 꾸려나가길 바랍니다.

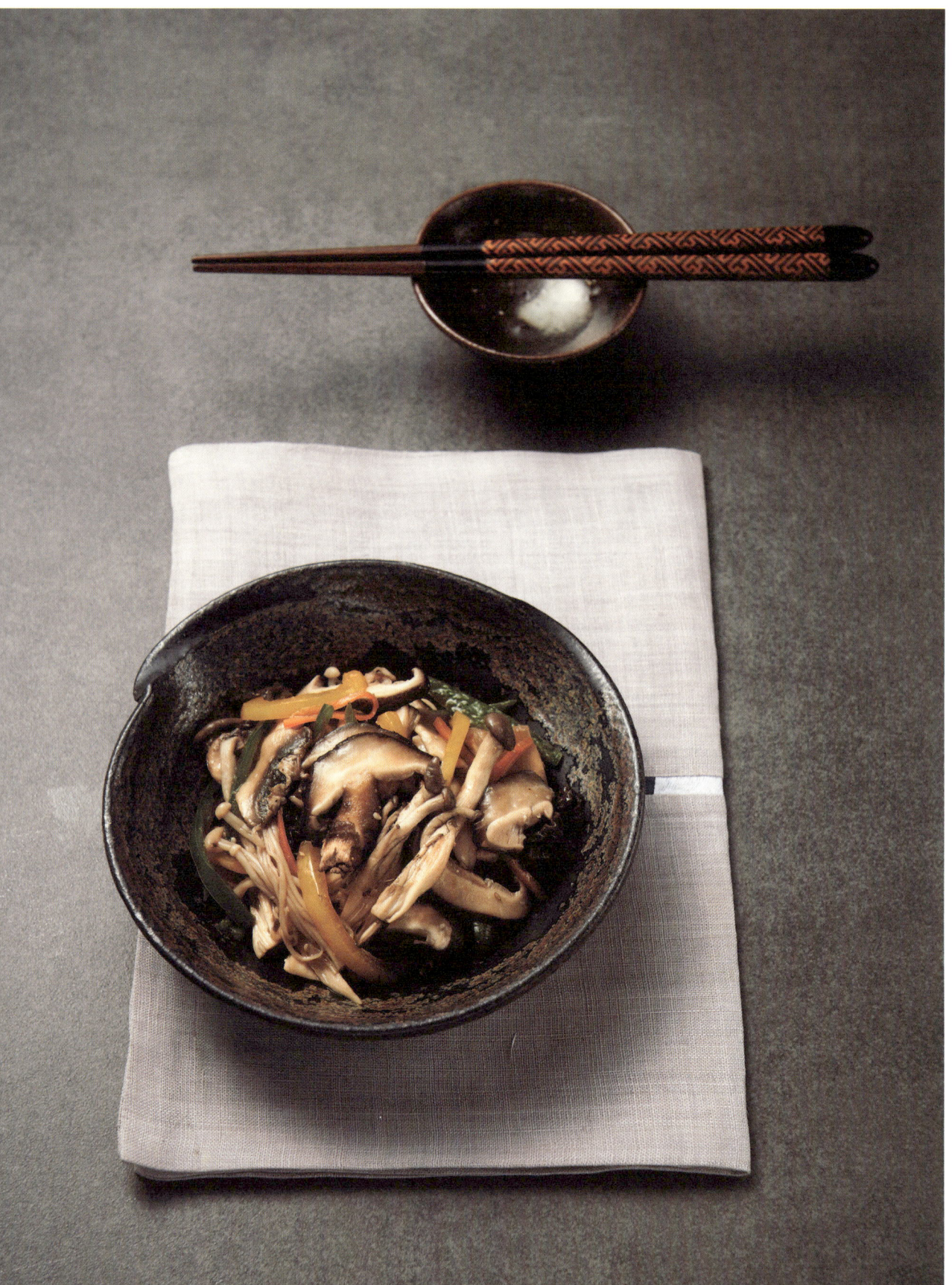

버섯잡채

당면 없이 여러 가지 버섯의 질감만으로 다채로운 맛을 표현한 건강 잡채입니다. 대표적인 장수식품인 버섯에는 항암 효과가 있는 베타글루칸이 함유되어 있는데, 이 성분은 소화·흡수가 쉽지 않아 다양한 종류의 버섯을 섭취해야 그 효과가 나타납니다. 온 가족 건강을 위해서 자주 즐기세요.

재료 2인분

양송이버섯·새송이버섯·느타리버섯 50g씩, 표고버섯 40g
팽이버섯 30g, 노랑 파프리카·피망·당근 20g씩
목이버섯(말린 것) 5g, 채소국물 1/2컵, 가루간장 1/2작은술
포도씨유·생강즙 약간씩

만들기

1. 목이버섯은 물에 담가 10분간 불린 뒤 먹기 좋은 크기로 자른다.

2. 양송이버섯은 얇게 슬라이스하고 새송이버섯과 느타리버섯은 잘게 찢는다. 표고버섯은 밑동을 제거하고 얇게 슬라이스하고 팽이버섯은 밑동을 제거한다. 파프리카, 피망, 당근은 얇게 채 썬다.

3. 달군 프라이팬에 포도씨유를 두르고 파프리카, 피망, 당근을 넣고 볶다가 버섯을 모두 넣고 채소국물과 생강즙을 부어 강불에서 숨이 죽을 때까지 볶는다.

4. 가루간장을 넣고 섞어 고루 간이 배면 그릇에 담는다.

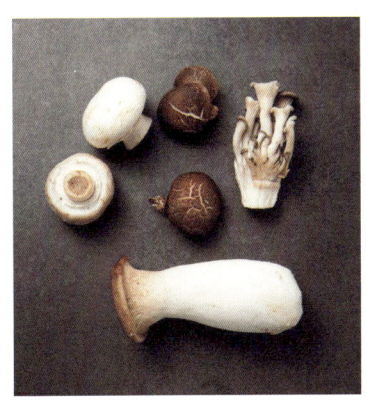

버섯은 기름과 물, 양념을 쉽게 흡수해 자칫하면 흐물흐물하거나 기름에 쩔기 쉬워요. 강불에서 재빨리 볶으세요.

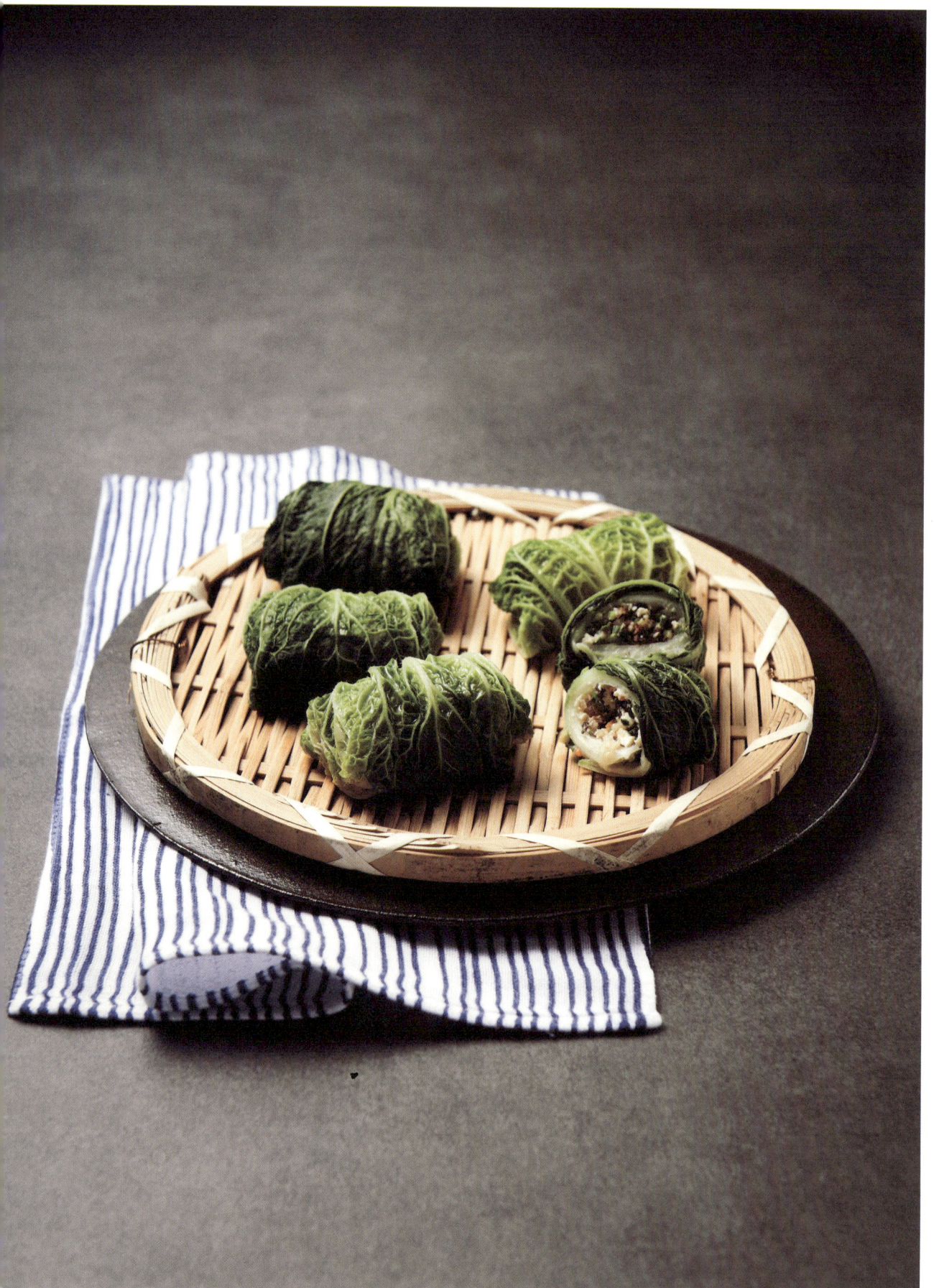

배추말이만두

밀가루 만두피 대신 부드러운 배추에 소를 넣고 돌돌 말아 한 손에 들고 먹기 좋은 만두입니다. 식이섬유와 비타민이 풍부한 배추를 사용해 위에 부담이 적습니다. 온 가족 겨울철 별미는 물론 밥맛이 없을 때 식사 대용으로 먹어도 일품입니다.

재료 2인분

배추 16장, 두부 100g, 양파 50g, 표고버섯 40g
당근·느타리버섯·부추·대파 20g씩, 목이버섯(말린 것) 3g
다진 마늘·가루간장 2/3큰술씩, 덧밀가루·후춧가루 약간씩

만들기

1. 배추는 끓는 물에 살짝 데쳐 찬물에 헹군 뒤 키친타월로 가볍게 눌러 물기를 제거한다. 평평하게 펴 덧밀가루를 뿌린다.

2. 목이버섯은 물에 10분간 불린다. 두부는 물기를 빼고 으깬다.

3. 표고버섯과 양파, 당근, 느타리버섯, 부추, 대파, 불린 목이버섯은 모두 잘게 다진다.

4. 볼에 으깬 두부와 ③을 담은 뒤 다진 마늘, 가루간장, 후춧가루를 넣고 잘 섞어 만두속을 만든다.

5. ①의 배추에 만두속을 적당히 넣고 속이 터지지 않도록 돌돌 만다.

6. 김 오른 찜기에 ⑤를 넣고 10~15분간 찐다.

배추에 덧밀가루를 너무 많이 묻히면 맛이 퍽퍽합니다. 덧밀가루를 뿌린 뒤 배추를 살살 털어 사용하세요.

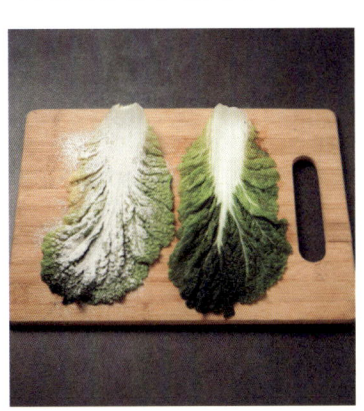

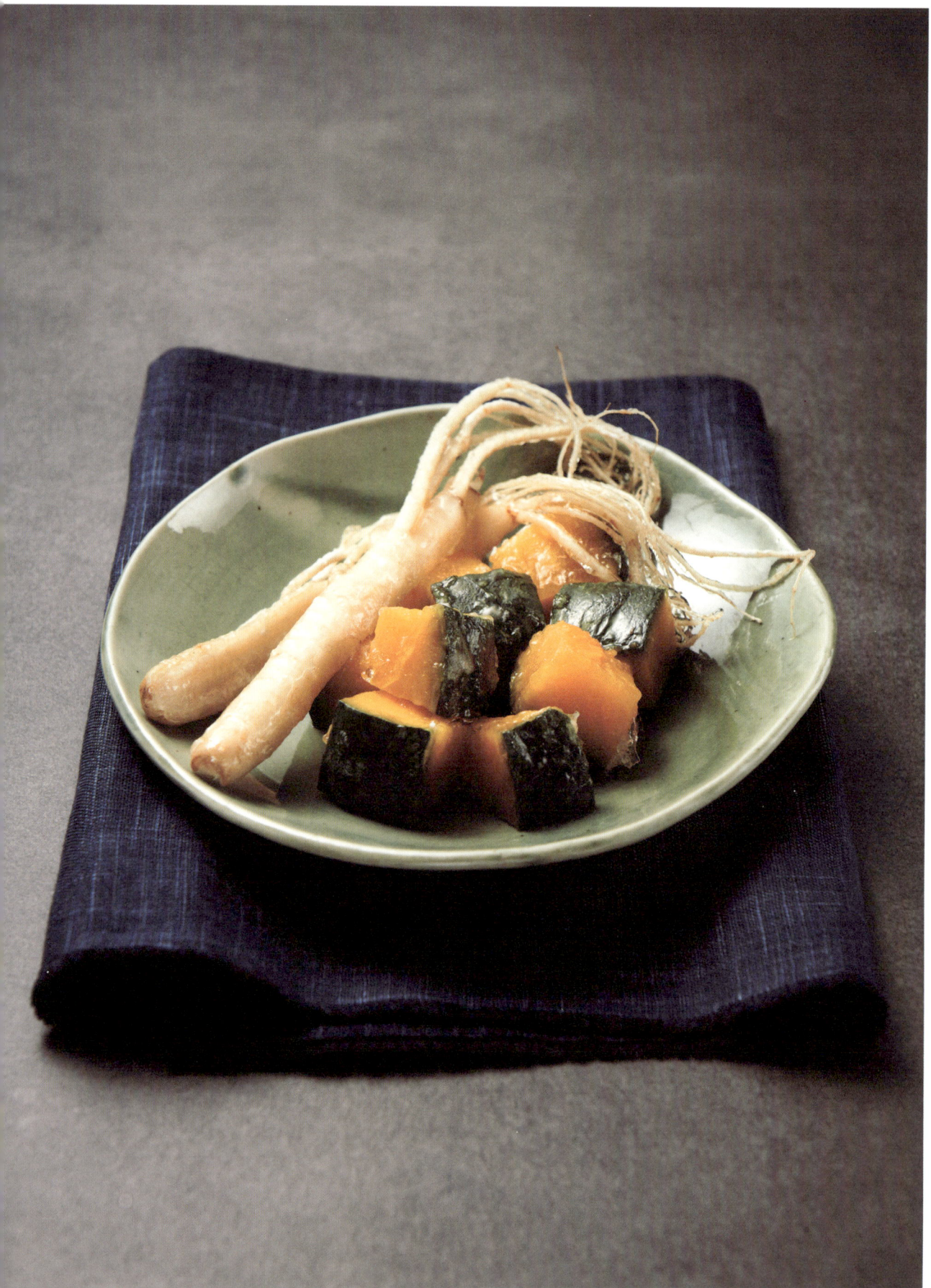

수삼단호박탕수

달콤한 단호박에 쌉싸래한 수삼향을 더해 쫀득하게 찐 웰빙 탕수입니다.
기존의 탕수는 기름에 튀겨 소화력이 약해진 이에게 권하기 난감했지요.
단호박을 찌고 부드럽고 쫀득하게 요리해 한층 담백합니다. 꿀과 수삼이 만나
기운을 북돋는 효과도 뛰어납니다.

재료 1인분

단호박 250g(중간 크기 1/4개), 수삼 30g(중간 크기 1개)
물 1컵, 꿀 1큰술, 녹말가루 2작은술, 소금 적당량

만들기

1. 수삼은 껍질과 잔뿌리를 그대로 두고 깨끗이 씻는다.
2. 단호박은 껍질째 씻어 씨를 제거한 뒤 사방 2cm 크기로 깍둑 썰어 소금을 약간 뿌린다.
3. 수삼과 단호박에 녹말가루를 묻힌다.
4. 프라이팬에 물과 소금을 약간 넣고 끓으면 수삼과 단호박을 넣고 뚜껑을 덮어 약불에서 10분간 익힌다.
5. 단호박이 속까지 모두 익으면 불을 끄고 꿀을 넣어 살살 섞은 뒤 그릇에 담는다.

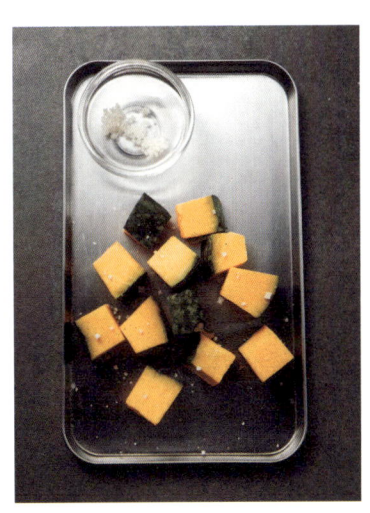

단호박에 미리 소금을 뿌려 밑간을 해두어야 간이 배 맛있어요.

삼색메밀전

메밀가루로 구수하게 부친 전입니다. 노릇하게 구운 전은 별미지만 콜레스테롤과 높은 칼로리를 조심해야 하는 유방암 환자들은 삼가야 하는 메뉴입니다. 메밀은 각종 비타민과 아미노산이 풍부해 유방암 환자도 안심하고 먹을 수 있습니다.

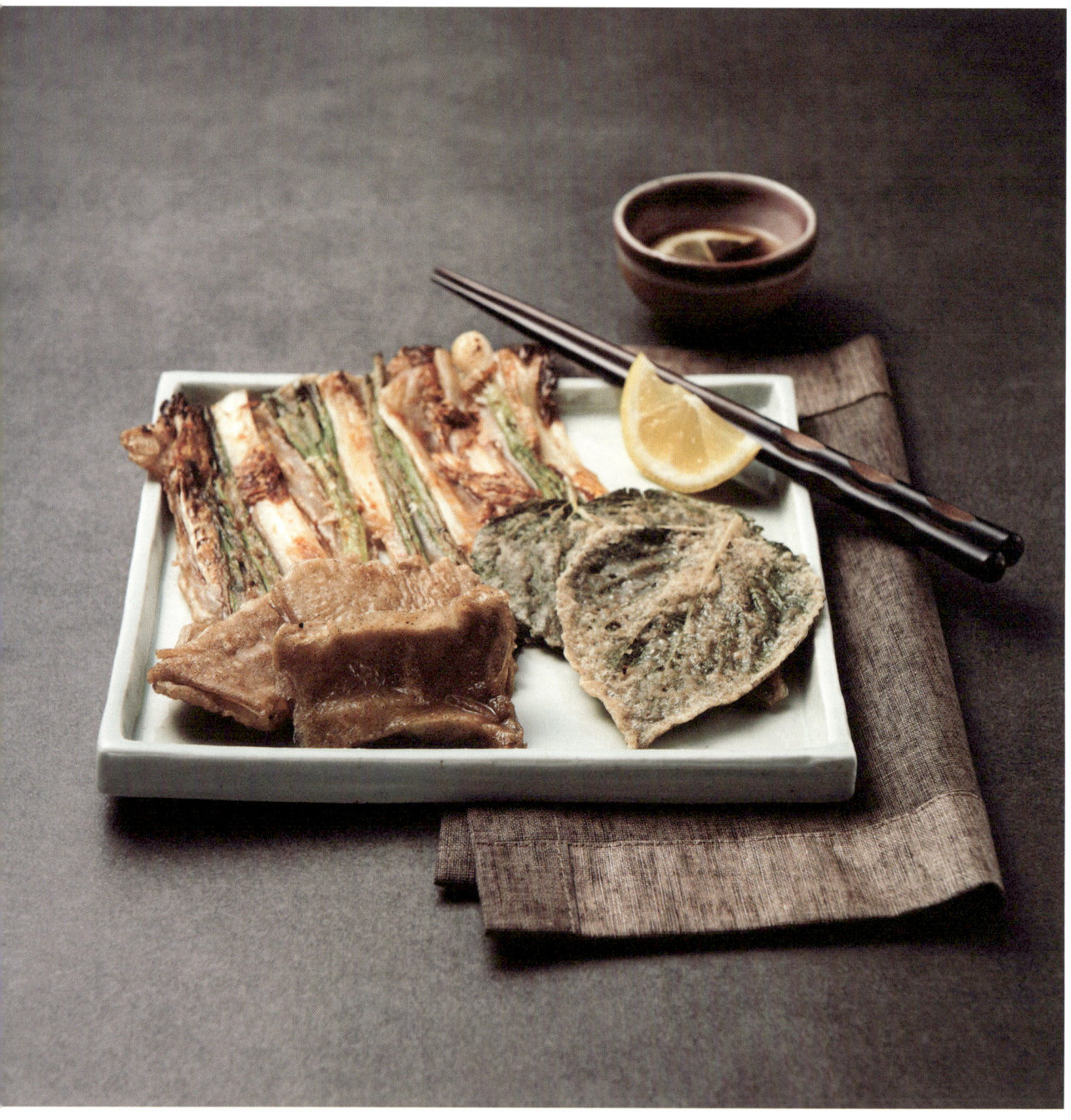

재료 1인분

배추김치 40g, 새송이버섯 1개, 깻잎 3장, 실파 약간
메밀가루 1/2컵, 녹말가루 1큰술, 물 1컵, 소금·포도씨유 약간씩
맑은 양념장 채소국물 2큰술, 가루간장 1/4작은술, 레몬 슬라이스 1개

만들기

1. 깻잎은 씻어 물기를 제거하고 새송이버섯은 얇게 슬라이스한다. 배추김치는 탈탈 털어 양념을 제거한다.

2. 새송이버섯과 배추김치, 깻잎에 메밀가루를 묻힌다.

3. 남은 메밀가루에 녹말가루와 소금, 물을 넣고 잘 개어 메밀 반죽을 만든다.

4. 채소국물에 가루간장을 잘 녹이고 레몬 슬라이스를 띄워 맑은 양념장을 만든다.

5. 달군 프라이팬에 포도씨유를 약간 두르고 새송이버섯과 깻잎을 메밀 반죽에 담갔다 빼내 약불에서 앞뒤로 노릇하게 부친다.

6. 같은 팬에 포도씨유를 두르고 약불로 낮춘 뒤 김치를 메밀반죽에 담갔다 간격을 두어 일렬로 늘어놓는다. 김치 사이의 공간에 남은 메밀반죽을 붓고 중간 중간 실파를 놓는다. 밑면이 다 익으면 뒤집어 윗면도 노릇하게 굽는다.

7. 전을 그릇에 담고 맑은 간장양념장을 곁들인다.

채소국물이 없을 때는 다시마 우린 물을 사용해 양념장을 만드세요.

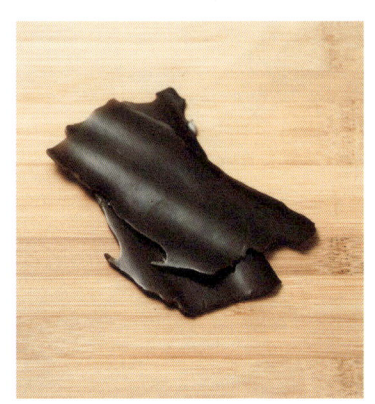

유부버섯전골

깊고 시원한 맛이 일품인 전골 요리입니다. 속이 꽉 찬 유부주머니와 쫄깃한 떡이 들어가 고기가 없어도 속이 든든해요. 너무 뜨거운 음식은 몸에 좋지 않으므로 앞 접시를 준비해 조금씩 덜어 식혀 드세요.

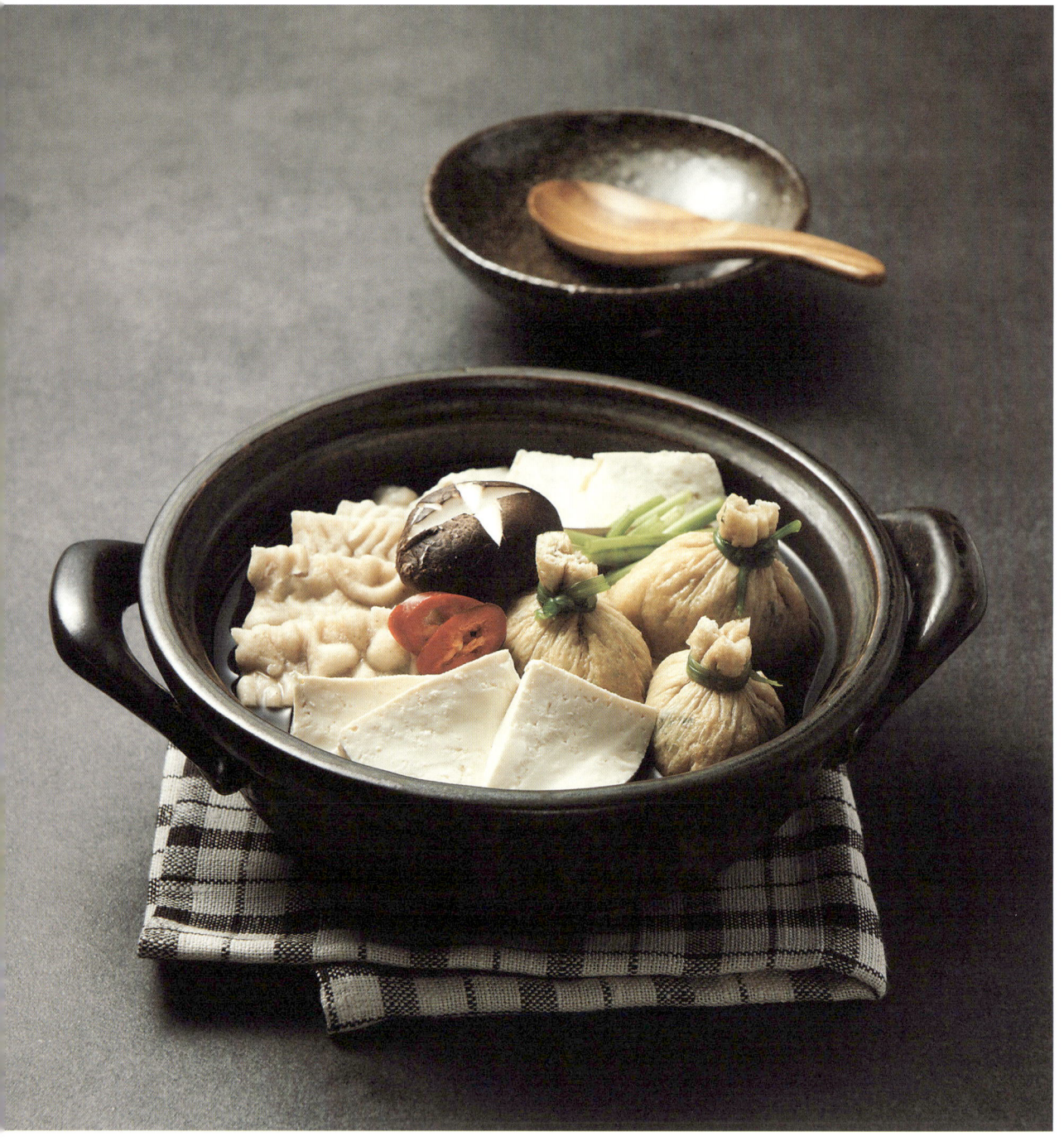

재료 2인분

현미절편 100g, 채소국물 1과 1/2컵, 표고버섯 20g, 홍고추 1/4개, 가루간장 1작은술, 대파·표고버섯가루·후춧가루 약간씩
유부주머니 유부 4개, 미나리 30g, 두부 25g, 당면 5g, 가루간장 1/4작은술, 다진 마늘·녹말가루·후춧가루 약간씩

만들기

1. 유부는 한쪽 모서리를 0.5cm 안쪽으로 깔끔하게 자른다.

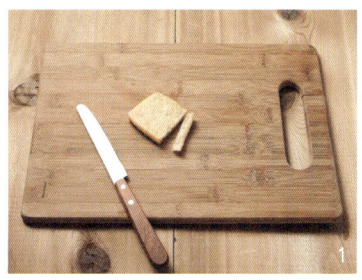

2. 당면은 끓는 물에 데쳐 잘게 다진다. 미나리는 살짝 데쳐 줄기는 그대로 두고 잎은 송송 썬다. 두부는 으깬다. 볼에 유부와 미나리 줄기를 제외한 재료를 넣고 잘 섞어 속을 만든다. 유부에 속재료를 넣고 미나리 줄기로 감아 잘 묶는다.

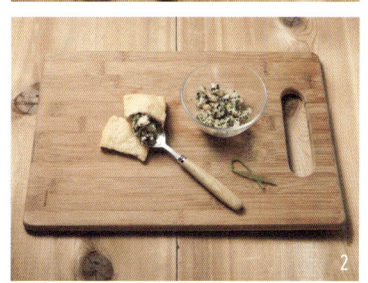

3. 떡은 먹기 좋은 크기로 썰고 홍고추와 대파는 어슷 썬다. 표고버섯은 십자로 칼집을 낸다.

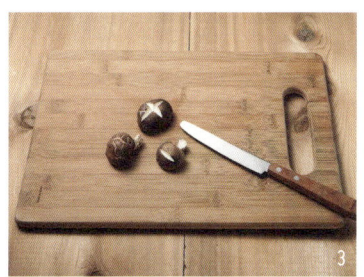

4. 전골냄비에 떡과 표고버섯, 유부주머니를 돌려 담고 채소국물을 부은 뒤 표고버섯가루를 넣고 어슷 썬 대파와 홍고추를 올려 끓인다. 재료가 어느 정도 익으면 가루간장과 후춧가루로 간해 한소끔 끓인다.

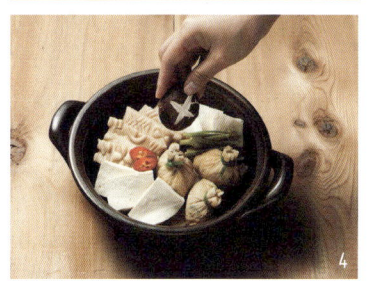

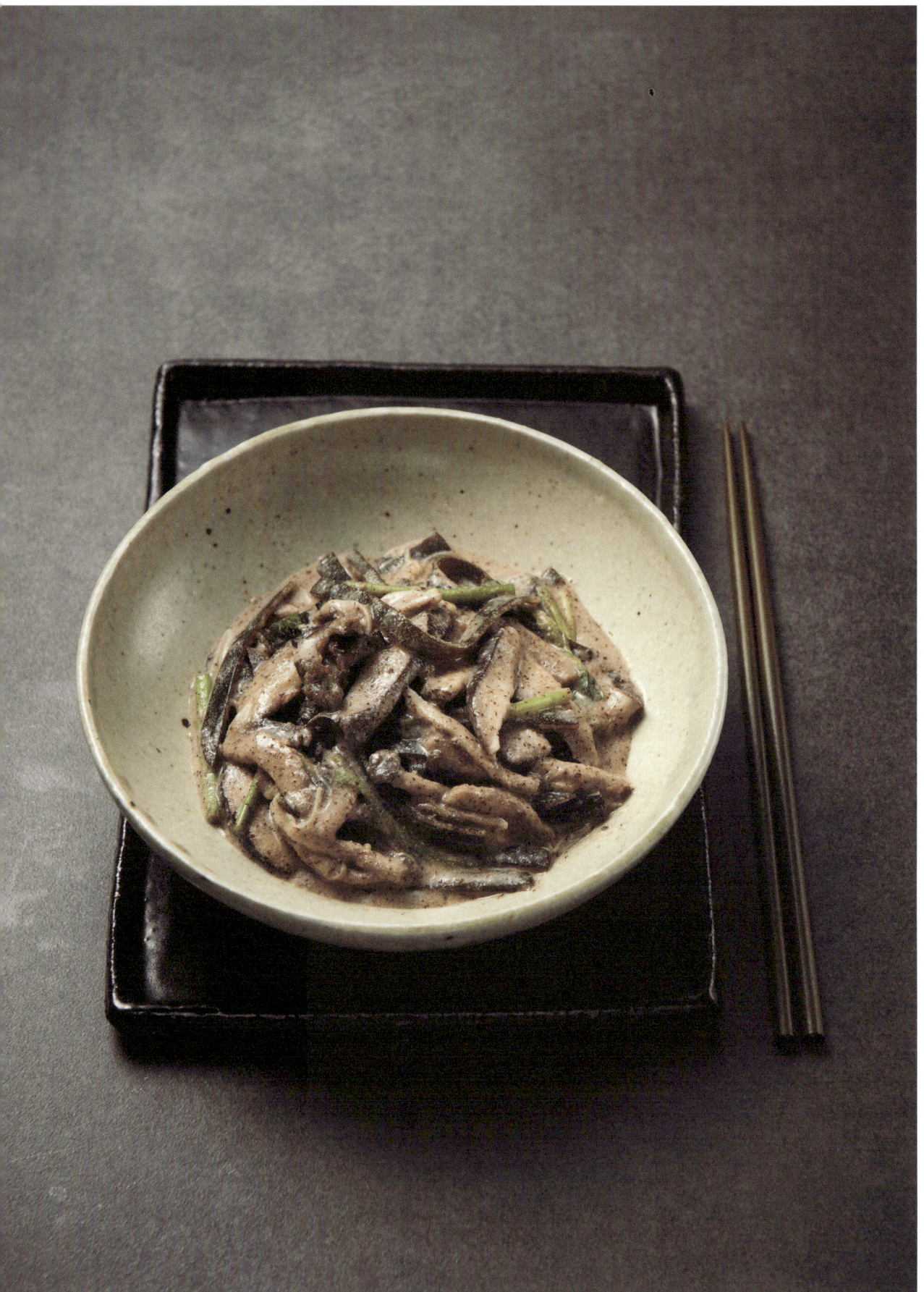

버섯들깨찜

고소한 들깨국물을 넣어 걸쭉하게 찐 버섯들깨찜은 원기회복에 좋은 자연식 보양 메뉴입니다. 녹진한 맛의 삶은 다시마를 찢어 넣어 감칠맛을 더했습니다. 변비로 고생하는 이들에게도 좋습니다.

재료 2인분

양송이버섯·느타리버섯 25g씩, 표고버섯·팽이버섯·미나리 20g씩
목이버섯(말린 것) 3g, 채소국물 2컵, 다시마(10×5cm) 1장, 들깨가루 3큰술
현미찹쌀가루 2큰술, 소금 약간

만들기

1. 다시마는 표면을 마른 행주로 닦아 끓는 물에 데쳐 5cm 길이로 채 썬다.

2. 목이버섯은 물에 10분간 불려 먹기 좋은 크기로 자른다. 양송이버섯은 슬라이스하고 표고버섯은 밑동을 제거해 슬라이스한다. 느타리버섯과 팽이버섯은 밑동을 제거해 먹기 좋게 찢는다. 미나리는 줄기 부분만 골라 5cm 길이로 썬다.

3. 냄비에 손질한 버섯을 담고 채소국물을 1/2컵 붓고 뚜껑을 덮고 끓인다. 버섯이 익으면 나머지 채소국물과 현미찹쌀가루를 넣고 농도를 낸 뒤 소금으로 간한다.

4. ③에 들깨가루와 채 썬 다시마를 넣고 뒤적여가며 한소끔 끓여 완전히 걸쭉해지면 그릇에 담는다.

채소국물을 만들고 남은 다시마 건더기는 찢어서 먹으면 변비에 좋은 간식이 되고 버섯들깨찜 같은 요리에 활용해도 좋습니다.

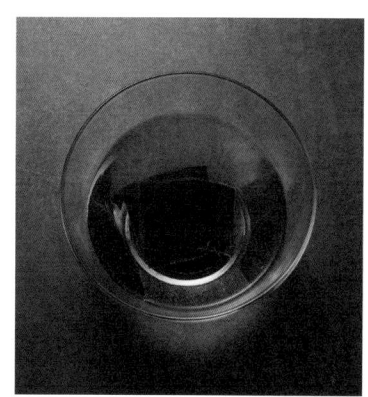

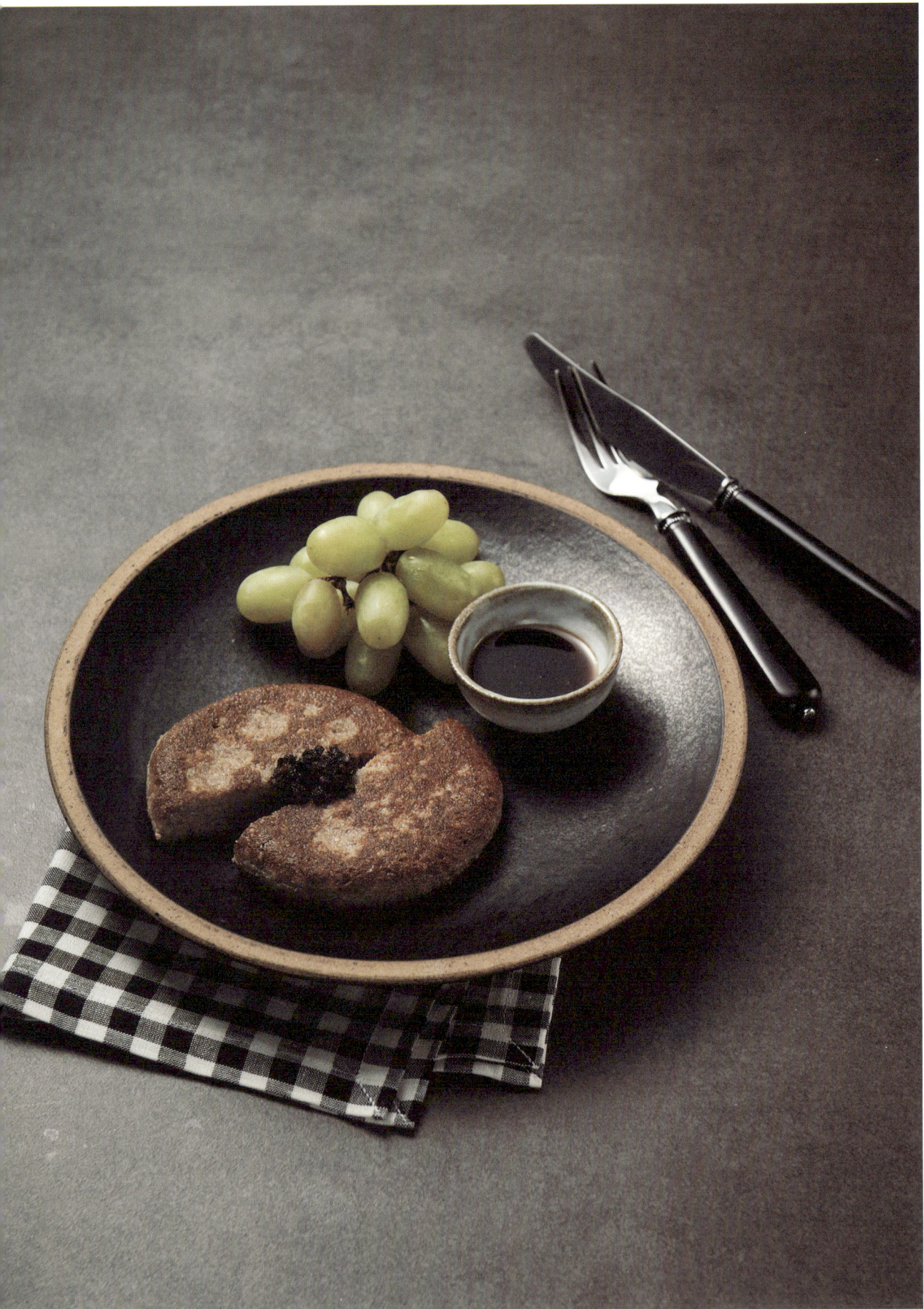

두부스테이크

두부와 콩을 갈아 넣은 고단백 별미 요리입니다.
쫀득하지만 입 안에서는 부드럽게 흩어지는 함박스테이크의 진한 풍미와
질감을 고스란히 담았어요. 고기를 그리워하는 이에게 고기보다 맛있고
건강한 두부스테이크를 만들어 주세요.

재료 1인분

양파 70g, 두부 50g, 대두 30g, 대파 15g, 다진 마늘 1큰술
글루텐 1/2큰술, 가루간장 1작은술, 올리브유·토핑용 과일 적당량씩
오디 소스 오디청·물 2큰술씩

만들기

1. 대두는 5시간 물에 불린다. 두부는 으깬다.

2. 오디청과 물을 냄비에 담아 중불에서
   저어가며 졸여 오디 소스를 만든다.

3. 믹서에 불린 대두를 넣어 간다. 여기에
   양파와 두부, 대파, 다진 마늘, 가루간장을
   넣고 더 간다. 마지막에 글루텐을 넣고 간다.

4. 반죽을 볼에 옮겨 적당히 치댄 다음
   동글납작하게 빚는다.

5. 달군 팬에 올리브유를 두르고 약불에서
   ④를 속이 익을 때까지 앞뒤로 굽는다.

6. 스테이크를 그릇에 담고 오디 소스와
   과일을 곁들인다.

대두는 물에 충분히 불려 곱게 갈아야
부드러워요. 글루텐은 너무 많이
치대면 질겨지므로 주의하세요.

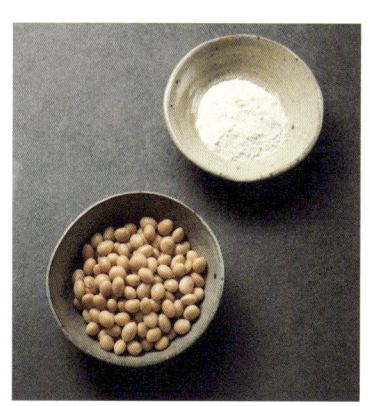

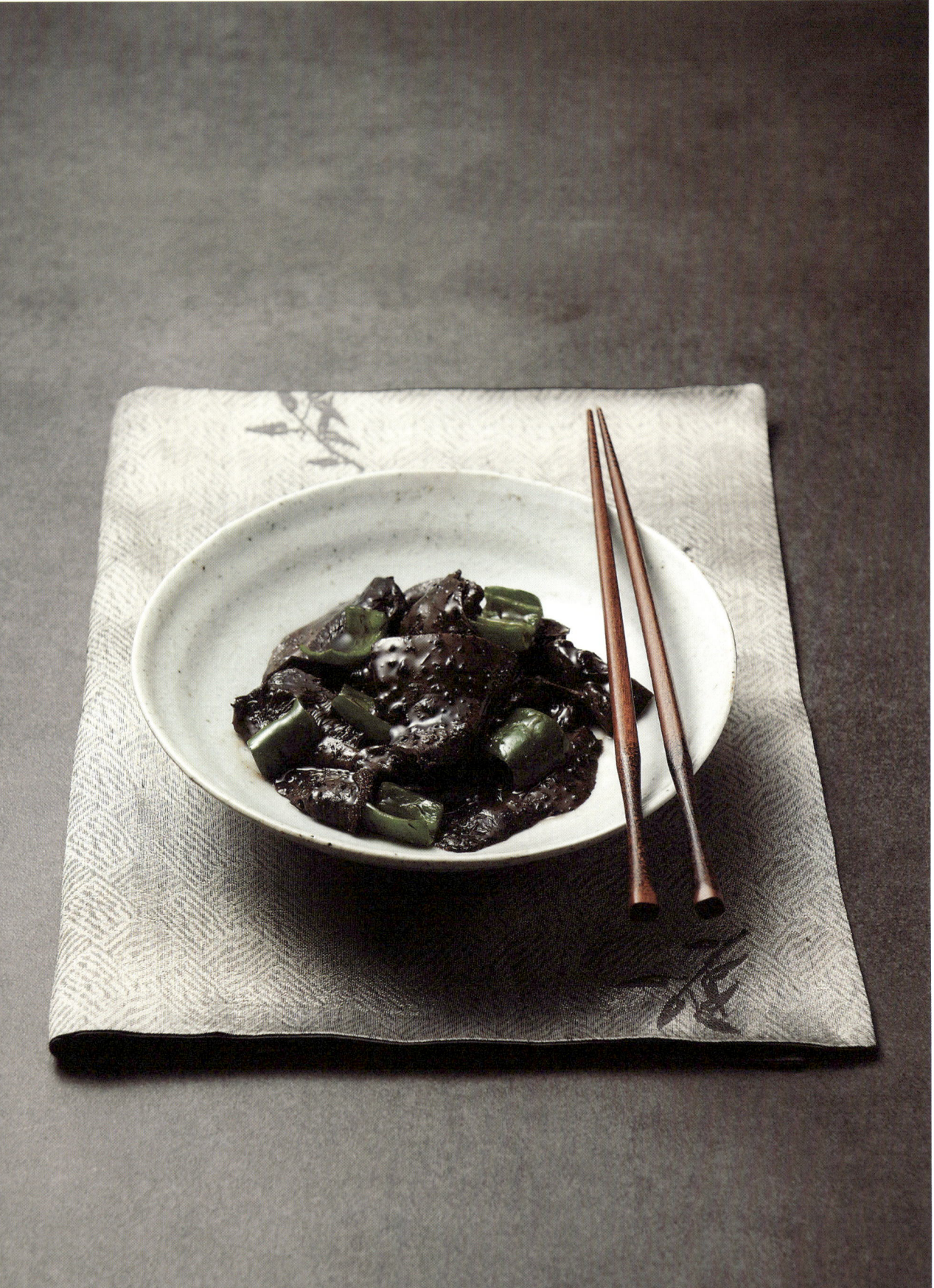

능이버섯샥스핀

진한 능이버섯의 향을 그대로 담고 상어 지느러미 모양으로 포를 떠 만든 중화풍 보양 요리입니다. 항암 효과가 뛰어난 능이버섯은 귀한 식재료이지요. 민간에서는 천연 소화제로 쓸 만큼 소화촉진 효과가 탁월합니다. 특히 콩 요리를 먹고 나면 소화에 불편을 느끼는 대장암 수술 후 환자에게 추천합니다.

재료 1인분

능이버섯 1개, 채소국물 1컵, 피망 30g, 굵은 소금·포도씨유 약간씩
녹말물 물 2큰술, 녹말가루 1큰술

만들기

1. 능이버섯은 비스듬히 칼을 넣어 넓적하게 포를 떠 사방 5cm 크기로 썬다. 피망은 사방 2cm 크기로 썬다.

2. 물과 녹말가루를 섞어 녹말물을 만든다.

3. 냄비에 채소국물 2큰술과 능이버섯을 담고 뚜껑을 덮어 익힌다.

4. 달군 프라이팬에 포도씨유를 두르고 피망을 넣고 볶다가 나머지 채소국물과 녹말물을 따라 걸쭉하게 농도를 낸다.

5. ③을 넣고 굵은 소금으로 간한 뒤 뒤적이며 한소끔 끓인다.

능이버섯은 향이 워낙 강하기 때문에 소금으로 간하고 다른 부재료도 많이 넣지 마세요.

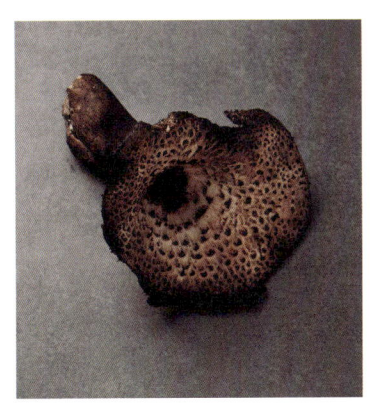

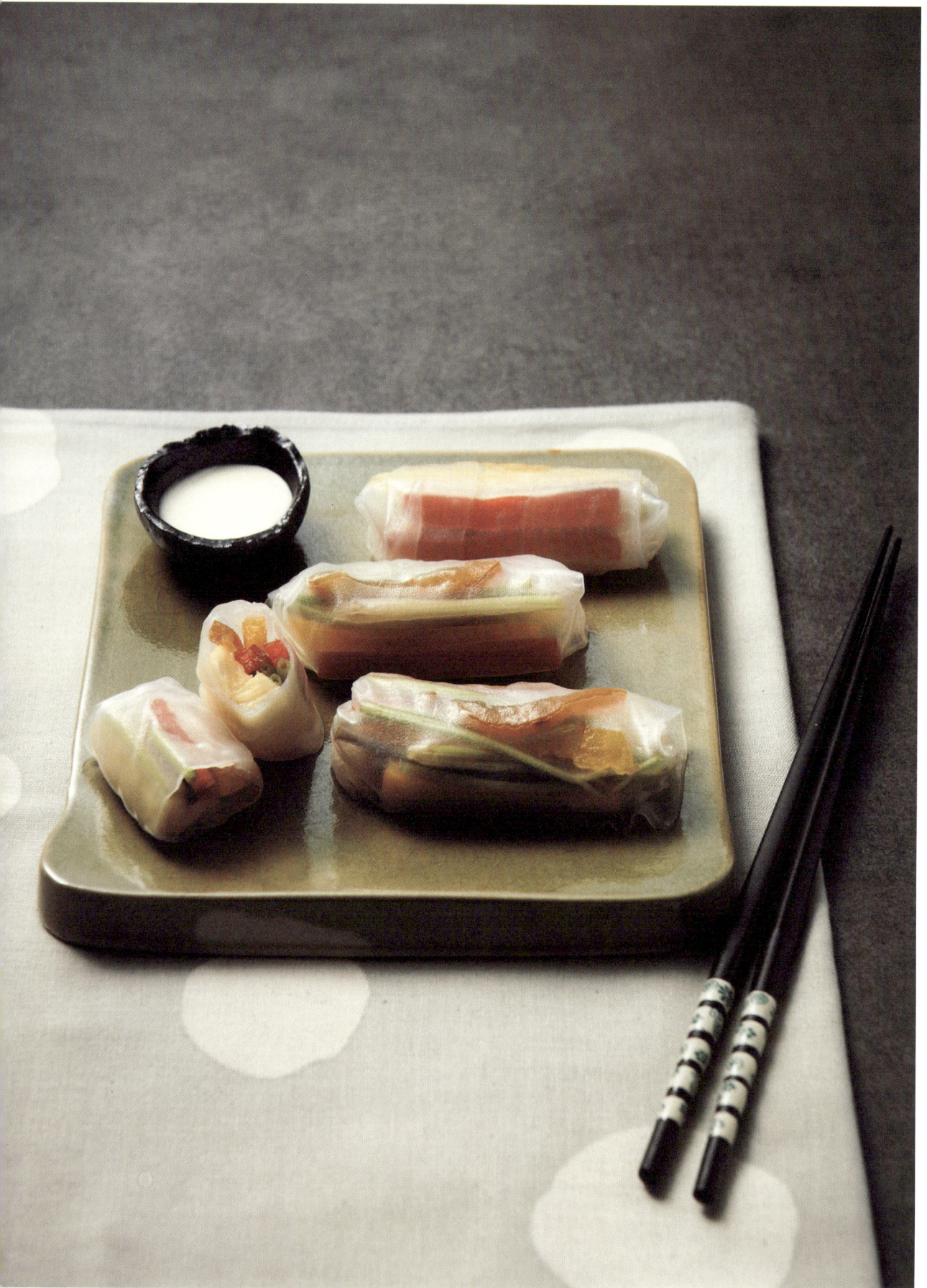

파인애플월남쌈

라이스페이퍼에 각종 재료를 싸 소스에 찍어 먹는 월남쌈은 산뜻한 맛이 일품인 웰빙 메뉴입니다. 청량한 맛의 피망과 달콤한 파인애플, 고소한 잣 소스가 어우러져 속이 더부룩한 이들도 맛있게 먹을 수 있습니다.

재료 2인분

라이스페이퍼 16장, 파인애플 80g, 빨강·노랑 파프리카 1개씩, 한재 미나리 16줄기, 유자청(건더기) 20g
잣 소스 잣 40g, 양파 20g, 마늘 1쪽, 물 3큰술, 올리브유 2큰술, 레몬즙·꿀 1큰술씩, 소금 1/2작은술

만들기

1. 올리브유를 제외한 분량의 재료를 모두 믹서에 넣고 간다. 마지막에 올리브유를 넣고 더 갈아 잣 소스를 만든다.

2. 파프리카는 씨를 턴 뒤 얇게 채 썰고 파인애플은 사방 1cm 크기로 썬다. 미나리는 줄기만 골라 5cm 길이로 썬다.

3. 볼에 뜨거운 물을 담고 라이스페이퍼를 한 장씩 넣어 투명해지면 꺼내 물기를 제거하고 접시에 편다. 라이스페이퍼 한 쪽에 채 썬 파프리카와 미나리, 파인애플, 유자청을 올려 말고 양 옆을 접어 다시 돌돌 말아 월남쌈을 만든다.

4. 그릇에 월남쌈을 담고 잣 소스를 곁들인다.

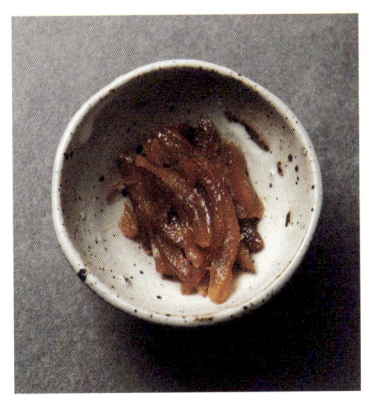

유자청이 너무 달면 건더기에 붙은 유자청을 최대한 제거하세요.

시금치커리와 공갈빵

시금치로 만든 이국적인 건강 커리입니다. 몸에 좋은 시금치를 많은 양 갈아 볶아서 만들기 때문에 위암이나 대장암을 경험한 이도 속이 편안하게 먹을 수 있을 뿐 아니라 소화도 잘됩니다. 진한 시금치의 풍미에 코코넛밀크로 부드러움을 더해 빵이나 밥 어디나 두루 잘 어울려요.

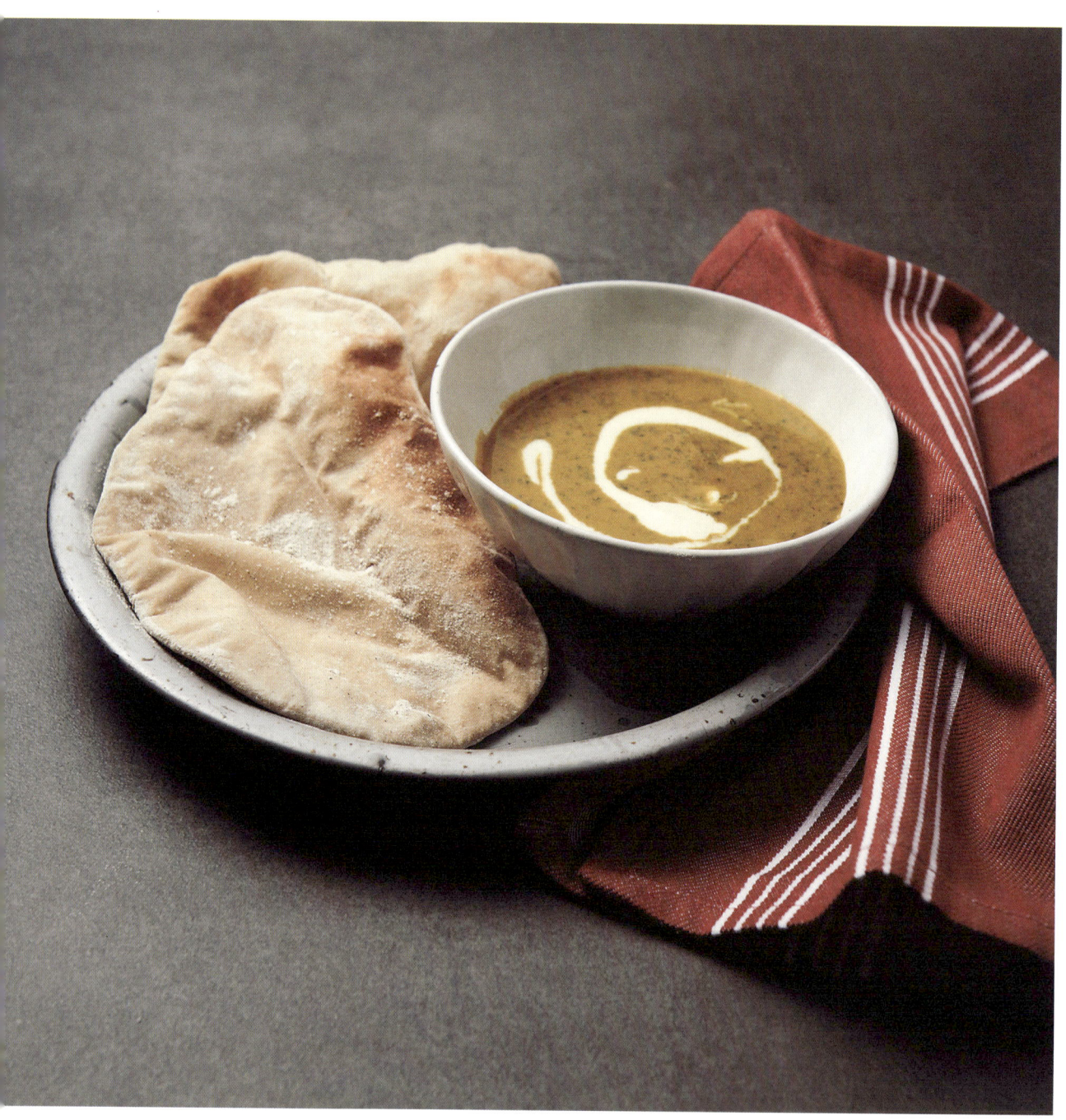

재료 1인분

시금치 200g, 양파 50g, 코코넛밀크 2큰술, 강황 1/2큰술
다진 마늘·생강가루·계핏가루 1/2작은술씩, 월계수 잎 1장
채소국물 1/4컵, 소금·올리브유 약간씩
통밀 공갈빵 통밀가루 100g, 물 1/4컵, 덧밀가루·소금 약간씩

만들기

1. 통밀가루와 소금은 합해 체쳐 볼에 담는다. 물을 붓고 표면이 부드러워질 때까지 던져가며 반죽한다. 젖은 면보를 씌워 실온에서 30분간 숙성시킨다.

2. 도마에 덧밀가루를 뿌리고 밀대로 ①의 반죽을 얇게 민다. 반달 모양이 되도록 반으로 접어 터지지 않도록 가장자리를 꾹꾹 누른다.

3. 180℃로 예열한 오븐에서 10~15분간 구워 공갈빵을 만든다.

4. 시금치는 끓는 물에 소금을 넣고 데쳐 물기를 꼭 짠 뒤 믹서에서 되직하게 간다. 양파는 곱게 다진다.

5. 달군 프라이팬에 올리브유를 두르고 다진 양파와 다진 마늘을 넣어 양파가 부드러워지고 갈색빛이 돌 때까지 볶는다.

6. ⑤에 간 시금치를 넣어 함께 볶다가 채소국물을 붓고 강황과 생강가루, 계핏가루, 월계수 잎을 넣어 한소끔 끓인다.

7. 코코넛밀크를 넣어 한소끔 더 끓인 후 그릇에 담는다. 밥이나 공갈빵을 곁들인다.

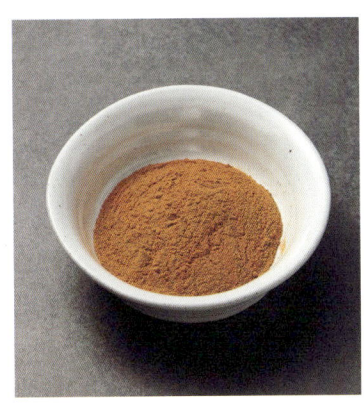

여러가지 가루 대신 외국 식재료점에서 판매하는 '가람 마살라 파우더'를 넣으면 정통 인도 커리에 가까운 맛을 낼 수 있습니다.

채소밭피자

쫄깃한 통밀 도우에 진한 토마토페이스트를 바르고 신선한 채소를 올려 구운 자연식 피자입니다. 기름진 시판 피자와 달리 담백해 부담 없이 즐길 수 있어요. 로즈마리로 향긋함을 더해 기분까지 좋아집니다.

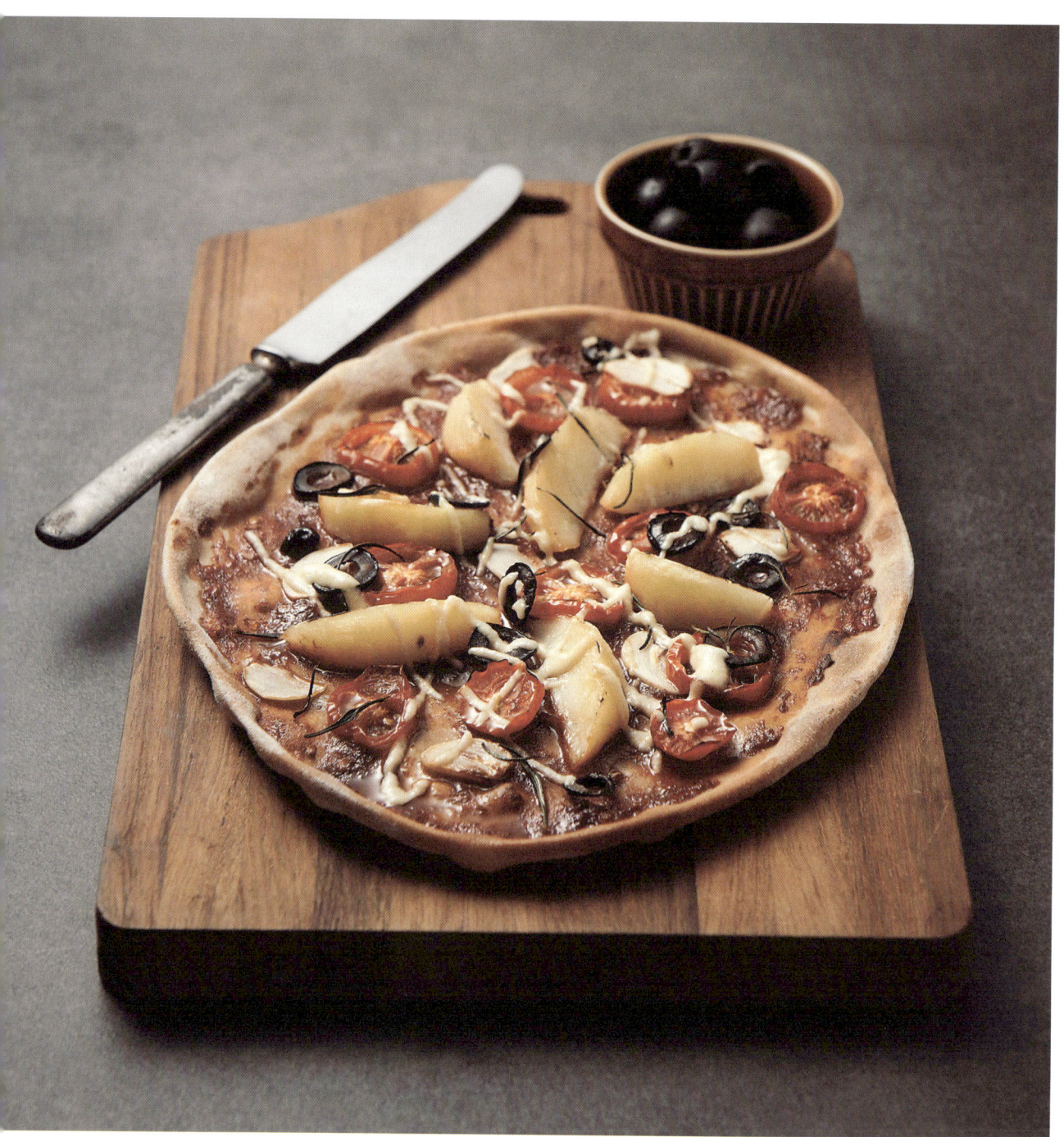

재료 2인분

감자 130g, 방울토마토·검정 올리브 4개씩, 마늘 1쪽, 로즈마리 1줄기
피자 도우 통밀가루 100g, 물 1/4컵, 덧밀가루·소금 약간씩
토마토 소스 토마토 200g, 양파 50g, 토마토페이스트 1큰술, 꿀 1작은술
가루간장 1/2작은술, 월계수 잎 1장, 올리브유 약간
마요네즈 캐슈너트 40g, 양파 20g, 마늘 1쪽, 물 3큰술, 올리브유 2큰술, 소금 1/4작은술

만들기

1. 통밀가루와 소금은 합해 체친 뒤 볼에 담고 물을 부어 표면이 부드러워질 때까지 치대듯 던져가며 반죽한다. 젖은 면보를 씌워 실온에서 30분간 숙성시킨다.

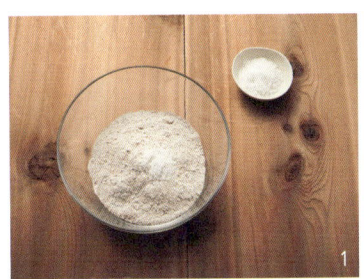

2. 도마에 덧밀가루를 뿌리고 밀대로 반죽을 밀어 둥글 넓적하게 모양을 잡아 피자 도우를 만든다.

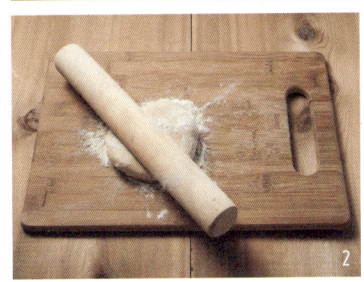

3. 토마토는 적당한 크기로 썰고 양파는 잘게 다진다. 감자는 웨지 모양으로 썰고 방울토마토는 2등분한다. 올리브와 마늘은 얇게 편 썬다.

4. 달군 팬에 올리브유를 두르고 양파를 볶다가 토마토와 월계수 잎을 넣어 토마토의 형체가 사라질 때까지 한소끔 끓인다. 토마토페이스트를 넣고 되직한 농도가 나면 꿀과 가루간장을 넣고 가볍게 볶아 토마토 소스를 만든다.

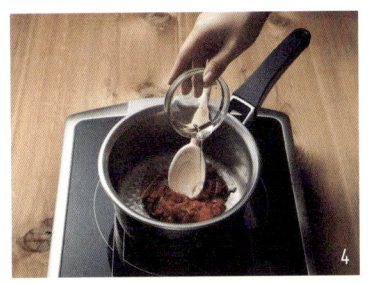

5. 피자 도우에 토마토 소스를 고루 바르고 감자와 방울토마토, 올리브, 마늘을 올린다. 로즈마리를 뿌린 뒤 170℃로 예열한 오븐에서 15분간 굽는다.

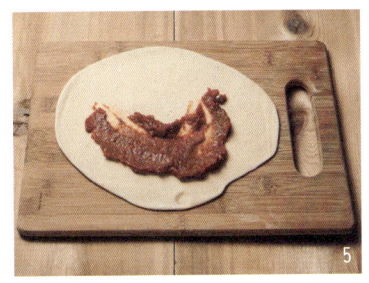

6. 분량의 마요네즈 재료를 믹서에 넣고 부드러운 상태가 될 때까지 곱게 간다. 구운 피자에 마요네즈를 골고루 뿌린다.

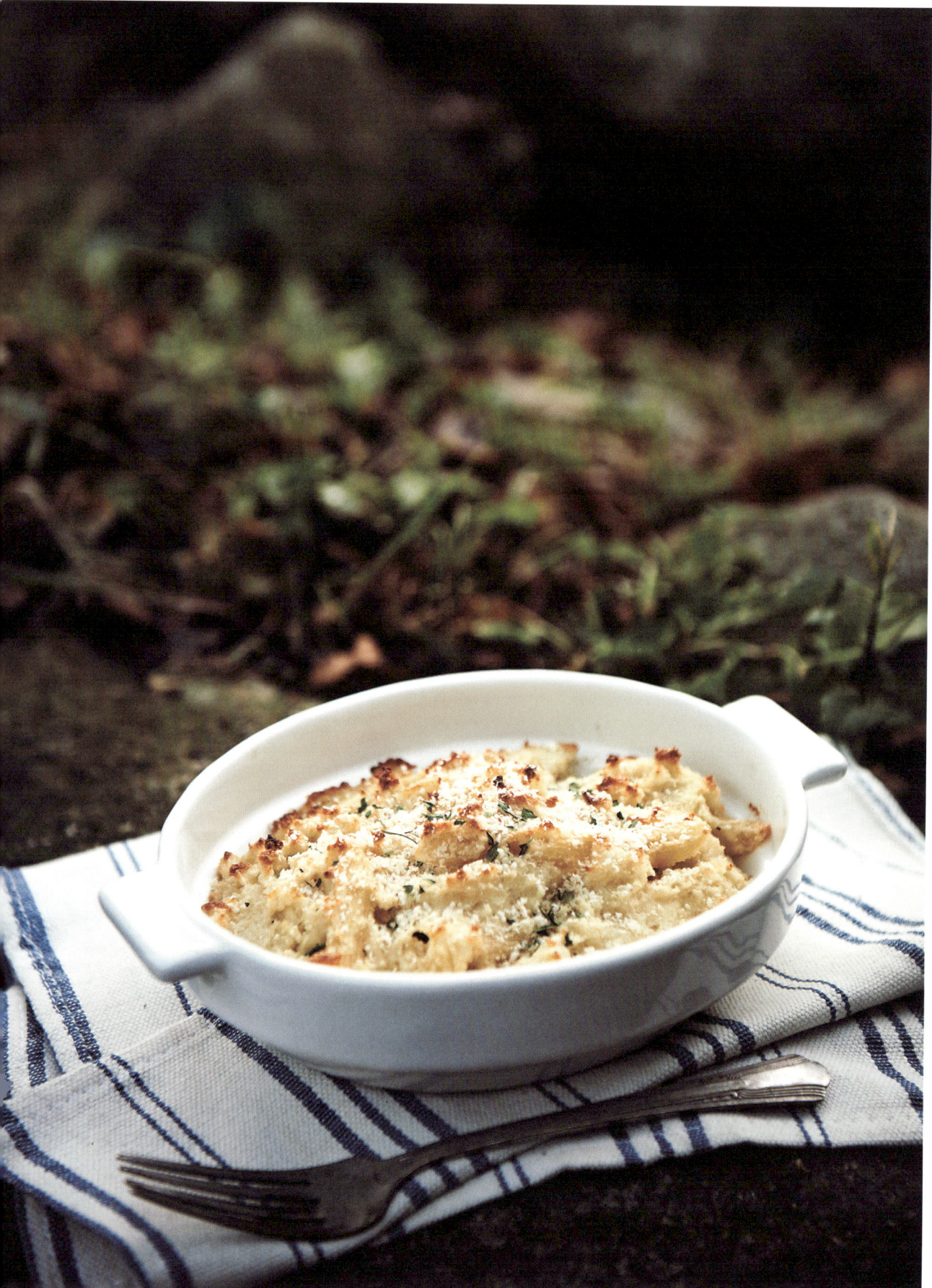

감자라자냐

삶은 감자를 으깨어 부드러운 자연식 마요네즈를 더한 뒤 오븐에 구웠습니다. 파스타의 일종인 펜네를 넣어 한결 속이 든든해요. 라자냐, 그라탱 등 이탈리아 요리를 좋아했던 이에게 안심하고 만들어 주세요. 〈자연생활교육원〉에서는 너나없이 좋아하는 인기메뉴입니다.

재료 1인분

감자 130g, 펜네 20g, 캐슈너트 10g
파슬리가루·소금 약간씩
자연식 마요네즈 캐슈너트 40g, 양파 20g, 마늘 1쪽, 물 3큰술, 올리브유 2큰술, 소금 1/4작은술

만들기

1. 감자는 김 오른 찜기에 쪄 볼에 담고 포크로 곱게 으깬다.

2. 분량의 재료를 모두 믹서에 넣어 크림 상태가 될 때까지 갈아 자연식 마요네즈를 만든다.

3. 펜네는 끓는 소금물에 넣고 10분간 삶아 체에 밭쳐 물기를 제거한다. 볼에 으깬 감자와 자연식 마요네즈, 삶은 펜네를 넣고 잘 섞는다.

4. ③을 오븐 용기에 담고 캐슈너트를 강판에 갈아 뿌린다. 180℃로 예열한 오븐에서 10분간 구운 뒤 파슬리가루를 뿌린다.

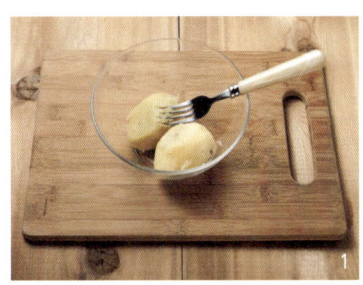
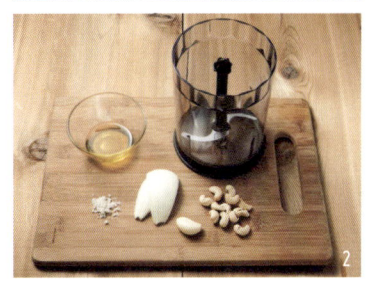
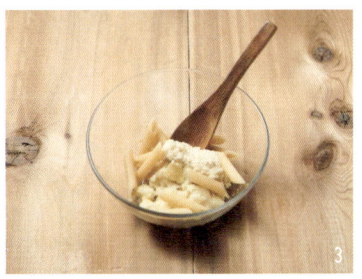
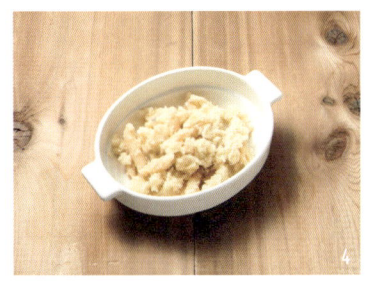

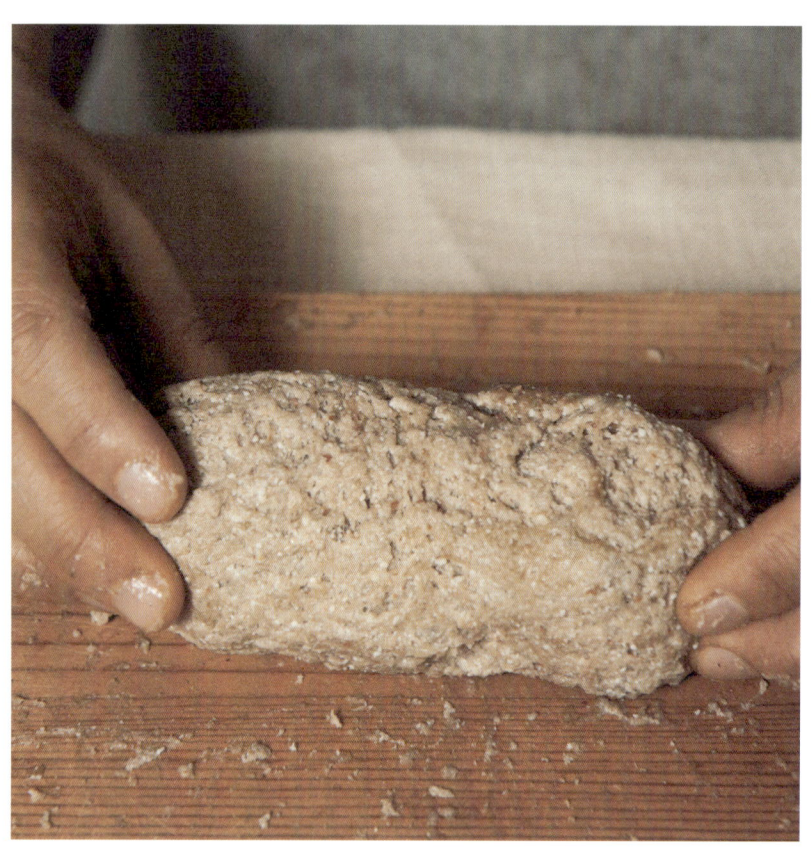

든든한 밀고기

수술 후 식욕을 회복하고 나면 환자들이 가장 먹고 싶어하는 음식이 고기입니다. 실제로 제 남편 또한 암이 걸리기 전에는 매일 고기를 달고 살던 '육식주의자'였습니다. 하지만 지나친 육식의 폐해를 경험하고 난 뒤 자연식으로 바꾸게 되었습니다. 남편은 자연식을 시작한 뒤 몸이 가뿐하다고 하지만 그래도 고기를 즐겨 먹던 남편이 짠했던 저는 고기 맛에 최대한 가깝고 맛있는 밀고기를 끊임없이 연구했습니다.

책에 소개한 밀고기 레시피는 장어맛, 소고기맛, 닭고기맛, 떡갈비맛 등 각 고기의 개성을 살린 반죽이 특징입니다. 많은 분들이 밀고기 반죽이 어렵다고들 합니다. 글루텐을 조절하는 것이 꽤나 까다롭기 때문입니다. 자칫하면 고무 같은 질감이 나오거나 힘없이 으스러지는 질감이 나올 수도 있습니다. 오랜 시간 시행착오를 거치면서 찾은 가장 맛있고 쉬운 반죽 레시피를 그대로 따라 하면 별미를 즐길 수 있습니다. 단, 글루텐도 단백질은 단백질이라 고기처럼 너무 많은 양을 섭취하면 소화에 무리가 있을 수 있으니 적절히 섭취하는 것이 좋습니다.

자연식은 주변 환경이 가장 중요합니다. 자연식을 하는 환자 옆에서 고기를 먹는 것도 환자에게 곤욕이고 자연식을 하는 환자 때문에 고기를 억지로 참아야 하는 것도 가족에게 곤욕입니다. 밀고기는 자연식을 하지 않는 사람도 맛있게 즐길 수 있는 별미입니다. 온 가족이 다 함께 둘러 앉아 밀고기 요리를 먹으며 풍성한 식탁을 만들어 보세요.

소고기맛 밀고기 반죽

말린 표고버섯의 풍미가 소고기맛을 내면서도 구수합니다.
비트를 넣어 생고기와 같은 빨간색을 띄고 글루텐 반죽을 따로 붙여
비계까지 표현해 진짜 소고기로 깜빡 속아 넘어갈 정도입니다.
소고기맛 밀고기 반죽은 얇게 썰어 구워야 제 맛이 납니다.

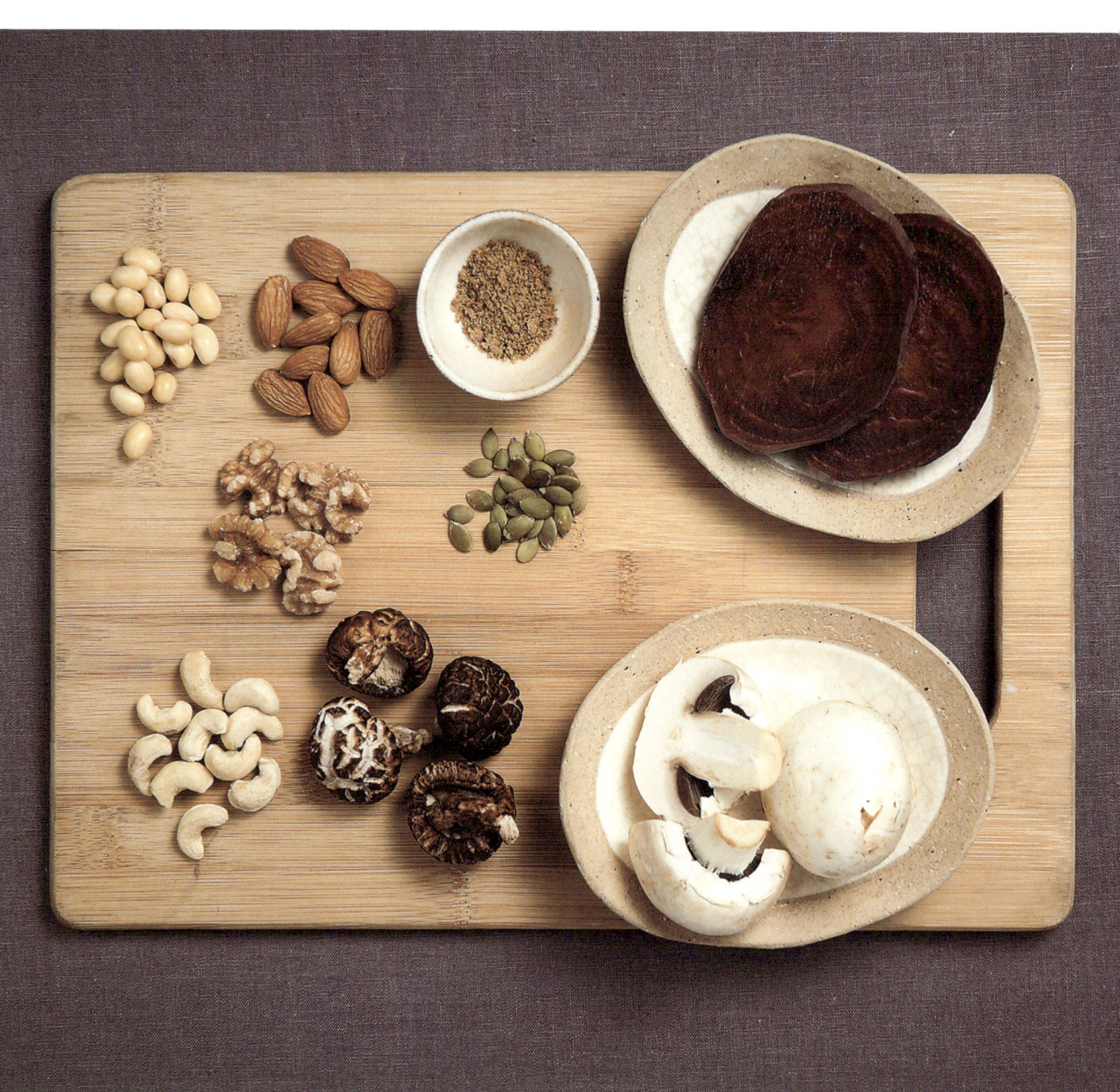

재료 5인분

글루텐 110g, 물 3/4컵(150ml), 비트·말린 표고버섯 20g씩
대두(불린 것)·호두·캐슈너트·아몬드·잣·생땅콩·호박씨 5g씩
비계 글루텐 10g, 물 1큰술(15ml)

만들기

1. 물 1/4컵에 말린 표고버섯을 넣고 1시간 불린다.

2. 믹서에 ①과 나머지 물, 비트와 대두를 비롯한 견과류를 모두 넣고 곱게 갈아 볼에 옮긴다.

3. ②에 글루텐을 조금씩 넣어가며 주걱으로 잘 섞는다. 마지막 글루텐은 완전히 섞지 말고 주걱으로 대충 뒤적여 흰 가루가 적당히 남도록 한다.

4. 반죽이 주걱에 달라붙지 않기 시작하면 손으로 표면이 매끈해질 때까지 치댄다. 반죽을 2등분하고 원통형으로 모양을 잡는다.

5. 분량의 재료를 섞어 비계를 만든다.

6. ④의 소고기맛 반죽에 비계를 얇게 펴 붙인 뒤 랩에 싸 냉동보관한다.

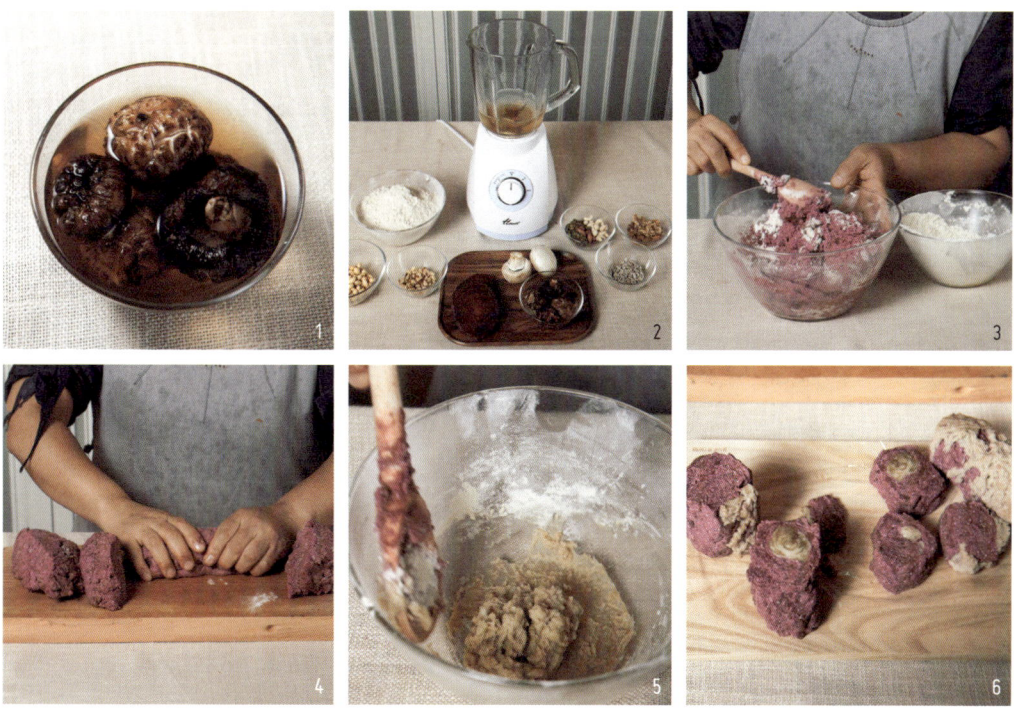

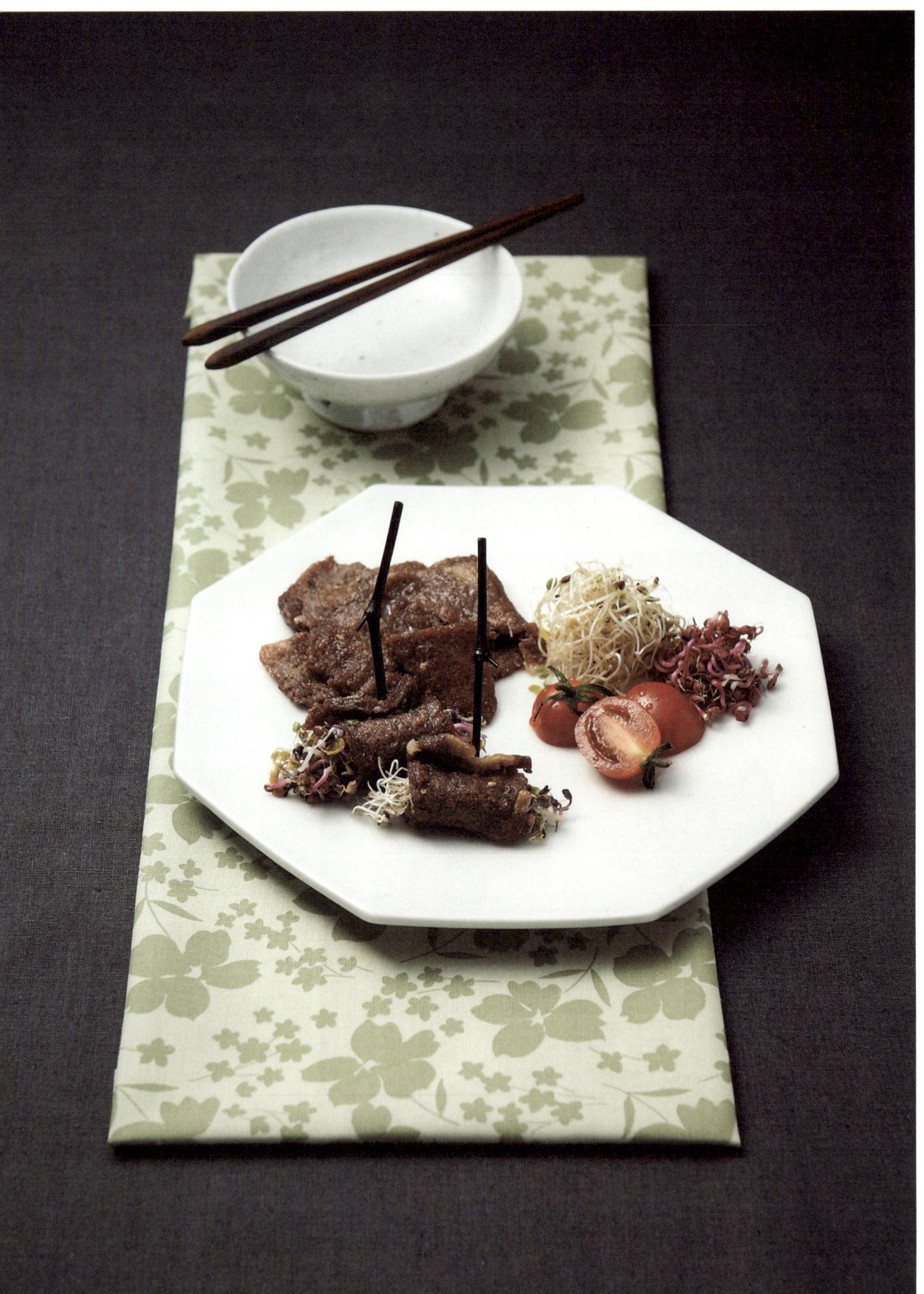

밀고기새싹말이

짭조름하게 구운 소고기맛 밀고기에 알싸한 향의 새싹을 만 핑거푸드입니다. 모임할 때 애피타이저로 준비하면 잘 어울려요. 반죽은 그냥 구워도 좋지만 현미찹쌀가루에 가볍게 묻혔다 구우면 훨씬 바삭바삭합니다.

재료 2인분

소고기맛 밀고기 반죽 100g, 모듬새싹 50g
올리브유 약간
간장 양념 조청 1과 1/2큰술, 가루간장·매실청 1큰술씩, 마늘 1/2작은술, 다진 양파·생강즙 1/4작은술씩, 아마씨유·후춧가루 약간씩

만들기

1. 분량의 재료를 모두 섞어 간장 양념을 만든다. 새싹은 씻어 물기를 제거한다.

2. 소고기맛 밀고기 반죽을 0.3~0.5cm 두께로 썬다. 달군 프라이팬에 올리브유를 두르고 밀고기를 앞뒤로 노릇하게 굽는다.

3. ②에 요리용 붓으로 양념을 발라가며 앞뒤로 굽는다.

4. 구운 소고기맛 밀고기를 한 장씩 펴 새싹을 올린 뒤 돌돌 말아 요리용 꼬지로 고정한다.

새싹채소는 얼음물에 담갔다 조리하기 직전 물을 제거하면 아삭아삭합니다.

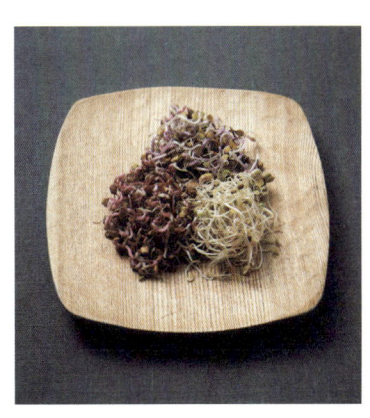

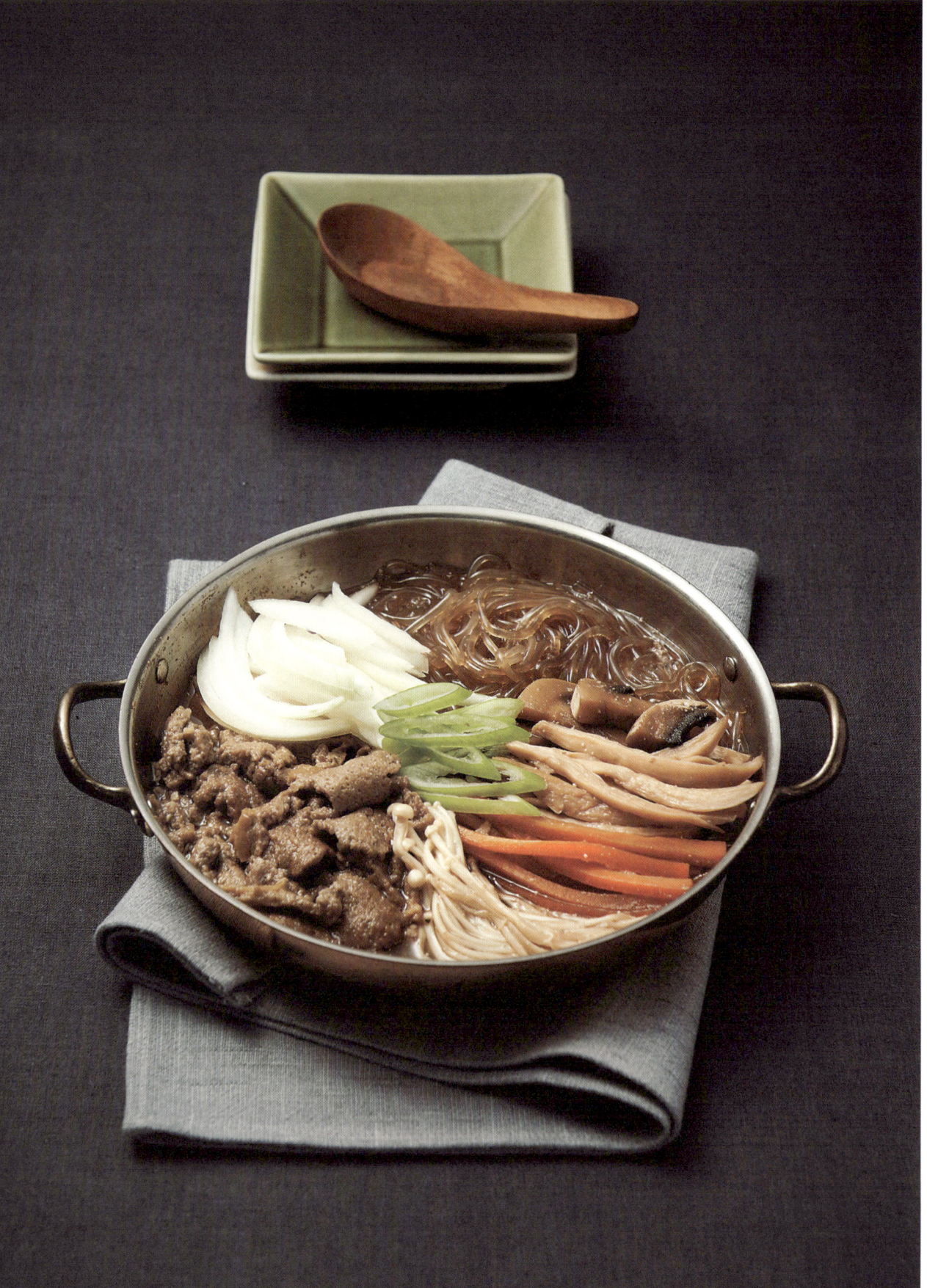

밀불고기

전골냄비째 보글보글 끓어오르는 국물이 식욕을 돋웁니다.
뜨거운 밥 한 공기에 당면과 밀고기, 국물을 올려 먹으면 '오늘 밥 잘 먹었다'라는 말이 절로 나오는 특식이지요. 아직 자연식이 익숙하지 않아 허전한 기분이 드는 이의 마음을 달래는 힐링푸드입니다.

재료 2인분

소고기맛 밀고기 반죽·당면 100g씩, 당근 50g
대파 30g, 팽이버섯 20g, 양송이버섯 1개
새송이버섯 1/2개, 올리브유 적당량
불고기 양념 채소국물 2컵, 다진 마늘·사탕수수설탕
1큰술씩, 가루간장 1/2큰술

만들기

1. 당면은 물에 담가 3시간 불린다.

2. 당근은 얇게 채 썰고 대파는 어슷 썬다. 팽이버섯은 밑동을 자르고 새송이버섯은 얇게 찢는다. 양송이버섯은 얇게 슬라이스한다.

3. 분량의 재료를 모두 섞어 양념을 만든다.

4. 소고기맛 밀고기 반죽을 0.3~0.5cm 두께로 썰어 달군 전골 팬에 올리브유를 두르고 앞뒤로 초벌구이 한 뒤 불고기 양념을 붓는다.

5. ④에 손질한 채소와 버섯을 넣고 끓이다 당근이 부드럽게 익으면 불린 당면을 넣고 더 끓인다. 국물이 어느 정도 졸아들면 전골냄비 그대로 낸다.

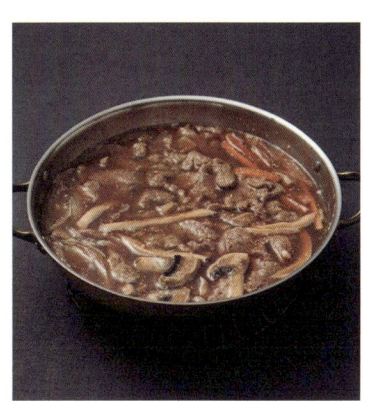

처음에 채소국물의 양이 많다고 느껴지더라도 당면을 넣으면 국물을 빨아들여 많이 줄어듭니다.

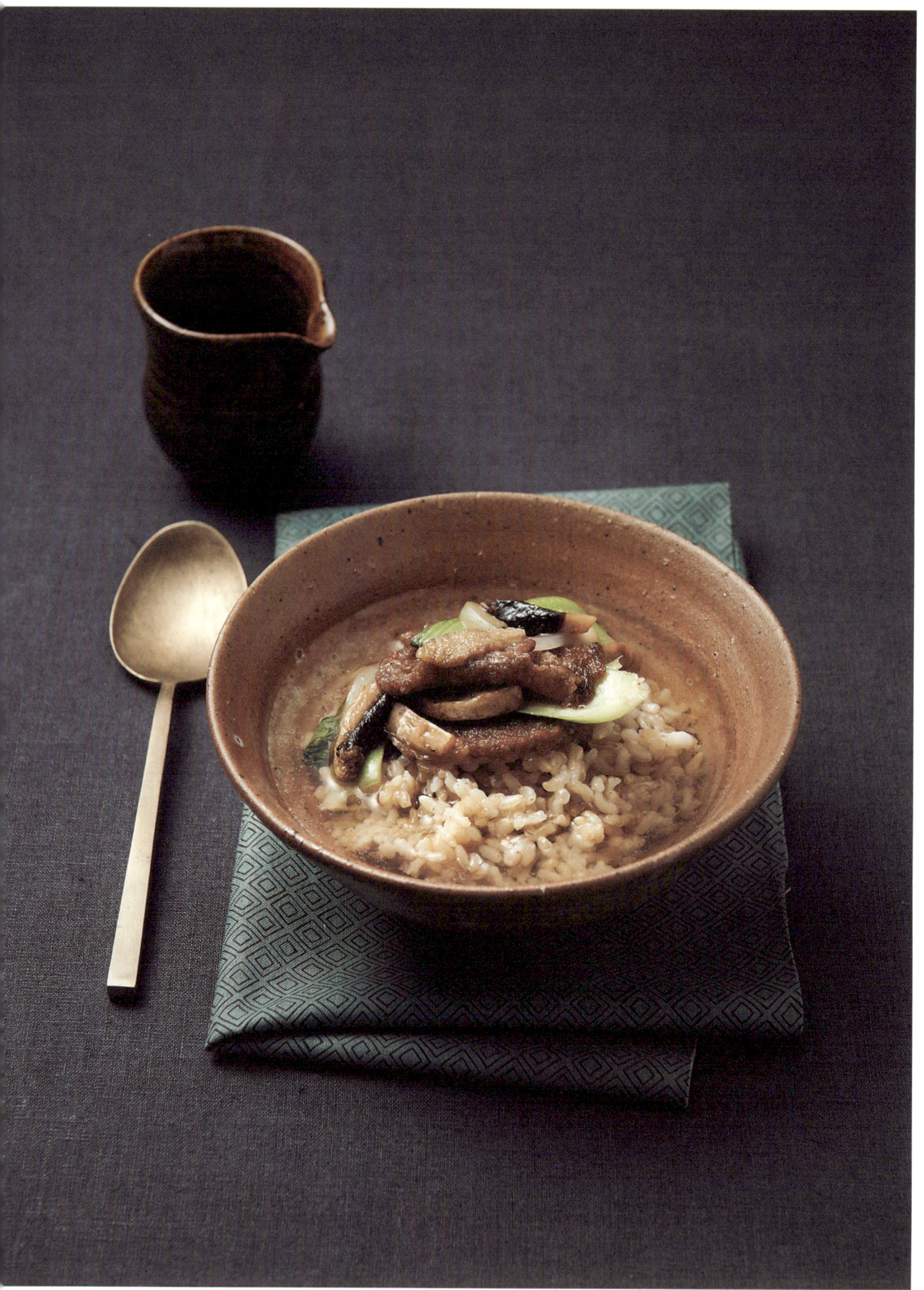

밀고기덮밥

자작하게 졸인 소고기와 양파를 밥 위에 얹어 먹는 일본식 덮밥입니다.
간간한 소고기맛 국물과 밥이 어우러져 위가 편안하고 속이 든든한
한 그릇 음식입니다.

재료 2인분

현미밥 360g, 소고기맛 밀고기 반죽 100g, 채소국물 1/2컵
청경채·양파 30g씩, 물·녹말가루 1작은술씩, 올리브유 약간
간장 양념 조청·가루간장 1과 1/2큰술씩, 매실청 1큰술, 마늘
1/2작은술, 생강즙 1/4작은술, 후춧가루 약간

만들기

1. 분량의 재료를 모두 섞어 간장 양념을 만든다.

2. 청경채와 양파는 먹기 좋게 손질한다.

3. 소고기맛 밀고기 반죽을 0.3~0.5cm 두께로 썰어 ①을 자작하게 부어 잰다. 달군 프라이팬에 올리브유를 두르고 앞뒤로 초벌구이 한 뒤 채소국물과 나머지 양념장을 모두 붓고 청경채와 양파를 넣어 함께 끓인다.

4. 양파가 풀이 죽어 부드럽게 익으면 녹말가루와 물을 섞어 ③에 넣는다.

5. 그릇에 현미밥을 담고 ④를 담는다.

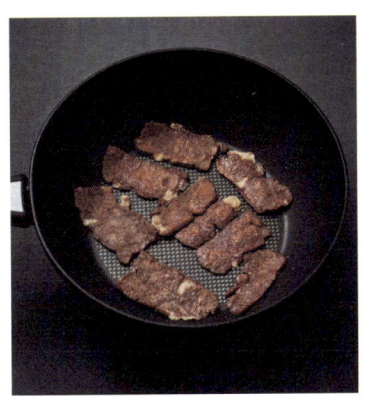

밀고기 반죽은 어떤 요리를 하던지 초벌구이를 한 후 양념을 발라야 제 맛이 납니다.

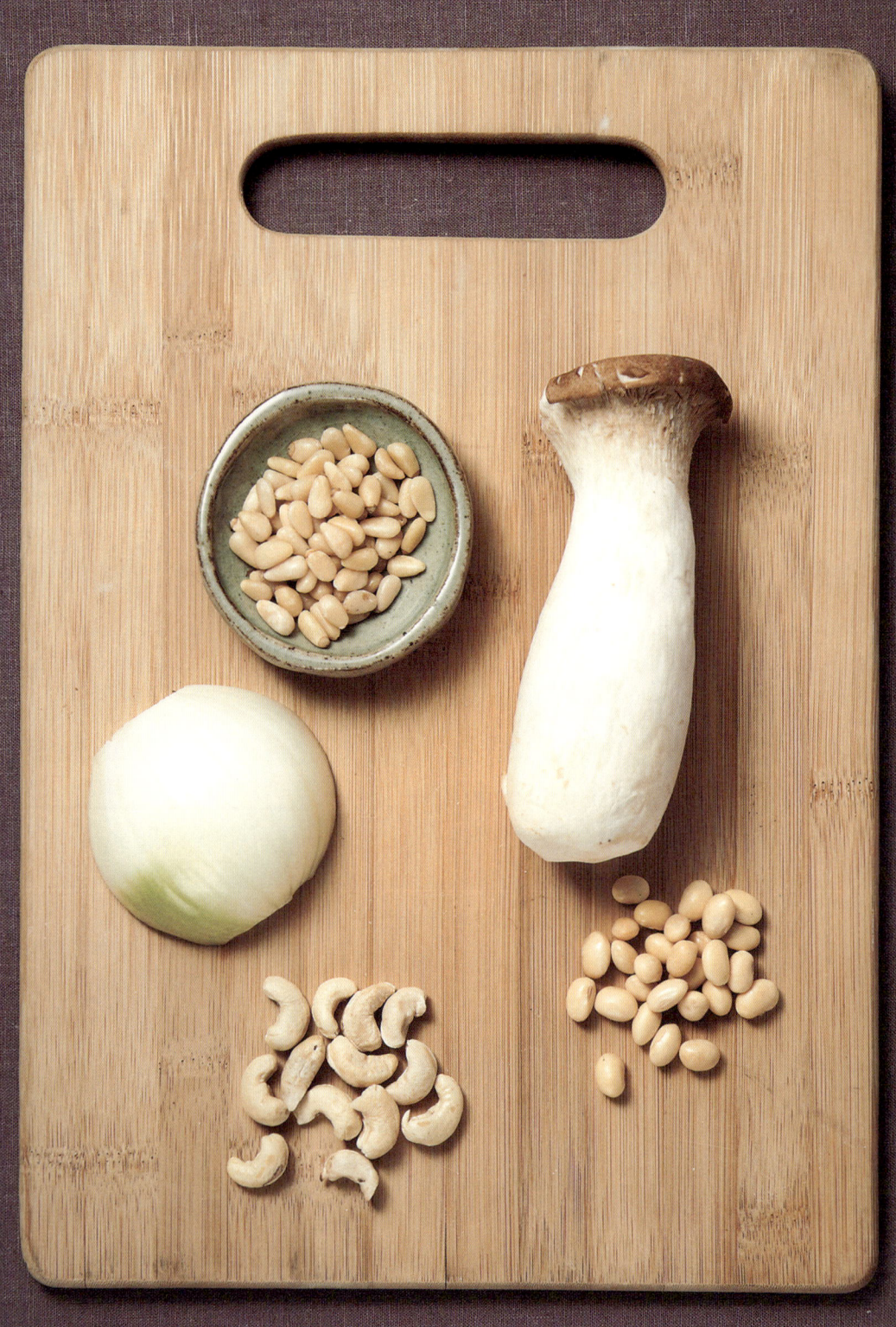

닭고기맛 밀고기 반죽

양파를 갈아 넣어 깔끔함을 살린 닭고기맛 반죽으로 닭가슴살에 가까운
맛이에요. 이 반죽은 그대로 구워 먹는 것보다 양념을 더해 요리해야 맛있어요.
자연식을 하는 이들 중에서도 특히 치킨을 먹고 싶어 하는 경우가 많습니다.
치킨 반죽을 입혀 튀기거나 닭강정을 만들면 충분한 대리만족을 줄 수 있어요.

재료 5인분

글루텐 80g, 물 1/4컵(50ml), 양파 30g
새송이버섯 25g, 잣·캐슈너트 10g씩
불린 대두 5g

만들기

1. 믹서에 글루텐을 제외한 모든 재료를 넣어 곱게 갈아 반죽용 볼에 옮긴다. 글루텐을 조금씩 넣어가며 반죽을 잘 섞는다. 반죽이 주걱에 달라붙지 않기 시작하면 손으로 표면이 매끈해질 때까지 적당히 치댄다.

2. 반죽을 도마에 올려 놓고 3등분해 닭봉용 반죽과 닭강정용 반죽은 적당히 떼어 타원형으로 모양을 잡는다.

3. 나머지 반죽은 슬라이스한 우엉에 붙여 원통형으로 모양을 잡는다.

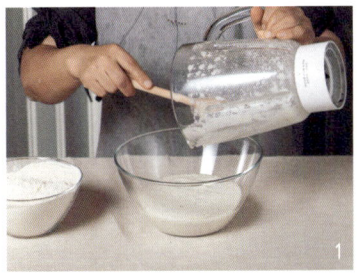
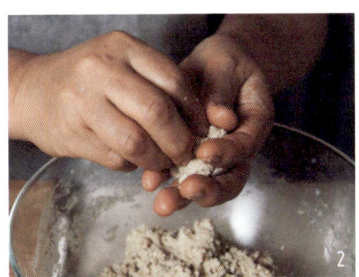
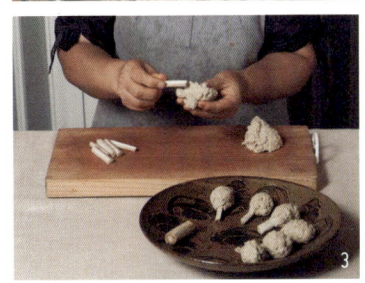

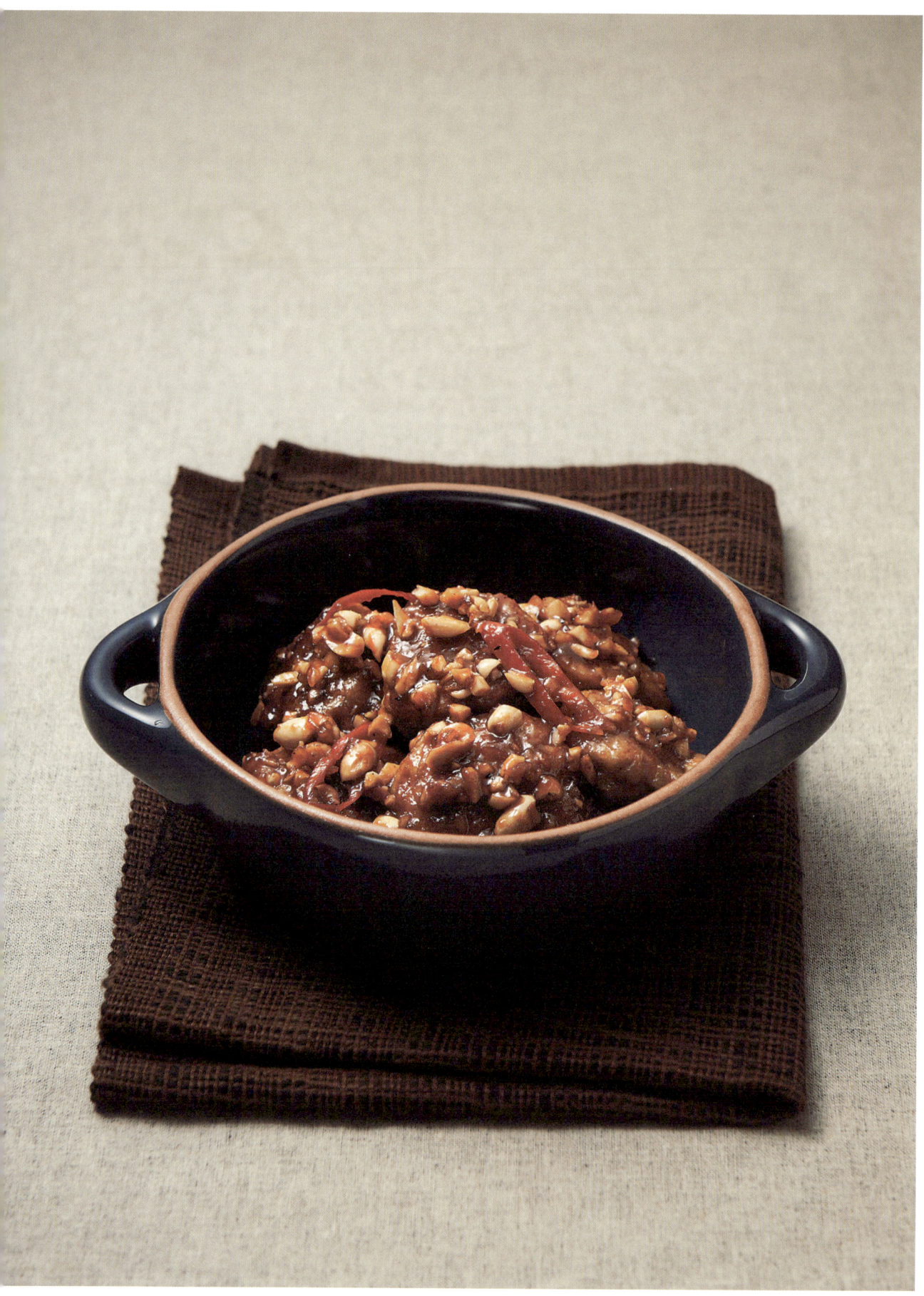

닭강정

매콤달콤한 닭강정은 누구나 좋아하는 간식이지요. 매운 음식을 삼가는 이들에게 대접하면 특식이 됩니다. 반죽을 튀기는 대신 구운 닭고기맛 밀고기는 지나치게 기름진 음식을 피해야 하는 대장암 환자들도 안심하고 먹을 수 있습니다.

재료 2인분

닭고기맛 밀고기 반죽 100g, 다진 땅콩 2큰술
다진 마늘 1큰술, 홍고추·포도씨유 적당량씩
양념 자연식 고추장·토마토페이스트·조청 1큰술씩
사탕수수설탕 1/2큰술, 생강즙·매실청 1작은술씩
레몬즙 1/2작은술, 통깨·후춧가루·아마씨유 약간씩

만들기

1. 닭고기맛 밀고기 반죽은 먹기 좋은 크기로 적당히 떼 동글동글 빚는다.

2. 볼에 분량의 양념 재료를 모두 담고 잘 섞는다.

3. 달군 프라이팬에 포도씨유를 넉넉히 두르고 반죽을 앞뒤로 노릇하게 튀기듯 굽는다.

4. ③의 팬에 포도씨유를 살짝 두르고 다진 마늘과 어슷 썬 홍고추를 넣고 볶다가 ②를 부어 약불에서 끓인다.

5. 양념이 걸쭉해지면 구운 닭고기맛 밀고기를 넣고 고루 섞은 뒤 다진 땅콩을 뿌린다.

고추장을 넣어 볶음 요리를 할 때는 양념에 레몬즙을 살짝 뿌려 고추장 군내를 잡으세요.

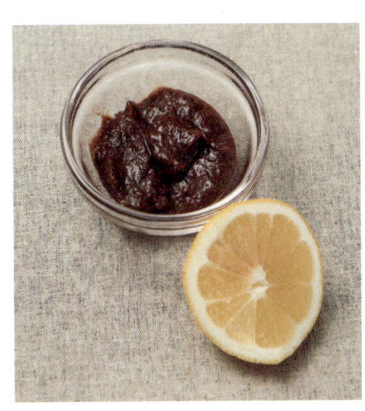

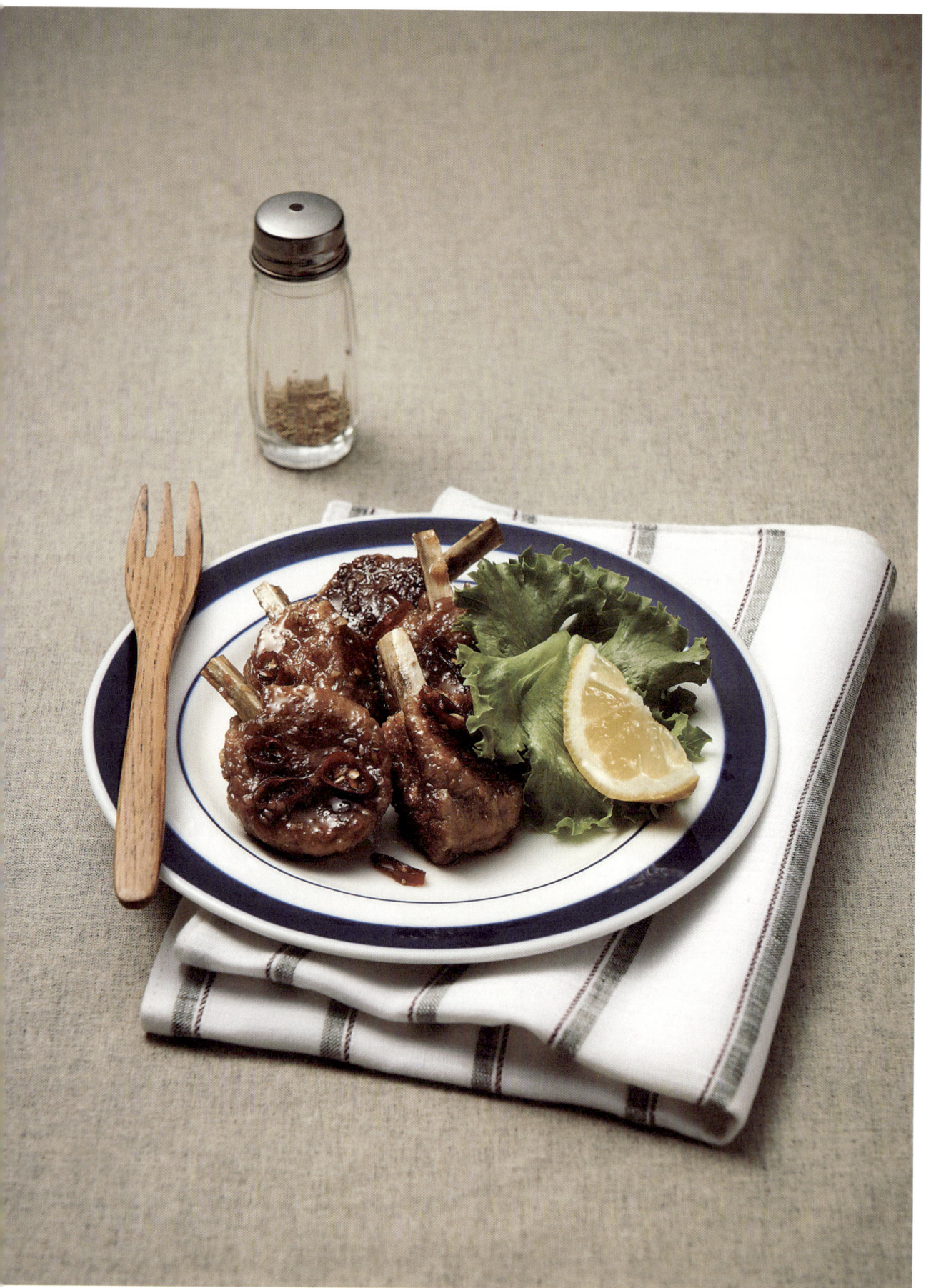

닭봉구이

우엉으로 만든 닭봉 모양이 재미있는 메뉴입니다. 달콤짭짤한 닭봉은 집어먹기 편해 간식으로도 좋고 밥 반찬으로도 손색없습니다. 자극적이지 않아 위가 좋지 않은 사람도 편안하게 즐길 수 있습니다.

재료 4인분

닭고기맛 밀고기 반죽 200g, 우엉 70g, 포도씨유 적당량
간장 양념 조청 3큰술, 매실청 1큰술, 가루간장 1작은술
마늘 1/2작은술, 다진 양파·생강즙 1/4작은술씩
홍고추·아마씨유 약간씩

만들기

1. 우엉은 깨끗이 씻어 껍질을 벗기고 5cm 길이로 잘라 세로로 2등분한다. 홍고추는 얇게 어슷 썬다.

2. 우엉 끝 부분을 1cm 정도 남기고 닭고기맛 밀고기 반죽으로 둥글게 감싸 닭봉 모양을 만든다.

3. 볼에 분량의 양념 재료를 모두 넣고 잘 섞는다.

4. 달군 프라이팬에 포도씨유를 두르고 닭봉을 앞뒤로 노릇하게 굽다가 ③을 부어 약불에서 뒤적여가며 졸인다.

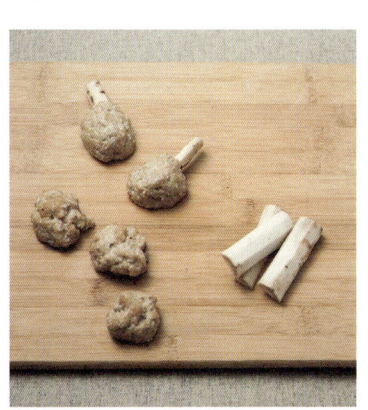

우엉에 밀고기 반죽을 많이 붙이면 속의 우엉까지 다 익기 어려우니 양을 조절하세요.

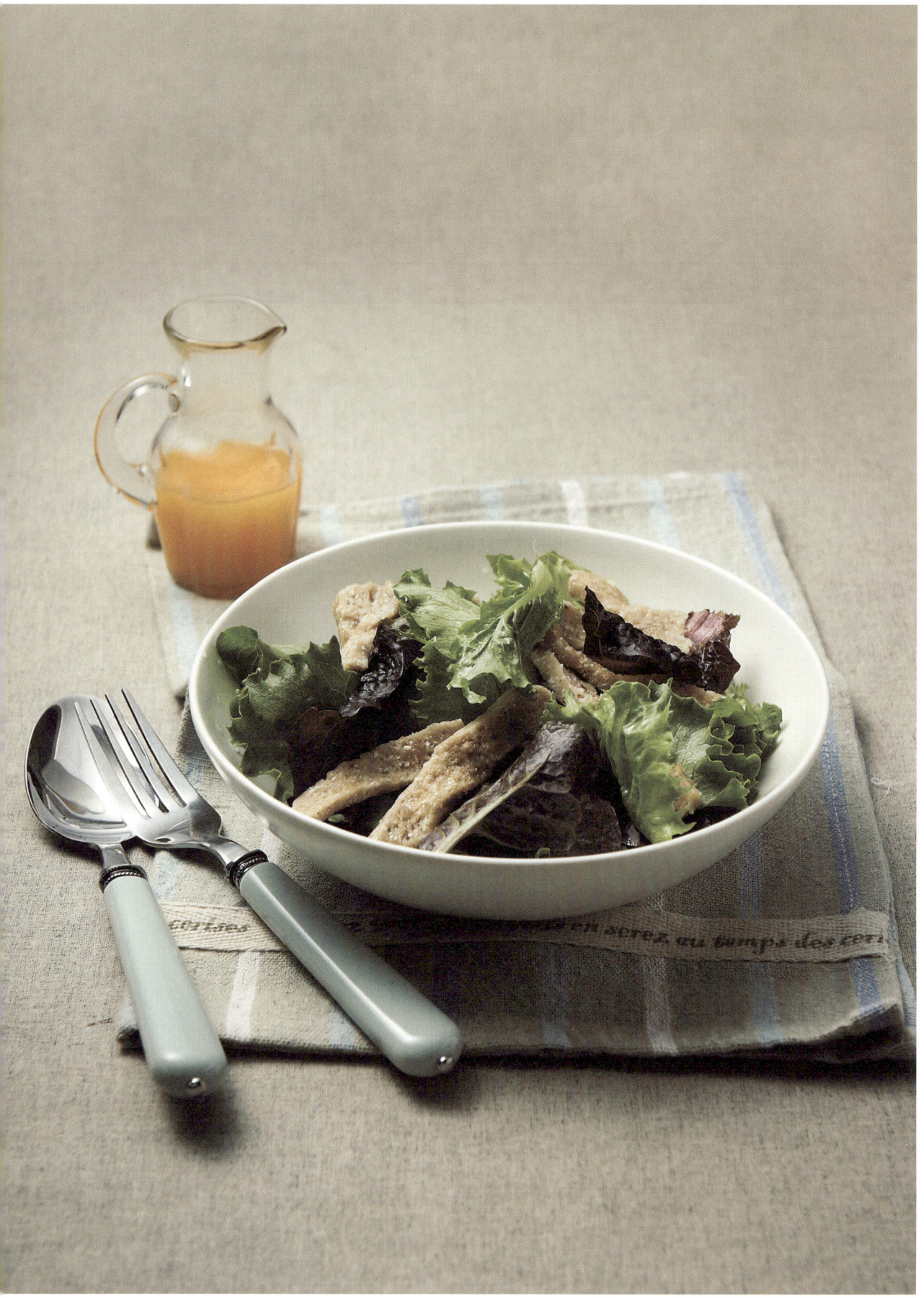

밀고기샐러드

샐러드에 닭가슴살을 올리면 맛도 풍부해지고 배도 든든하지요. 닭가슴살의 모양을 그대로 재현한 건강 샐러드로 밀고기를 기름 없이 쪄 한층 담백합니다. 산뜻한 샐러드로 끼니를 대신하고 싶을 때 만드세요.

재료 2인분

닭고기맛 밀고기 반죽 100g, 적상추·청상추·양상추 20g씩, 소금·후춧가루 약간씩
귤 드레싱 귤즙 3큰술, 꿀 1작은술, 레몬즙 1/2작은술, 올리브유 약간

만들기

1. 닭고기맛 밀고기 반죽은 5cm 길이, 0.5cm 두께로 얇게 썬 뒤 소금을 약간 뿌린다. 김 오른 찜기에서 10분간 찐다.

2. 적상추와 청상추, 양상추는 흐르는 물에 깨끗이 씻어 물기를 제거한 뒤 먹기 좋은 크기로 뜯어 그릇에 담는다.

3. 볼에 분량의 재료를 모두 넣고 잘 섞어 드레싱을 만든다.

4. ②에 찐 밀고기를 올리고 드레싱을 뿌린 뒤 후춧가루를 뿌린다.

밀고기를 삶은 뒤 뚜껑을 덮어두면 물방울이 떨어져 흐물흐물해집니다. 찜기를 꺼내 한 김 식혀 사용하세요.

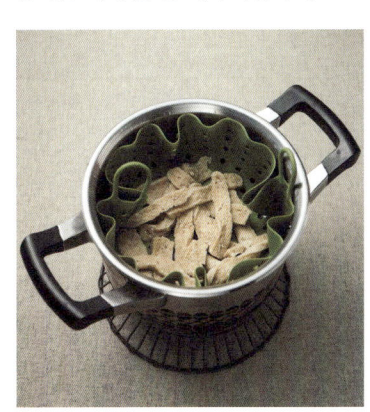

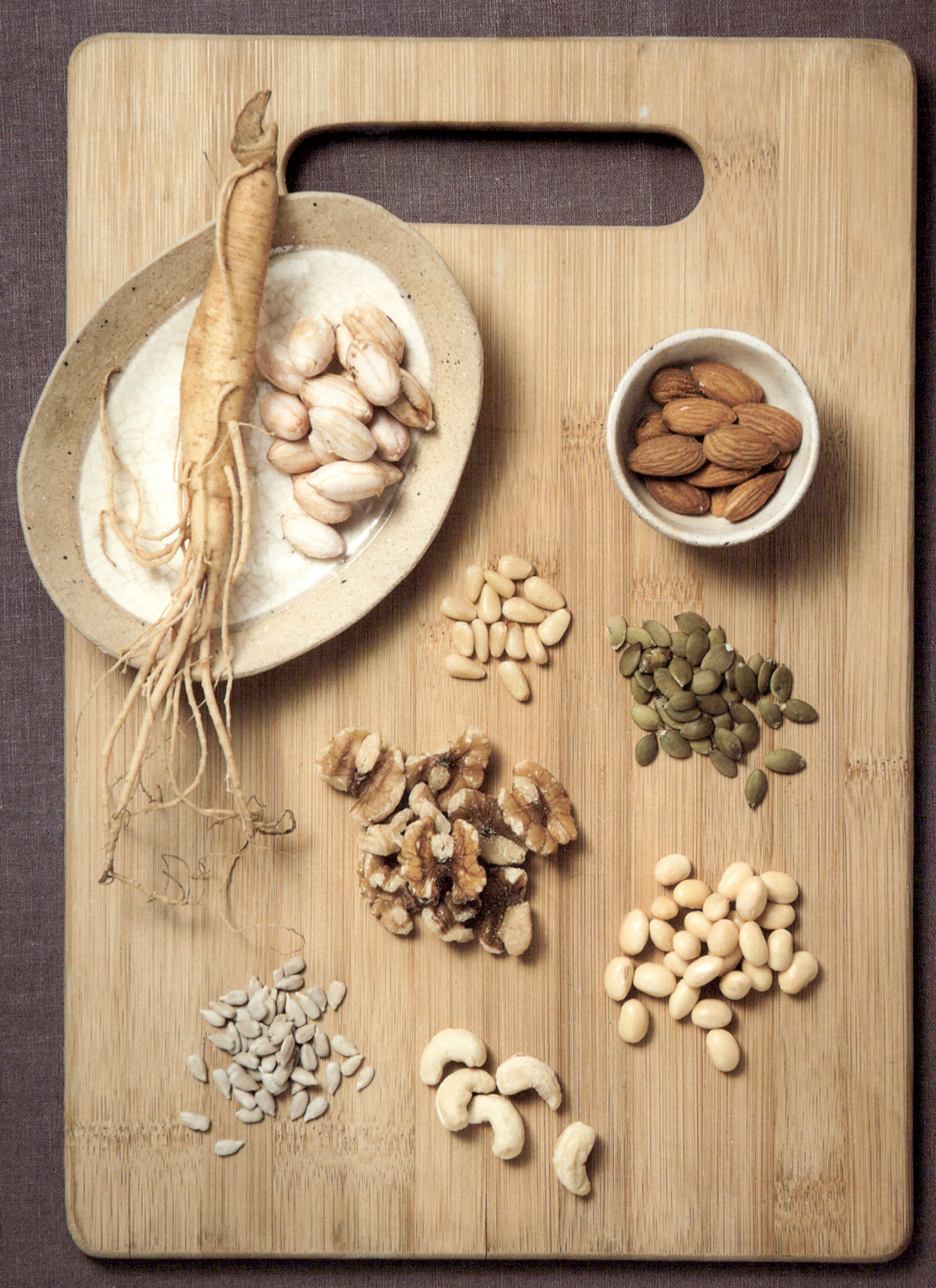

떡갈비맛 밀고기 반죽

다진 고기 요리를 만들 때 전천후로 쓰이는 기본 반죽입니다. 여기에 수삼을 더하면 입 안에 착착 감기는 떡갈비맛이 납니다. 질기지 않고 씹기 편해 이가 안 좋거나 소화가 편하지 않은 이들에게도 좋습니다. 작게 빚어 부침옷을 입혀 굽거나 햄버거 패티를 만드는 등 다양하게 활용하세요.

재료 5인분

글루텐 110g, 물 3/4컵(150ml)
수삼 20g, 불린 대두 10g
호두·캐슈너트·아몬드·잣·생땅콩·호박씨 10g씩

만들기

1. 믹서에 물과 불린 대두를 비롯한 견과류를 모두 넣어 곱게 간다.

2. ①을 볼에 옮긴 뒤 글루텐을 조금씩 넣어가며 주걱을 이용해 반죽을 잘 섞는다. 반죽이 주걱에 달라붙지 않기 시작하면 손을 이용해 표면이 매끈해질 때까지 적당히 치댄다.

3. 언양불고기감 반죽은 둥글 납작하게 모양을 잡아 고기용 망치로 두드려 편다.

4. 떡갈비용 반죽은 수삼을 추가해 갈아 우엉과 떡으로 심을 만들어 모양을 낸다.

5. 나머지 반죽은 동그랑땡이나 완자 등 다양한 활용을 위해 원통형으로 동그랗게 모양을 잡아 랩을 씌어 냉동 보관한다.

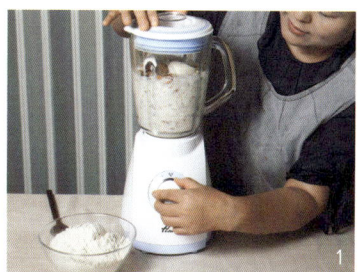
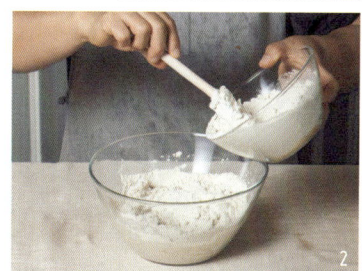
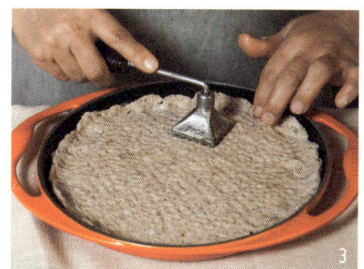
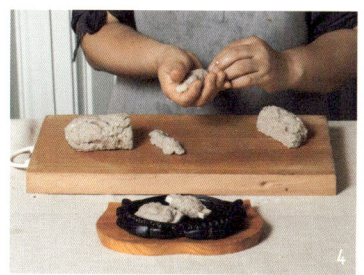

토마토 소스 떡갈비

쫀득쫀득한 떡에 입에 착착 감기는 떡갈비맛 밀고기와 간장 소스가 식욕을 돋웁니다. 이대로 먹어도 맛있지만 토마토 소스를 더하면 한 끼 식사로도 손색없습니다. 특히 젊은 분들이 좋아하는 요리예요.

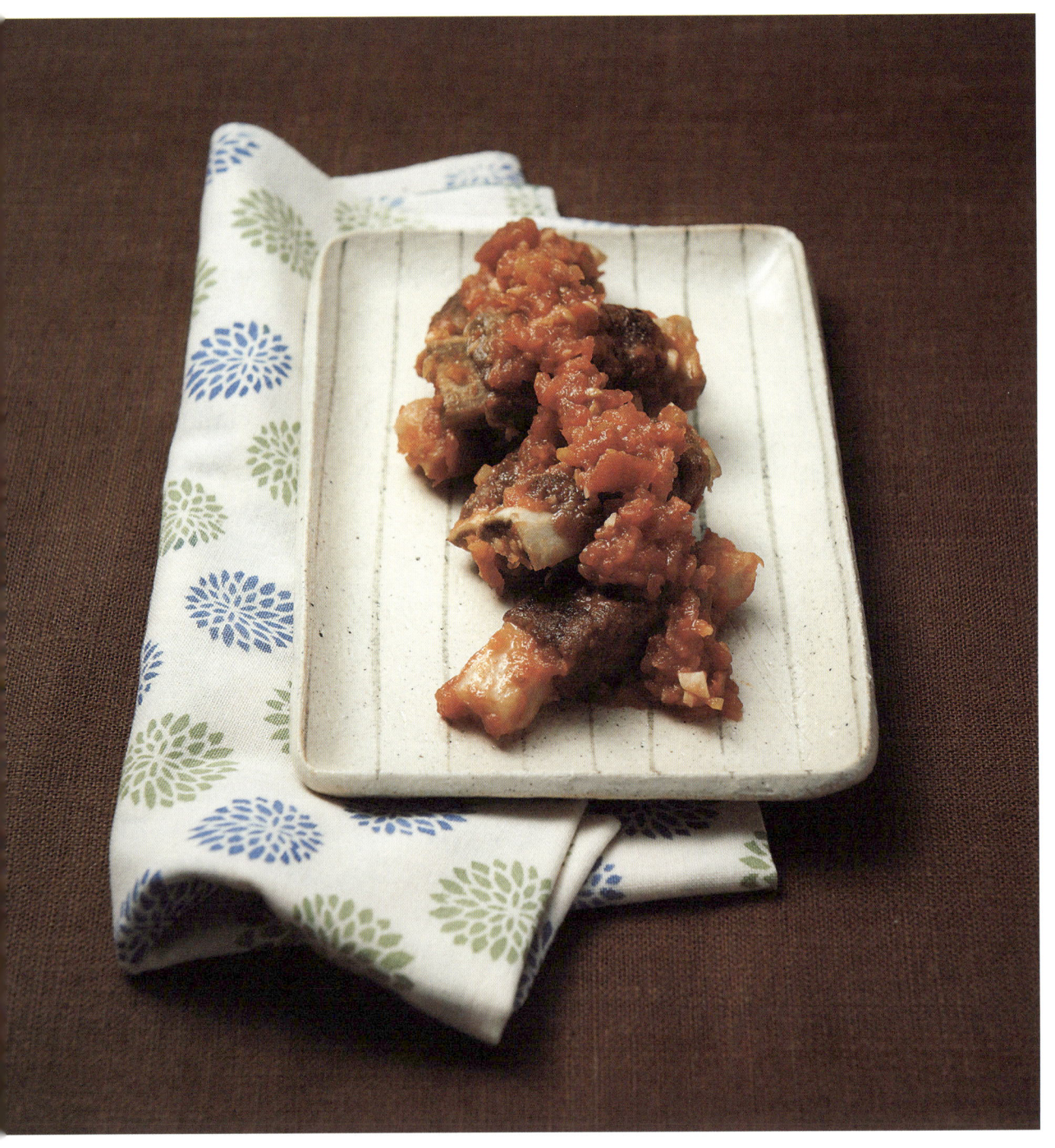

재료 2인분

떡갈비 떡갈비맛 밀고기 반죽 100g, 수삼 1뿌리
현미절편(또는 가래떡) 220g, 올리브유 약간
간장 소스 배 100g, 양파 50g, 채소국물 3큰술, 매실청 1큰술
가루간장 2/3큰술, 생강즙 1/2작은술, 아마씨유 약간
토마토 소스 토마토 750g, 조청 2/3큰술, 가루간장 1/2큰술
다진 마늘 1/2작은술, 다진 파 1/4작은술, 월계수잎 1장

만들기

1. 믹서에 떡갈비맛 밀고기 반죽과 수삼을 넣고 곱게 갈아 4cm 지름으로 동그랗게 빚는다.

2. 현미절편을 1.5cm 크기로 잘라 ①의 떡갈비 반죽으로 감싼다.

3. 믹서에 배와 양파, 채소국물을 넣어 곱게 간 뒤 나머지 소스 재료를 섞는다.

4. 달군 프라이팬에 올리브유를 두르고 ②의 떡갈비를 넣고 한 면이 노릇해질 때까지 굽다가 뒤집어 간장 소스를 붓고 국물이 자작해질 때까지 졸인다.

5. 토마토를 적당한 크기로 잘라 냄비에 넣고 푹 끓여 국물이 나면 나머지 재료를 모두 넣어 걸쭉해질 때까지 졸인다.

6. ④에 토마토 소스를 부어 떡갈비에 양념이 골고루 배도록 뒤적이며 볶는다.

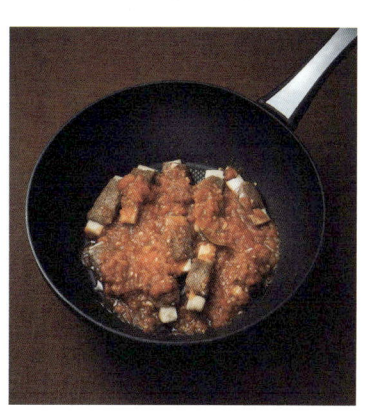

떡갈비에 토마토 소스 간이 잘 배도록 인내심을 가지고 충분히 볶으세요.

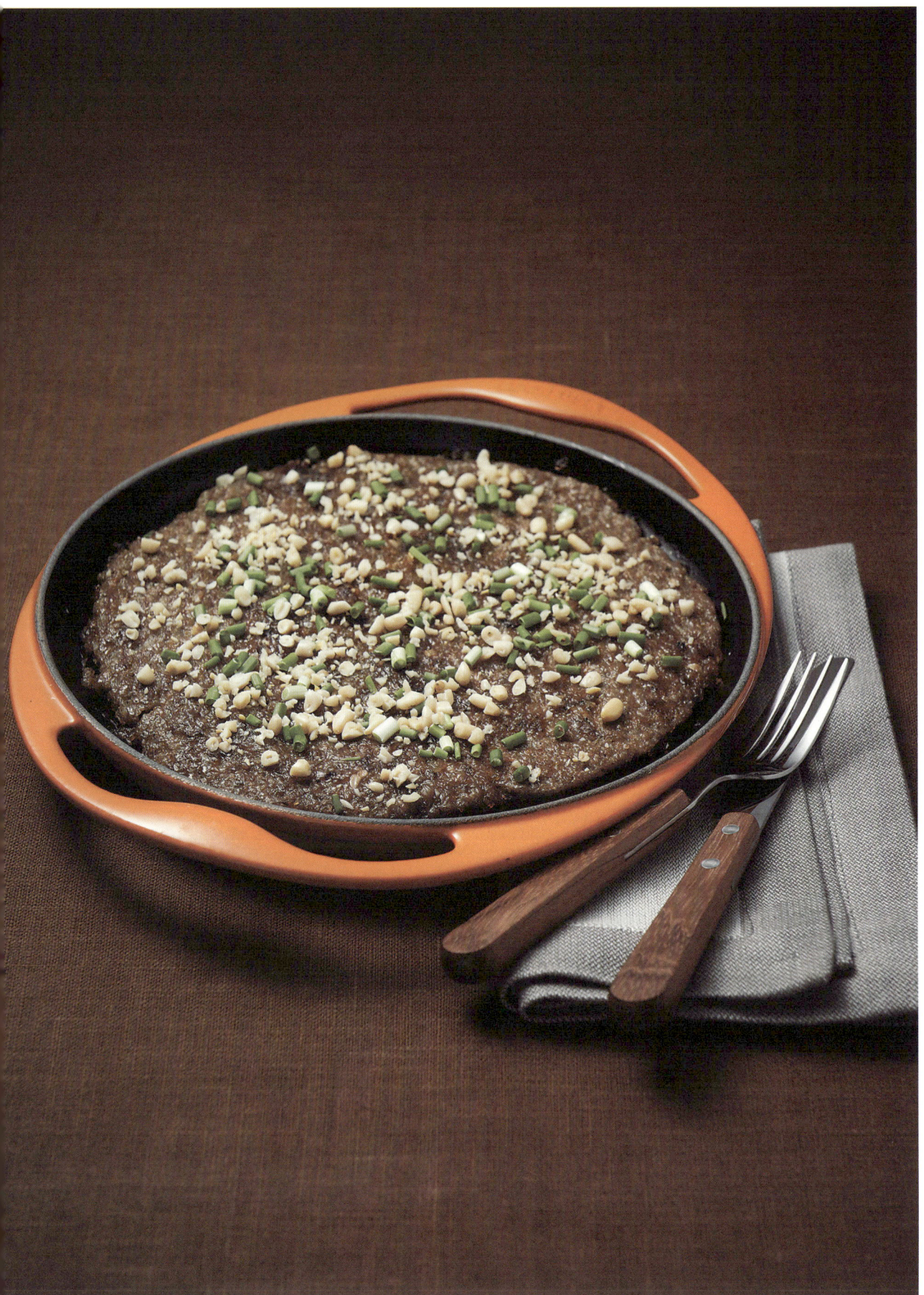

언양불고기

넓적하게 다진 불고기를 지글지글 익는 판 그대로 요리해 부침개처럼 식탁에 올리는 언양불고기를 재현했습니다. 밀고기를 잘게 다져 소화도 쉽고 달짝지근한 고기의 맛과 씹는 맛이 뛰어나 남녀노소 누구나 좋아합니다.

재료 4인분

떡갈비맛 밀고기 반죽 200g, 쪽파 1대, 잣 15g
양념 배·양파 100g씩, 조청 2큰술, 매실청 1큰술
가루간장 2/3큰술, 다진 마늘·생강즙 1작은술씩
다진 대파·후춧가루 약간씩

만들기

1. 밀고기 반죽을 불판이나 무쇠 팬 위에 올려 고기용 망치로 충분히 두드려 얇고 넓게 편다.

2. 쪽파는 송송 썰고 잣은 빻는다.

3. 믹서에 배와 양파를 넣고 곱게 간 뒤 나머지 재료를 넣고 섞어 양념을 만든다.

4. ①을 불 위에 올리고 양념을 고루 부어 국물이 졸아 들고 고기가 다 익을 때까지 익힌다.

5. 쪽파와 잣을 고루 뿌린다.

반죽은 고기용 망치를 이용해 충분히 두드려야 양념도 잘 배고 씹는 맛도 좋아집니다.

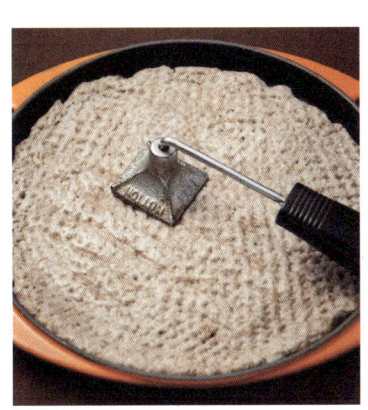

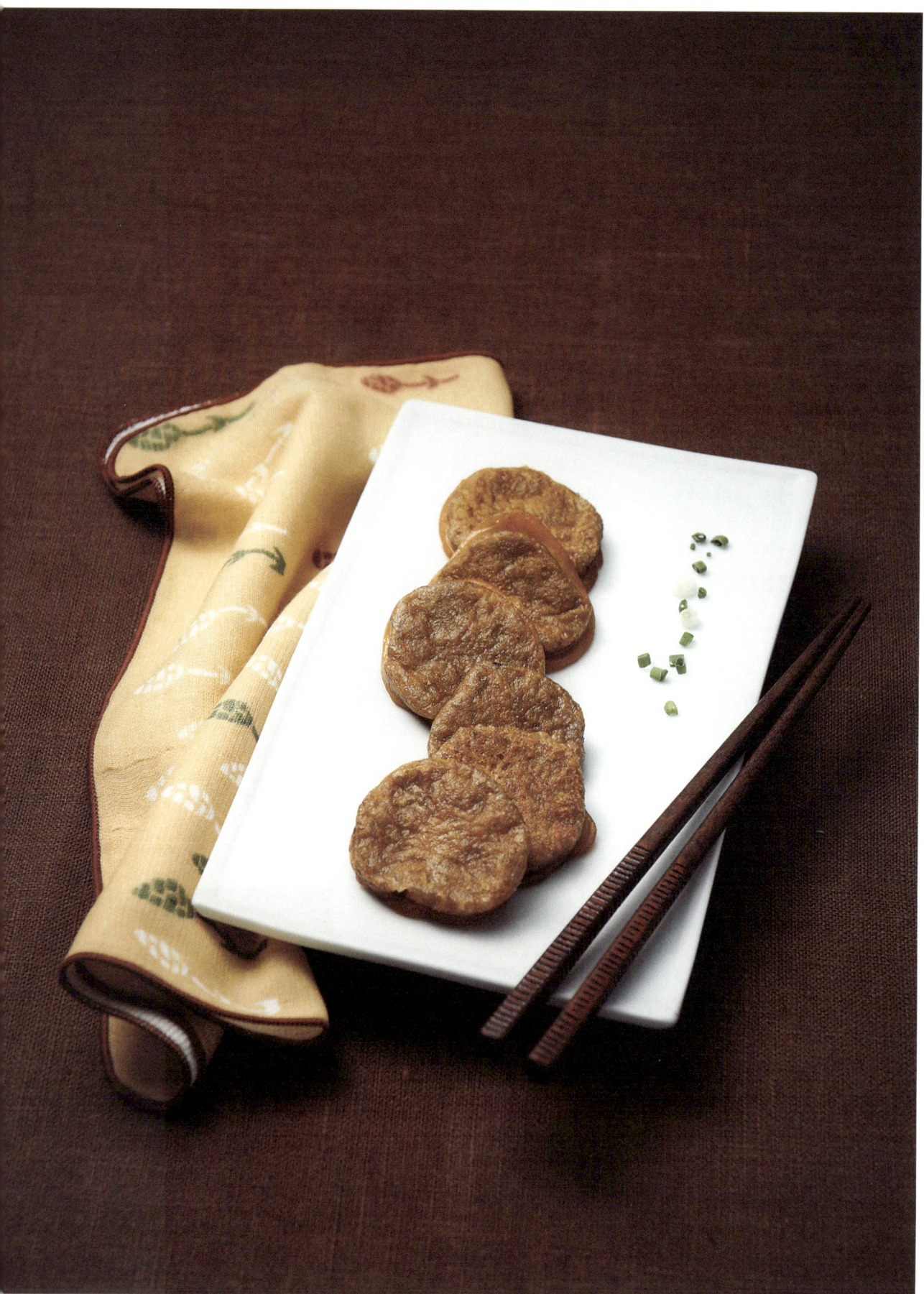

동그랑땡

노란 치잣물을 입혀 동그랑땡의 모양을 그대로 살렸습니다.
부드럽고 쫄깃쫄깃한 동그랑땡은 도시락 반찬으로도 제격입니다.
자연식 케첩을 곁들이면 아이 간식으로도 잘 어울립니다.

재료 2인분

떡갈비맛 밀고기 반죽 100g, 두부·대파 50g씩
치자물 1/4컵, 통밀가루 15g, 다진 마늘·소금
1작은술씩, 다진 양파 1/2작은술, 포도씨유 적당량

만들기

1. 두부는 물기를 빼고 으깨고 대파는 잘게 다진다.

2. 볼에 떡갈비맛 밀고기 반죽과 두부, 대파, 다진 마늘, 소금, 다진 양파를 넣고 치대서 잘 섞는다.

3. 반죽을 조금씩 떼내 동글납작하게 모양을 잡는다.

4. ③의 앞뒤에 통밀가루를 얇게 묻혀 탁탁 턴 뒤 치자물에 담갔다 뺀다.

5. 달군 프라이팬에 포도씨유를 두르고 ④를 중불에서 속이 다 익을 때까지 앞뒤로 노릇하게 부친다.

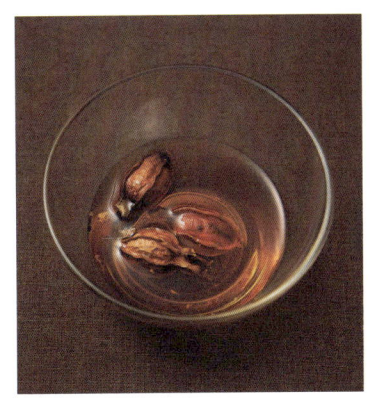

치자물은 물 1컵에 씻은 치자 2~3개를 넣고 30분간 우려 만듭니다.

장어맛 밀고기 반죽

그 냄새와 맛만으로도 힘이 샘솟는 장어맛 밀고기로 새송이버섯과 김, 견과류가 어우러져 바다의 향이 나는 듯 합니다. 콩소시지와 두부가 들어가 다른 밀고기에 비해 소화가 잘 됩니다. 장어맛 밀고기 반죽은 거의 치대지 않고 부드럽게 만드는 것이 포인트입니다.

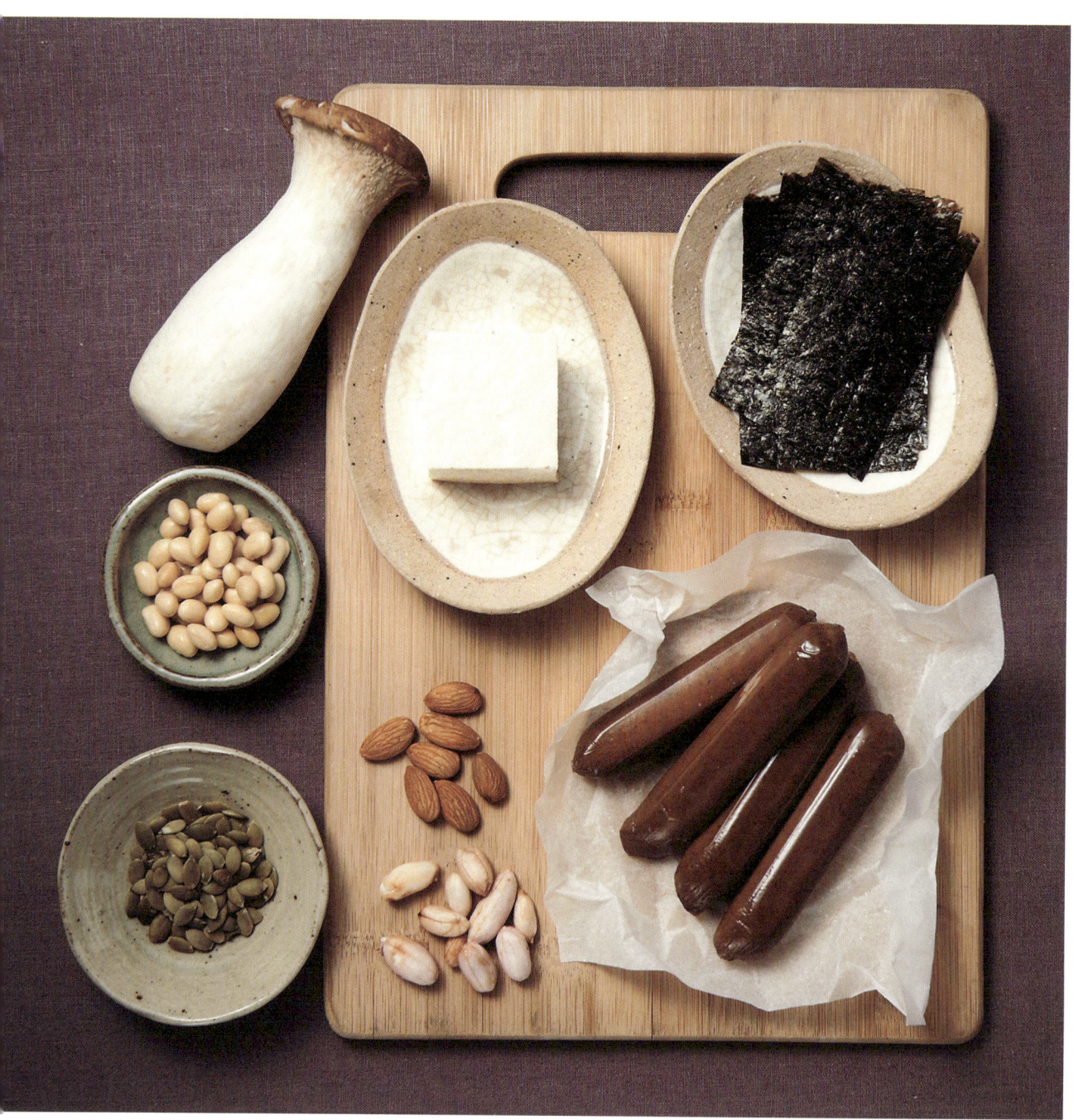

재료 5인분

글루텐 100g, 두부 90g, 물 약 1/2컵(80ml)
콩소시지 1개, 새송이버섯 25g
불린 대두·호두·캐슈너트·아몬드·생땅콩·잣 5g씩
생강즙 1작은술, 전장 김 적당량

만들기

1. 믹서에 글루텐과 전장 김을 제외한 모든 재료를 넣고 곱게 갈아 볼에 옮겨 담는다.

2. ①에 글루텐을 조금씩 넣어가며 주걱으로 잘 섞는다. 반죽이 주걱에 달라붙지 않기 시작하면 손으로 섞는다. 너무 많이 치대면 반죽이 질겨지고 딱딱해지니 주의한다.

3. 도마에 반죽을 놓고 둥글게 밀어 5cm 지름의 원통으로 만든다. 랩으로 싸 냉동 보관한다.

4. 반죽을 0.5cm 두께로 썰어 납작하게 만든다. 썬 반죽의 크기보다 약간 작은 크기로 김을 잘라 붙인다.

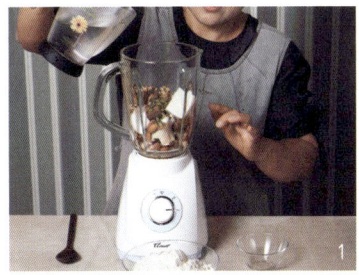
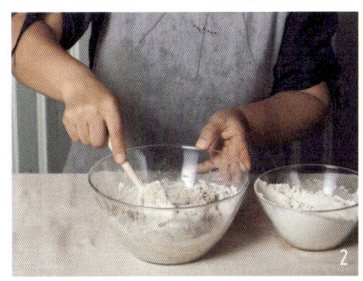
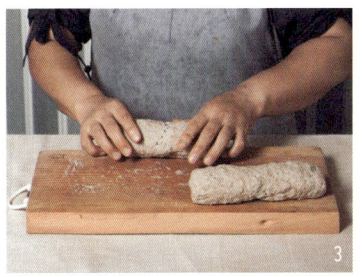
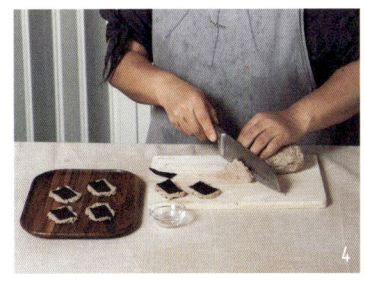

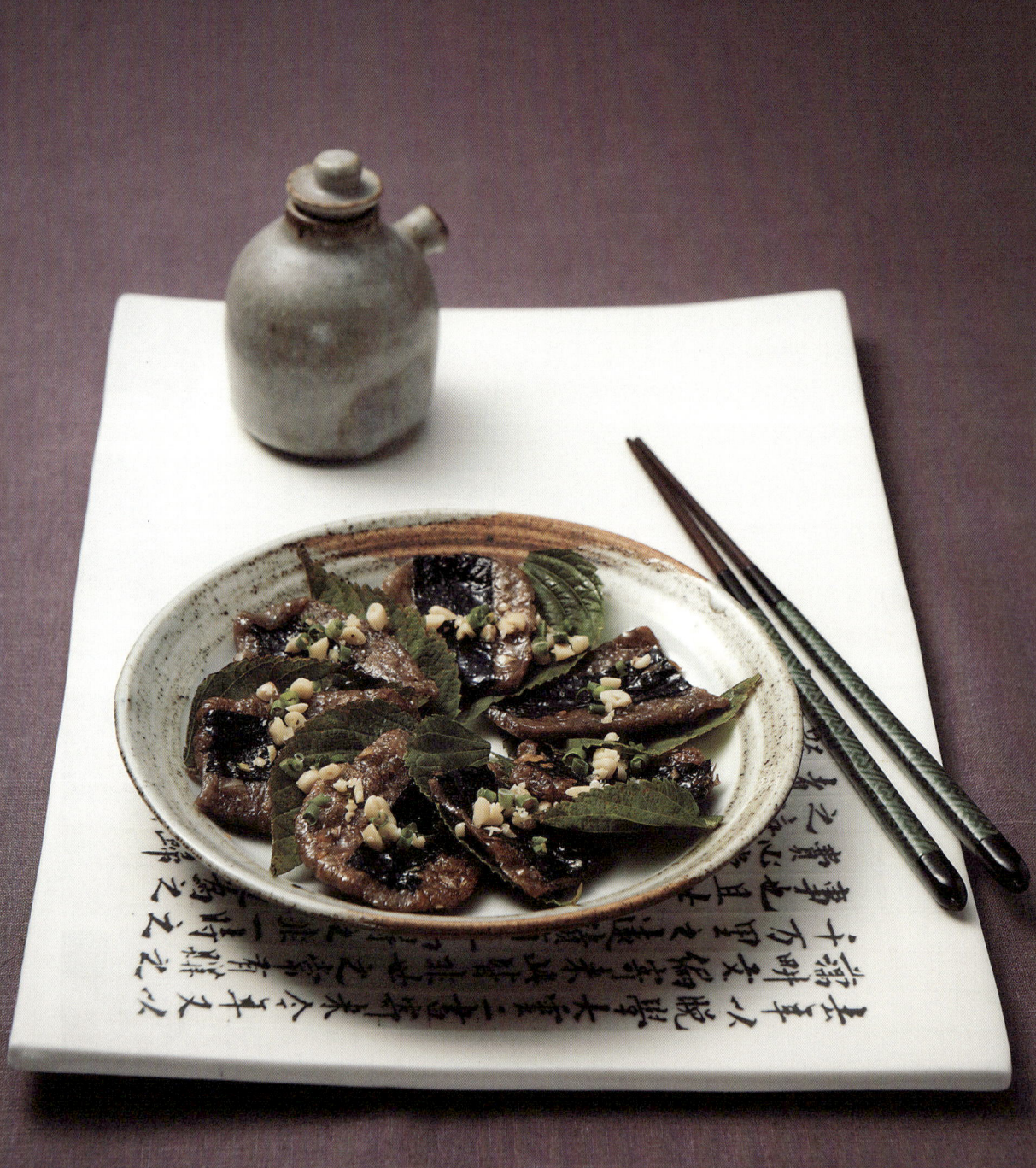

간장장어구이

달콤짭짤한 양념과 부드러운 장어맛 밀고기의 궁합이 젓가락질을 멈출 수 없게 하는 별미 요리입니다. 밀고기 위에 깻잎을 얹어 진짜 장어구이를 먹는 듯한 풍미가 납니다. 기호에 따라 마늘, 생강 채를 곁들여도 좋습니다.

재료 2인분

장어맛 밀고기 반죽 100g, 전장 김 1/2장
잣가루·깻잎·올리브유 적당량씩
간장 양념 매실청·조청 1큰술씩, 가루간장 1작은술, 다진 마늘 1/2작은술, 다진 양파·생강즙 1/4작은술씩
아마씨유 약간

만들기

1. 장어맛 밀고기 반죽 ④번과 같은 방법으로 장어 고기를 만든다.

2. 분량의 재료를 모두 섞어 간장 양념을 만든다.

3. 달군 프라이팬에 올리브유를 두르고 장어 고기를 올려 앞뒤로 노릇하게 초벌구이한 뒤 요리용 붓으로 간장 양념을 묻혀 앞뒤로 노릇하게 굽는다.

4. 접시에 깻잎을 한 장씩 깔고 그 위에 ③을 올린 뒤 잣가루를 뿌린다.

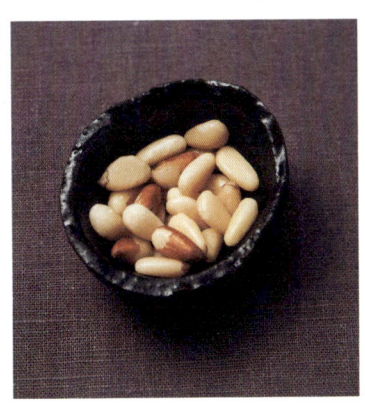

잣을 뿌리면 장어맛 밀고기의 맛이 한층 기름지고 풍부해집니다.

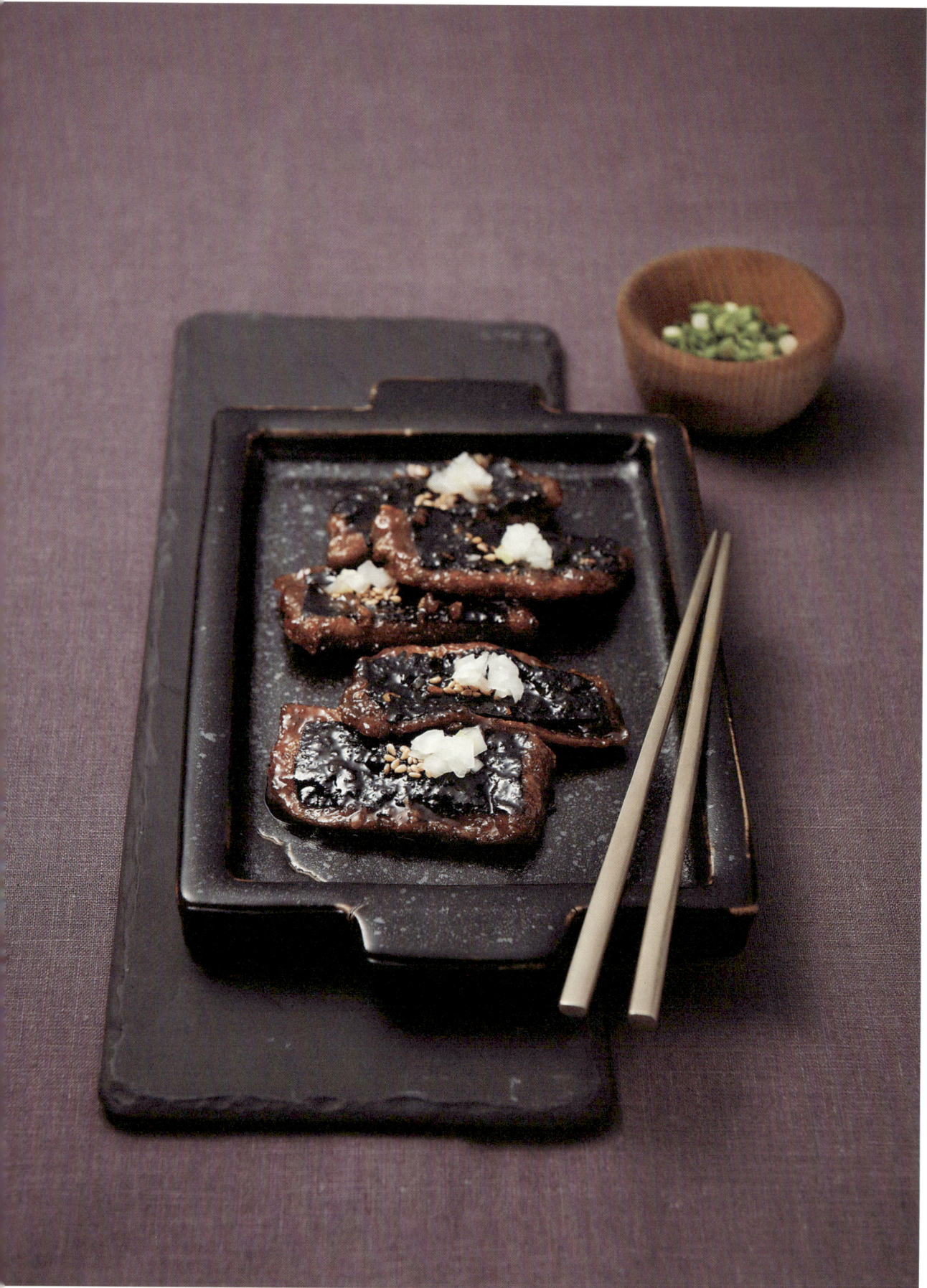

고추장장어구이

고추장 양념으로 맵싹하게 구운 장어구이입니다. 조금 더 칼칼하게 먹고 싶으면 조청의 양을 줄여서 양념장을 만들어 보세요. 밥 반찬으로도 손색 없습니다.

재료 2인분

장어맛 밀고기 반죽 100g, 전장 김 1/2장
통깨·다진 양파·올리브유 적당량씩
고추장 양념 고추장 1과 1/2큰술, 매실청·조청
1큰술씩, 다진 마늘 1/2작은술, 다진 양파·생강즙
1/4작은술, 아마씨유 약간

만들기

1. 장어맛 밀고기 반죽 ④번과 같은 방법으로 장어 고기를 만든다.

2. 볼에 분량의 재료를 모두 섞어 양념장을 만든다.

3. 달군 프라이팬에 올리브유를 두르고 장어 고기를 올려 앞뒤로 노릇하게 구운 뒤 요리용 붓으로 고추장 양념을 묻혀 다시 한 번 앞뒤로 노릇하게 굽는다.

4. 구운 고기를 접시에 담고 다진 양파와 통깨를 올린다.

장어맛 밀고기를 구울 때에는 김을 붙인 부분이 타지 않도록 주의하세요.

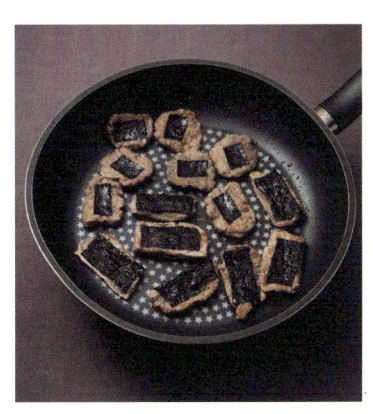

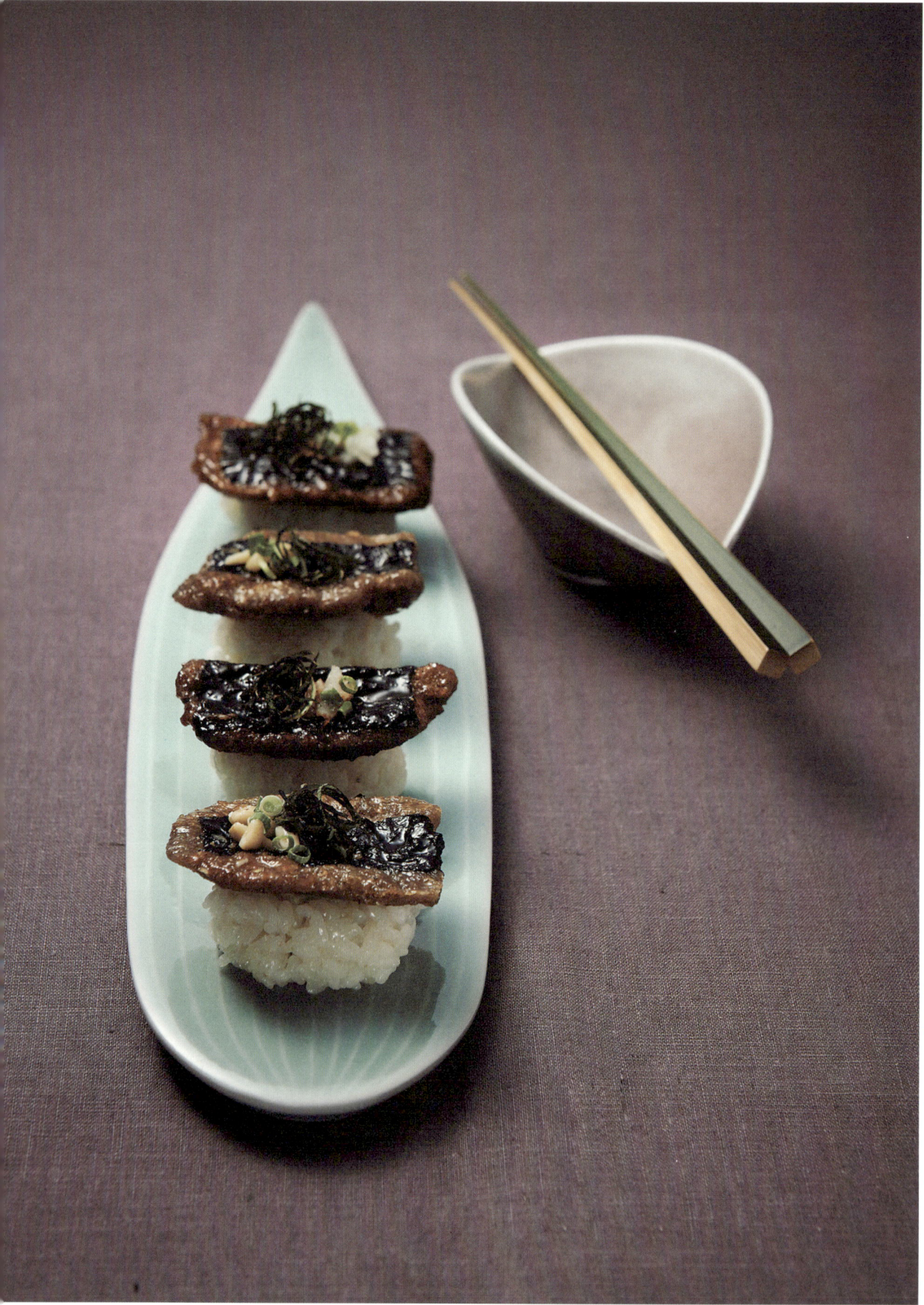

장어초밥

초밥을 좋아하는 이들에게 적극 추천하는 요리입니다. 레몬과 꿀로 만든 자연식 단촛물로 밥을 간해 장어를 올렸어요. 도시락으로 싸면 일식집 고급도시락의 그것 못지 않아요. 샐러드를 곁들여 먹으면 영양 균형도 훌륭하게 맞춰집니다.

재료 2인분

밥 300g, 장어맛 밀고기 반죽 100g, 전장 김 1/2장, 잣가루·다진 파·올리브유 적당량씩 **간장 양념** 매실청·조청 1큰술씩, 가루간장 1작은술, 다진 마늘 1/2작은술 다진 양파·생강즙 1/4작은술씩, 아마씨유 약간 **단촛물** 꿀 2큰술, 레몬즙 1큰술

만들기

1. 장어맛 밀고기 반죽 ④번과 같은 방법으로 장어 고기를 만든다.

2. 분량의 재료를 모두 섞어 간장 양념을 만든다.

3. 달군 프라이팬에 올리브유를 두르고 장어 고기를 올려 앞뒤로 노릇하게 초벌 굽는다. 요리용 붓으로 간장 양념을 묻혀 앞뒤로 노릇하게 굽는다.

4. 꿀과 레몬즙을 섞어 단촛물을 만들고 밥에 고루 섞는다.

5. 밥을 적당한 크기로 떼어 초밥 모양을 잡고 ③의 구운 장어고기를 올려 지긋이 누른 뒤 접시에 담아 잣가루와 다진 파를 올린다.

초밥 모양을 만들 때, 남은 레몬껍질을 손바닥에 비벼 레몬즙을 묻히면 밥알이 달라 붙지 않아 편해요.

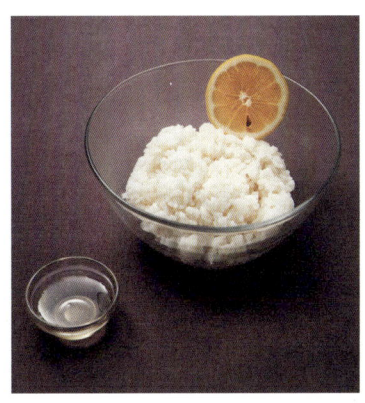

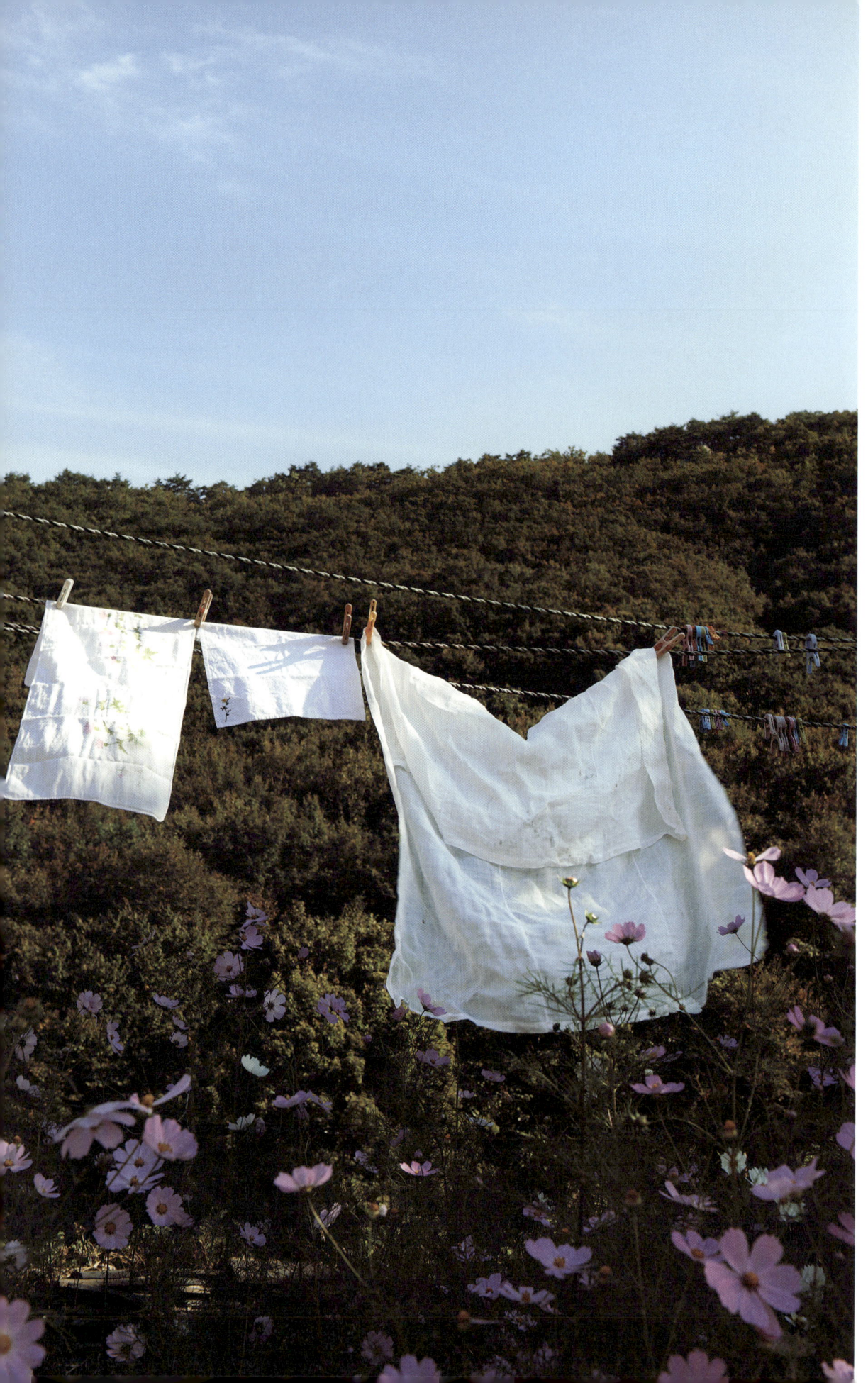

자연식 양념

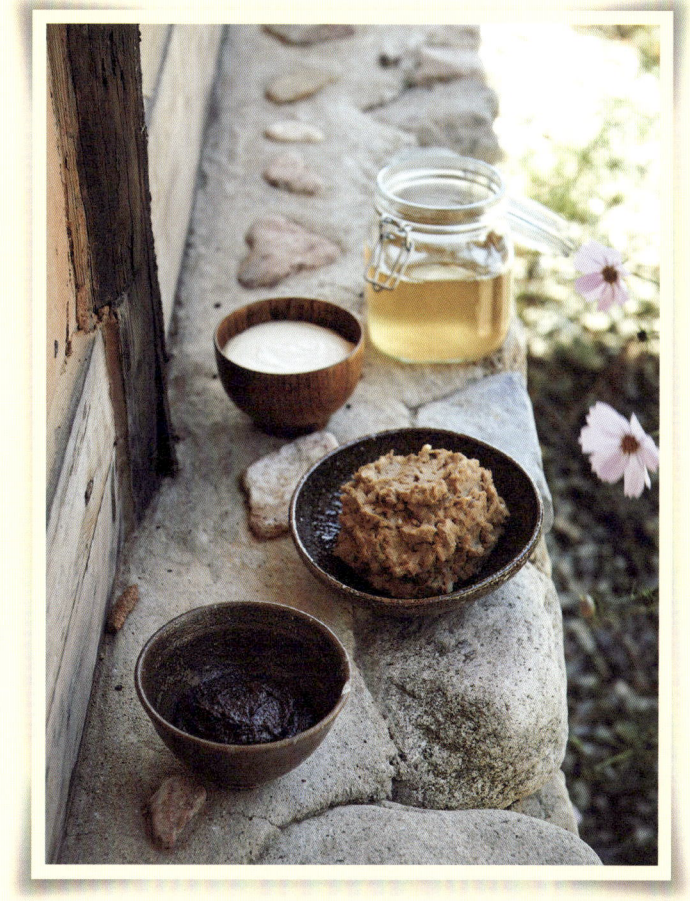

음식은 '장맛'이라는 말이 있습니다. 건강하고 맛있는 음식은 무엇보다 기본 양념이 있을 때 가능한 일입니다. 자연식에 자주 쓰는 양념은 미리 만들어 두었다가 활용하면 끼니가 간편해집니다. 화학조미료나 착색료는 일절 쓰지 않고 소금 함량을 최대한 줄인 천연 양념은 자연식 요리의 기본이지요. 채소국물과 마요네즈, 발효시키지 않은 자연식 고추장과 된장을 손에 익히면 기존의 가정 요리를 손쉽게 자연식 요리로 변형할 수 있습니다. 결코 어렵지 않은 자연식 양념을 하나씩 배워 보세요.

채소국물

채소국물은 죽이나 국, 볶음 등의 기본 국물이 된다. 또한 각종 소스를 만들 때 베이스로 활용하면 특유의 감칠맛을 낼 수 있다. 한번 만든 채소국물은 국물만 거른 뒤 냉장고에서 3~4일간 보관할 수 있다.

재료 10인분
물 12와 1/2컵
양파·무 200g씩
말린 표고버섯 30g
다시마 20g

만들기
1. 양파와 무는 적당한 크기로 자른다.
2. 다시마는 젖은 면보로 표면을 닦는다.
3. 냄비에 물을 붓고 양파와 무, 말린 표고버섯과 다시마를 넣어 20분간 팔팔 끓인다.
4. 건더기는 거르고 국물만 받아 냉장보관한다.

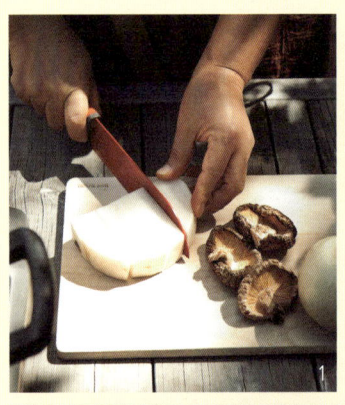
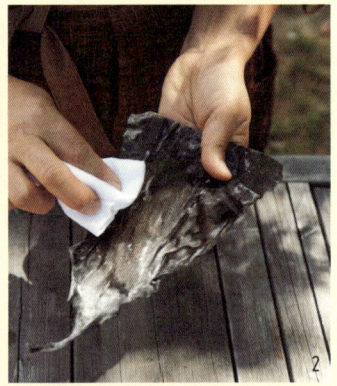

슬로쿠커가 있을 경우에는 분량의 재료를 담아 보온으로 설정한 뒤 7~8시간 우리면 더 깊은 맛이 난다. 이 때 불린 대두나 검정콩을 넣으면 감칠맛이 난다.

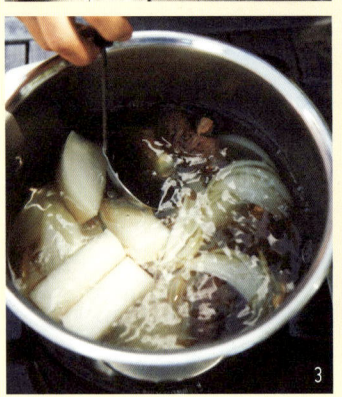
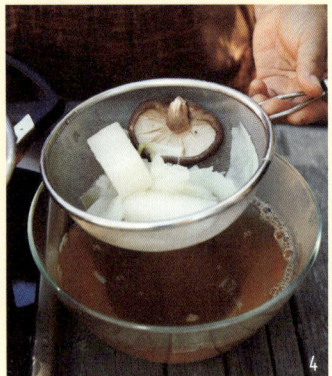
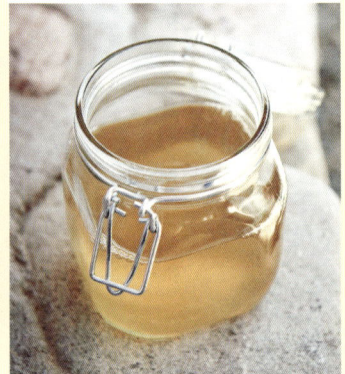

자연식 고추장

직접 만든 자연식 고추장은 입에 착 감기는 은은한 단맛과 매운맛이 강하지 않아 자극적인 음식을 피해야 하는 환자식에 활용하면 좋다. 자연식 고추장은 최대 일주일간 냉장보관할 수 있으므로 한번에 많은 양을 만든 뒤 한 끼 분량씩 얼음틀에 넣고 얼린다.

재료 8인분

고운 고춧가루 8큰술
조청·물 6큰술씩
현미찹쌀가루 4큰술
소금 1작은술

만들기

1. 냄비에 물과 현미찹쌀가루를 넣어 약불에서 잘 저어가며 끓인다.
2. 찹쌀풀이 되직하게 농도가 나면 조청을 넣고 잘 저어가며 황금빛이 나도록 끓인다.
3. 조청을 넣은 찹쌀풀이 끓어오르면 고춧가루를 조금씩 넣어가며 잘 젓는다.
4. 일반 고추장 정도의 농도가 나면 소금을 넣고 잘 섞어 가볍게 볶는다.

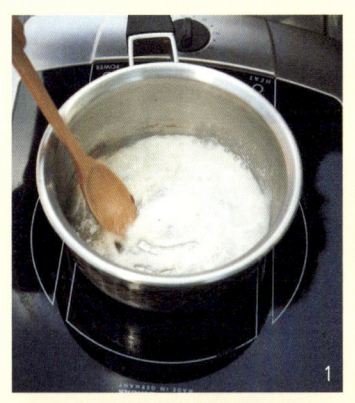
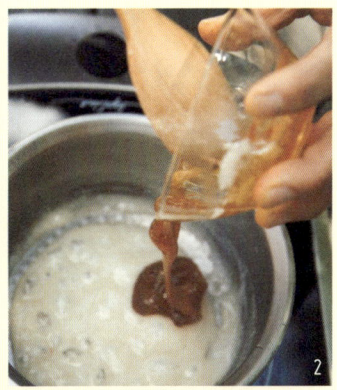

푹 삶은 단호박에 나머지 재료를 넣고 고추장을 만들어도 맛있다. 동일한 분량일 때 단호박은 150g 정도가 적당하다.

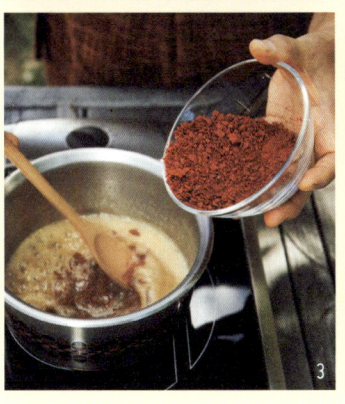
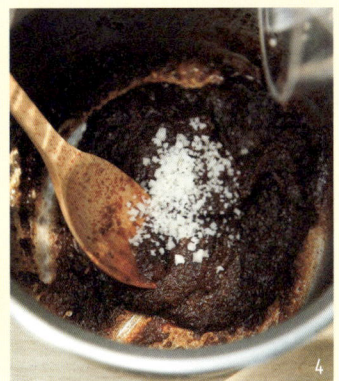
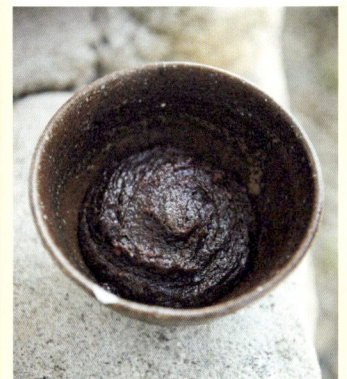

자연식 마요네즈

식물성 단백질이 풍부한 캐슈너트를 아낌없이 넣어 만든 자연식 마요네즈. 일반 마요네즈보다도 깊고 고소한 맛이 일품으로 양식 요리나 샐러드 드레싱 등에 감초처럼 활용할 수 있다. 자연식 마요네즈는 최대 3일간 냉장보관 가능하다.

재료 4인분

캐슈너트 4큰술, 물 3큰술
꿀·레몬즙 1큰술씩
다진 양파·올리브유
1작은술씩, 가루간장
1/4작은술, 다진 마늘 약간

만들기

1. 믹서에 올리브유를 제외한 나머지 재료를 모두 넣고 곱게 간다.
2. ①에 올리브유를 넣고 부드러운 상태가 될 때까지 간다.
3. 크림 상태가 되면 그릇에 옮겨 담는다.

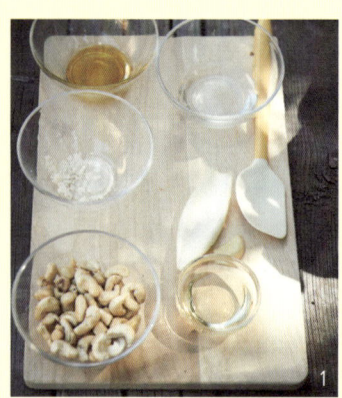
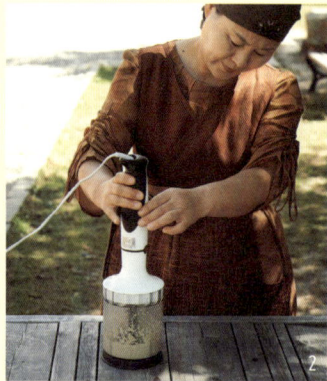

취향에 따라 꿀과 레몬즙의 양을 더해 빵에 발라 먹는 소스나 샐러드 드레싱으로 활용한다.

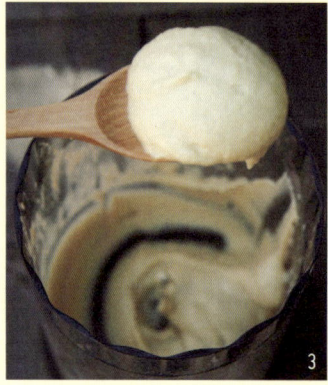
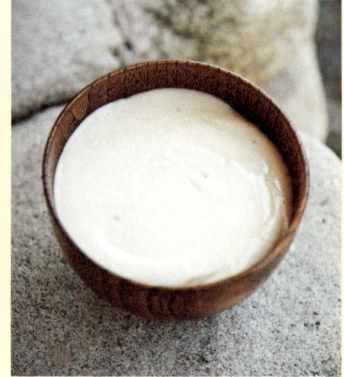

자연식 된장

구수하고 담백한 맛이 일품인 자연식 된장은 짜지 않고 부드러워 각종 쌈이나 채소에 찍어 생으로 먹는 것이 가장 맛있다. 나물무침 등에 넣으면 재료 본연의 맛을 해치지 않고 은은한 감칠맛이 난다. 하지만 발효를 하지 않아 오랜 시간 열을 가하는 찌개 요리에는 어울리지 않는다.

재료 4인분
`자연식 청국장` 물 1컵
대두 1/2컵
`자연식 된장` 자연식 청국장 180g, 다진 양파 4큰술, 다진 마늘·가루간장·조청 2큰술씩, 다진 실파 약간

만들기
1. 대두는 물에 6시간 불린다. 슬로쿠커에 불린 대두와 2배의 물을 넣어 100℃ 온도에 맞추어 하룻밤 조리한다. 대두가 부드럽게 익고 갈색빛이 나면 한 김 식혀 자연식 청국장을 만든다.
2. 자연식 청국장을 절구에 담아 부드럽게 으깬다.
3. 청국장이 부드럽게 으깨져 죽처럼 되면 다진 양파와 다진 마늘, 가루간장과 조청, 다진 실파를 넣어 잘 섞는다.
4. 간이 고루 밴 자연식 된장을 그릇에 담는다.

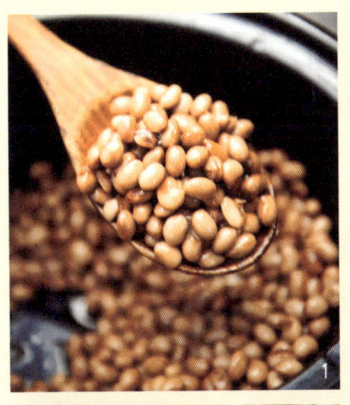
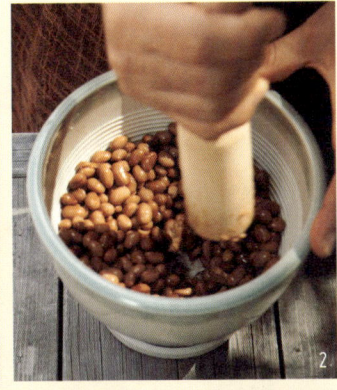

매콤하게 먹고 싶다면 고춧가루나 자연식 고추장을 넣는다.
나물무침을 할 때는 캐슈너트나 잣을 다져 넣으면 고소하다.

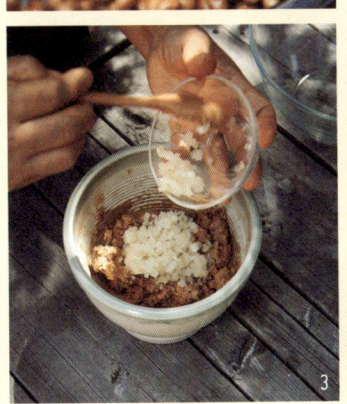
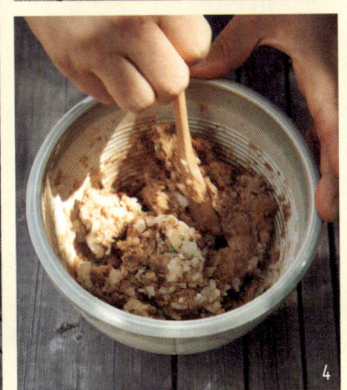
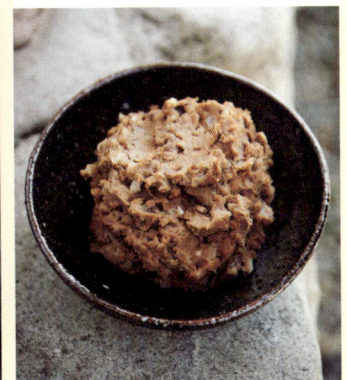

암을 이기기 위해,

살기 위해 선택한 자연식…

사시사철 경이로움을 주는 자연처럼 자연식에서 삶을 찾았다.

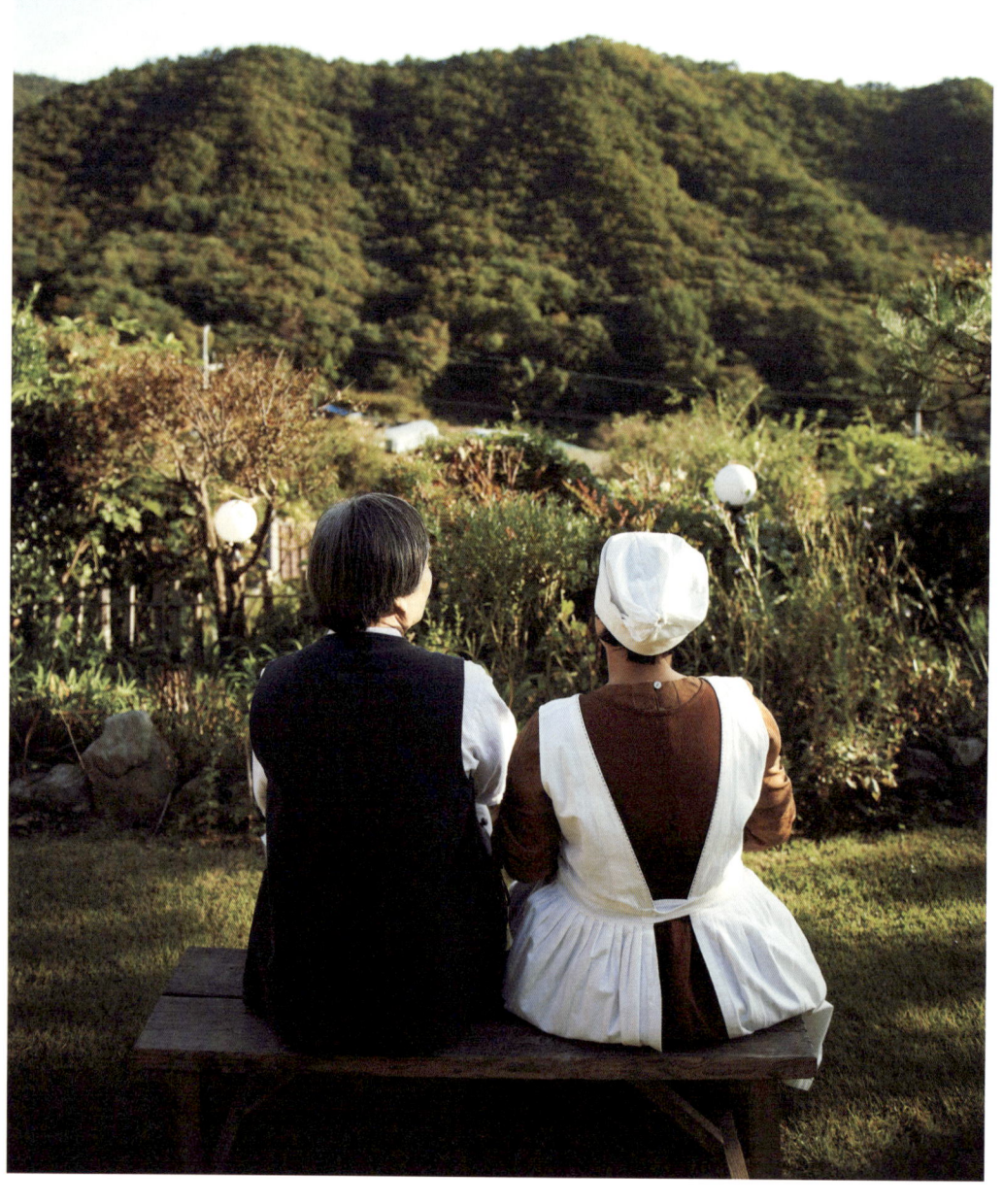

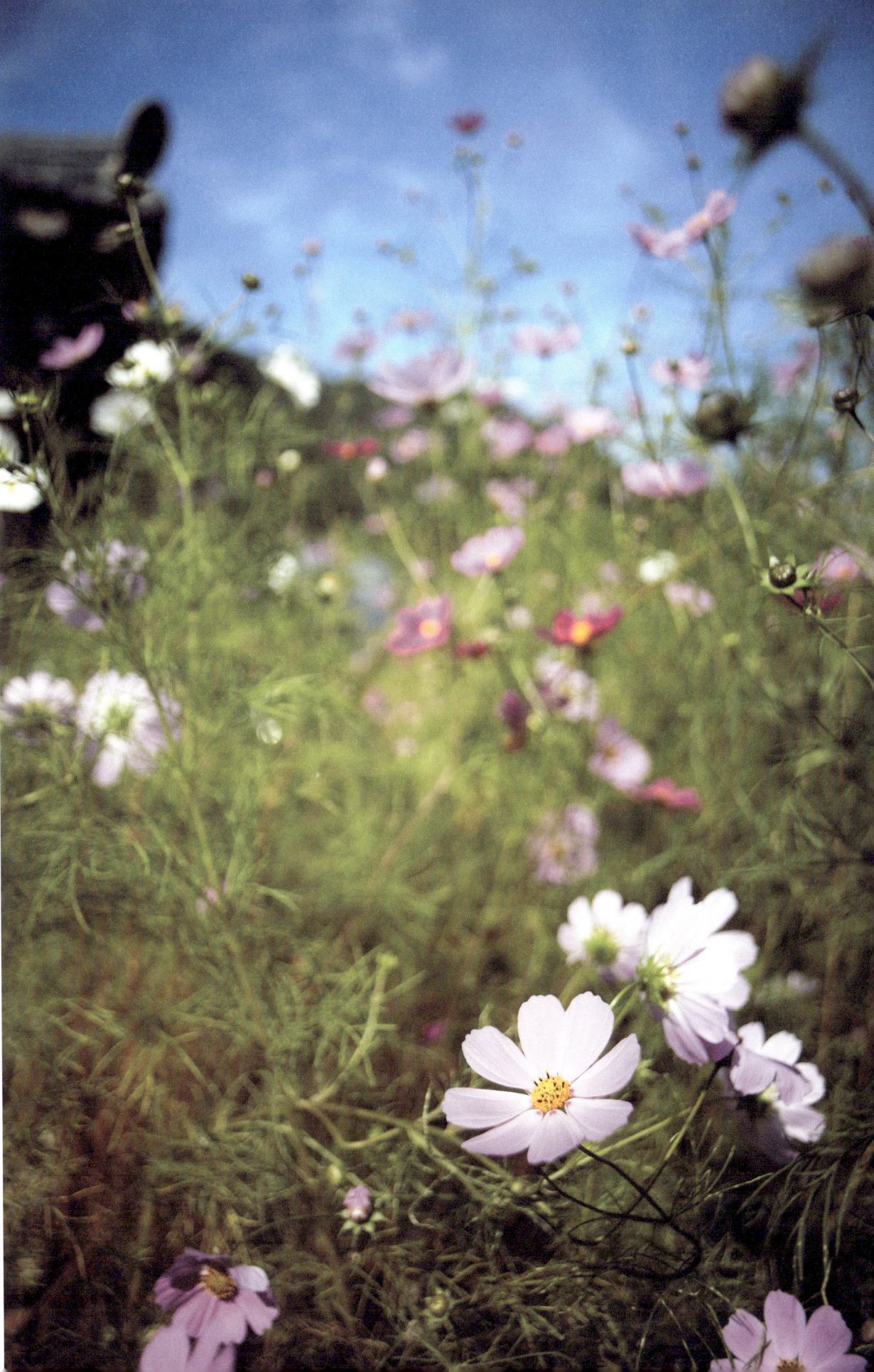

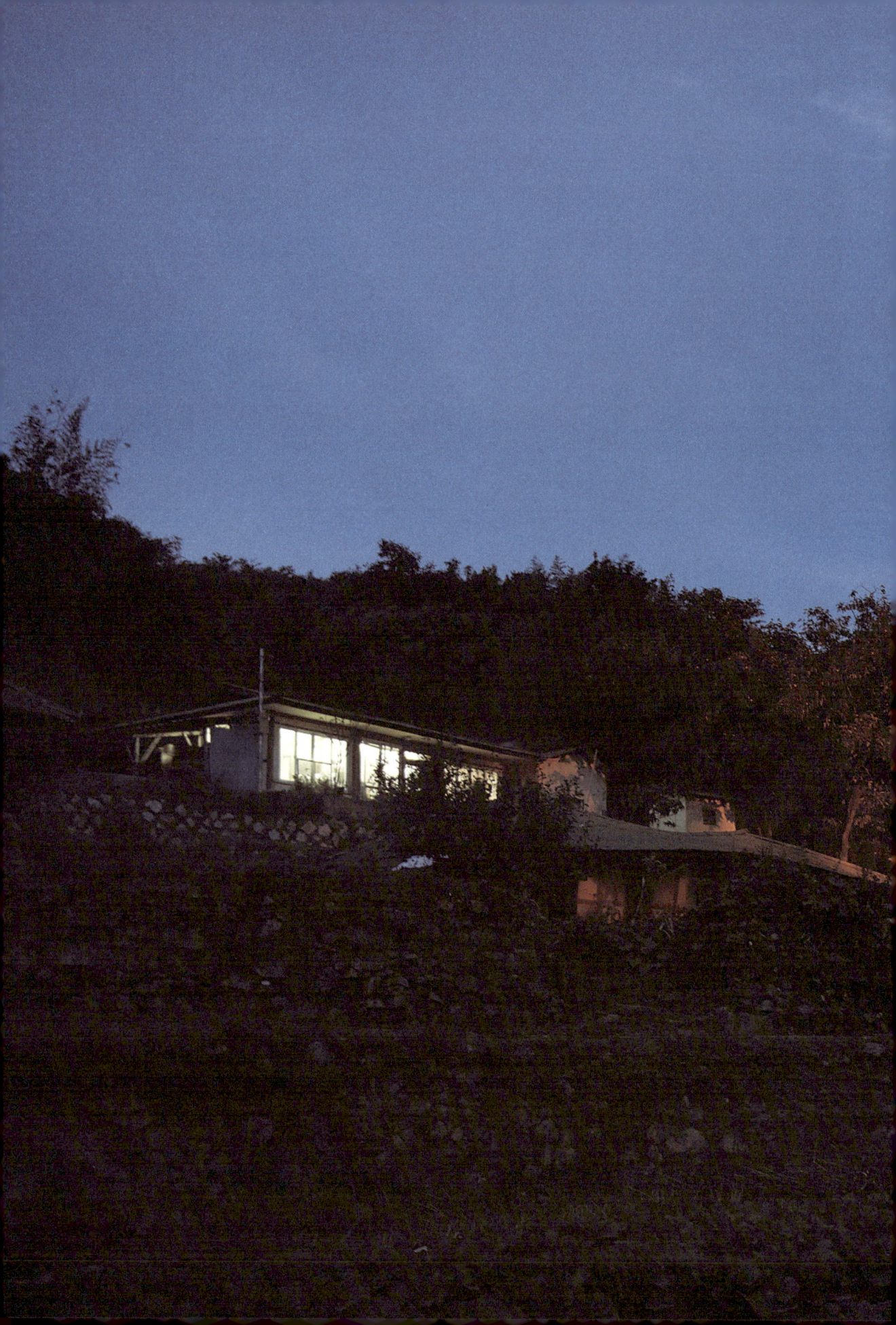

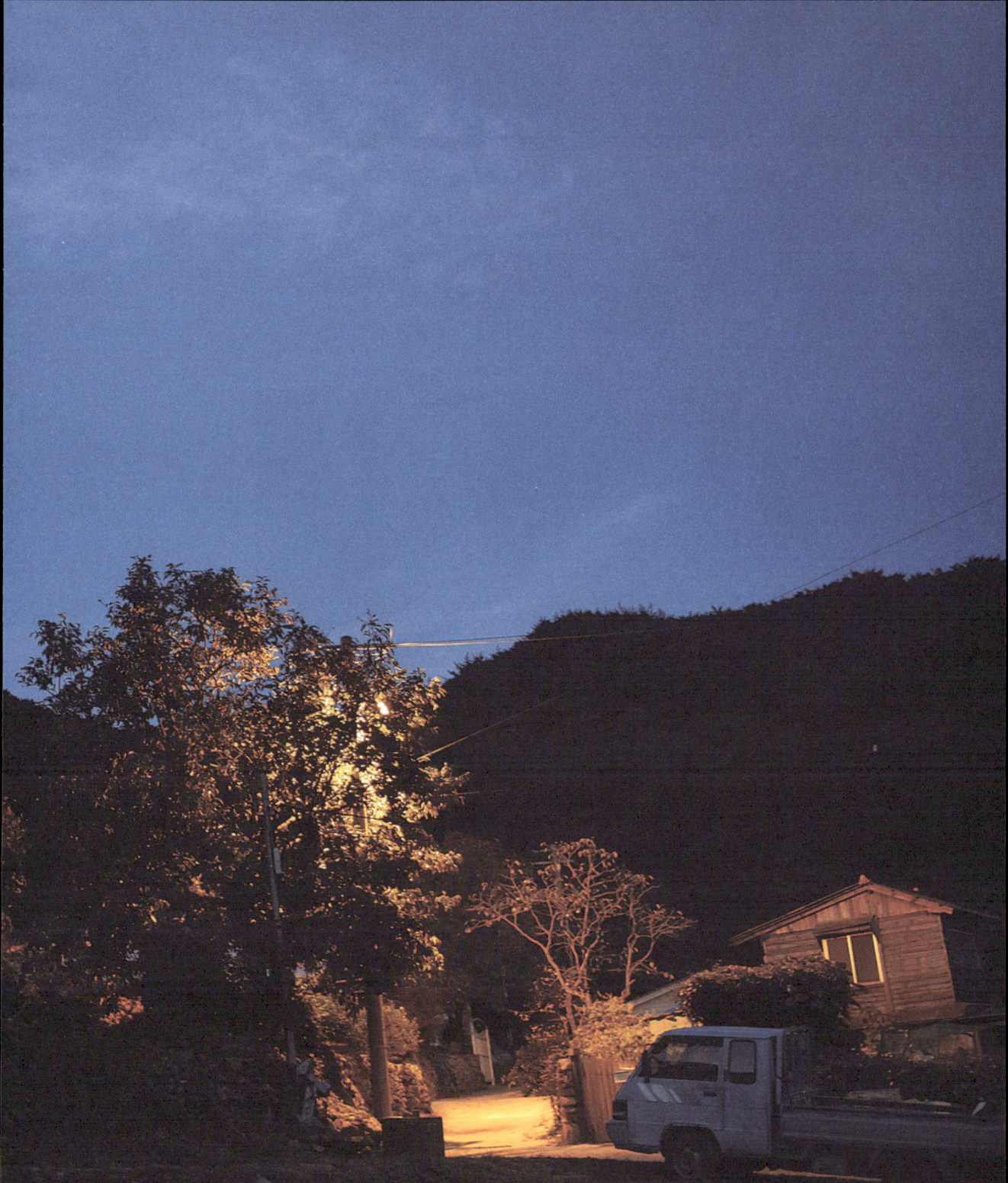

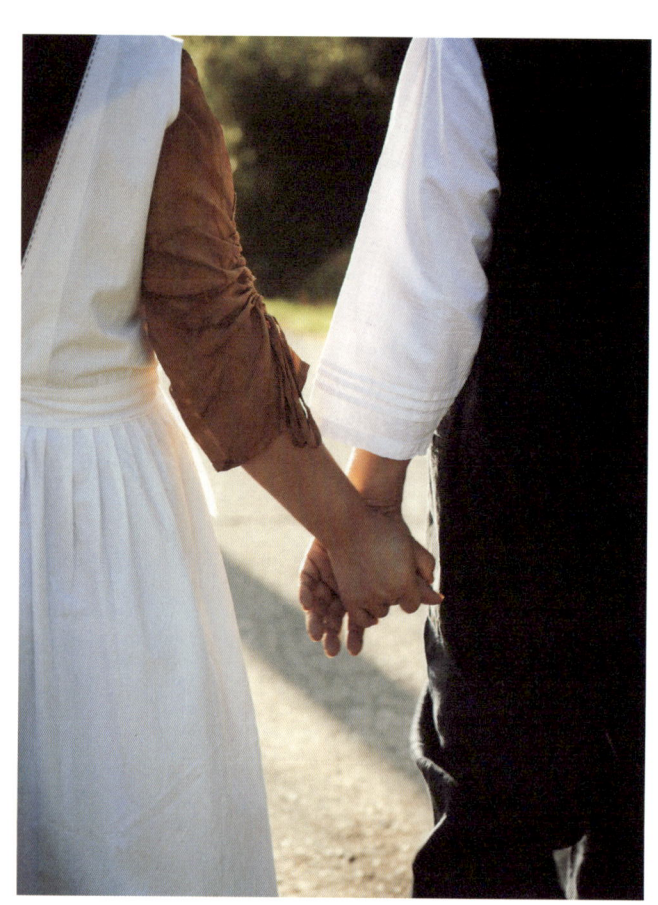